I0323250

www.ingramcontent.com/pod-product-compliance
Lightning Source LLC
Chambersburg PA
CBHW020946230426
43666CB00005B/197
9781970049510

CORONAVIRUS
WRITTEN BY QAZI FAZL ULLAH

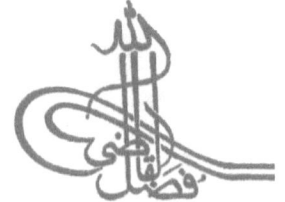

HUND INTERNATIONAL PUBLISHING

LOS ANGELES, CALIFORNIA

2023

COPYRIGHT © 2023 BY QAZI FAZL ULLAH

All rights reserved. This book or any portion thereof may not be reproduced or used in any manner whatsoever without the express written permission of the publisher except for the use of brief quotations in a book review or scholarly journal.

FIRST PRINTING: 2023

ISBN: 978-1-970049-51-0

HUND INTERNATIONAL PUBLISHING
LOS ANGELES, CALIFORNIA
PRINTED IN THE UNITED STATES OF AMERICA

بِسۡمِ اللّٰہِ الرَّحۡمٰنِ الرَّحِیۡمِ ط

فَاسۡئَلُوۡۤا اَہۡلَ الذِّکۡرِ اِنۡ کُنۡتُمۡ لَا تَعۡلَمُوۡنَ

کورونا وائرس

مصنف

شیخ القرآن والحدیث

حضرت مولانا قاضی فضل اللہ

شمالی امریکہ

فہرست مضامین

صفحہ نمبر	عنوانات	نمبر شمار
6	تمہید	1
8	وبائی امراض	2
12	کوروناوائرس قدرتی یا مصنوعی؟	3
15	شاید کوروناوائرس دنیا میں مثبت تبدیلیاں لے آئے	4
18	خود فریبی کے شکار نہ ہو	5
21	کوروناوائرس عذاب، ابتلاء یا اصلاح	6
24	شکست دیں گے۔۔۔۔ اپروچ عجیب ہے!	7
26	قرنطینہ	8
30	کوروناوائرس اور اس میں پوشیدہ پیغامات	9
34	کوروناوائرس۔ سائنس اور مذہب	
39	فاسئلوا اھل الذکر ان کنتم لا تعلمون	10
43	قبل از کورونا، وقت کورونا اور بعد از کورونا "کورونا سے پہلے، کورونا کے وقت اور کورونا کے بعد"	11
43	کورونا سے پہلے دنیا کیسے تھی؟	12
44	وقت کرونا دنیا کیسی ہے؟	13
45	اب مابعد از کرونا کیا ہو گا؟	14
45	اب زندگی کیا ہے؟	15

47	"تحفظوا من الارض فانها امكم"	16
51	دنیا میں کورونا وائرس سے تبدیلی ضرور آئے گی لیکن کیا؟	17
55	جہاد کا وقت ہے	18
60	کیا نماز کے لئے مسجد میں آنے سے منع کرنا دینی مسئلہ ہے یا انتظامی مسئلہ ہے	19
63	وائرس اور تھیوریز	20
66	تو کیا دجالی فلسفہ پر عمل شروع ہو گیا ہے؟	21
69	کورونا کے مریضوں کی تعداد	22
72	کارپوریٹ کلچر اور کورونا وائرس	23
75	کورونا وائرس کی قومیت یا مسلک	24
78	ان تبدوا الصدقات فنعما هى وان تخفوها وتؤتوها الفقراء فهو خير لكم	
82	علم و فن انسانیت کی میراث ہے	25
86	ابھی سے یہ بات کہ ویکسین میں حرام اجزاء ہوں تو؟	26
92	حق کا خوف اور خلق پر رحم	
96	وائرس اور پاکیزگی	
101	مصنوعی ہو تو بہت بڑا ظلم ہے	27
105	ایک نظر نہ آنے والے کیڑے نے سرپٹ دوڑنے والی زندگی کو بریک لگا دیے	28
108	حاصل مطالعہ سیاست دان، سائنس دان اور سازشی تھیوریز	29

108	تھیوری نمبر ۱	
109	تھیوری نمبر ۲	
109	تھیوری نمبر ۳	
109	تھیوری نمبر ۴	
110	تھیوری نمبر ۵	
111	اب حاضر حالات میں کیا کرنا ہے؟	
112	خدمت کرنی ہے تو سیاست کو اس میں دخل نہ دیں	
115	فطری قانونِ انضباط	
118	آفت، مصیبت یا وباء عذاب ہے یا ابتلاء؟	
121	اب یہ وقت مقرر کیا ہے؟	
128	کورونا کا سبب؟	
128	یہ اطاعت گزاری کیا ہو اور کیسی کی جائے؟	
133	کرونا یا کس کس کا کرونا	
138	ولو شاء ربک لجعل الناس امۃ واحدۃ	
141	کورونا، تبدیلی اور ویکسین	
142	اس وباء کے بعد کی زندگی کیسی ہوگی؟	
147	آسمانی آفت اور رجوع الی اللہ	
151	جذباتیت، اشتعال اور ردِ عمل	
155	معاشرت، معیشت اور سیاست میں تبدیلی آئے گی	

159	جس کا کام اسی کو ساجھے	
160	میڈیا	
160	پرائیویٹ تعلیمی ادارے	
166	تو کیا کورونا عذاب ہے یا اور بھی بہت سارے عذاب ہیں؟	
169	لیکن اہل اللہ کون ہیں؟	
174	کیجئے نظارہ دور دور سے	
175	ہر فرد کی طبیعت و فطرت کیسے بنتی ہے؟	
180	"وَلَا تُلْقُوا بِأَيْدِيكُمْ إِلَى التَّهْلُكَةِ" (القرآن)	
183	اب تدابیر کس کے؟	
188	کارپوریٹ کلچر اور کورونا وائرس	
188	تہذیب کے بغیر تمدن کا کیا تصور ہے؟	
191	کورونا وائرس قدرتی یا مصنوعی؟	
193	انسانی تصورات اور خدا کی تدبیر	
198	آیات الشفاء	
201	کثرتِ استغفار دکھ درد کا مداوا	
207	صحت اور بیماری زندگی کا لازمہ ہیں	
212	امراض اور ادعیہ مبارکہ	
215	امراض اور ادعیہ مبارکہ	

بِسۡمِ اللّٰہِ الرَّحۡمٰنِ الرَّحِیۡمِ ط

تمہید

دنیا حادث ہے لہذا اس میں تو ہر منٹ اور ہر سیکنڈ میں تغیرات رونما ہوتے رہتے ہیں اور ہر ذرہ ذرہ میں ہوتے ہیں لیکن وہ اتنے باریک ہوتے ہیں کہ ہم انہیں محسوس نہیں کرتے یا دیکھ نہیں پاتے۔

اس طرح بیماریاں بھی ہوتی ہیں۔ لوگ بیمار ہوتے رہتے ہیں، ٹھیک بھی ہو جاتے ہیں اور مر بھی جاتے ہیں۔ وبائیں بھی آتی ہیں بہت سارے اس کے شکار ہو جاتے ہیں اور بہت سارے محفوظ رہ جاتے ہیں۔ مبتلا ہونے والوں میں بھی کچھ مر جاتے ہیں کچھ صحیح ہو جاتے ہیں۔

وبائی امراض وائرس کی وجہ سے ہوتی ہیں۔ تغیرات ہی کی وجہ سے وائرس مختلف ہوتے ہیں مختلف بیماریاں پیدا کرتے ہیں اور مختلف انداز سے پیدا کرتے ہیں۔ خطوں کی اعتبار سے بھی، نسل کے حوالے سے بھی، جینز اور بلڈ گروپس کے اعتبار سے بھی اور افراد کے حوالے سے بھی۔ اور ایسے میں تھیوریز بھی آتی ہیں جن میں اکثریت سازشی تھیوریز کی ہوتی ہے اور کچھ لوگ ویسے سسپنس پیدا کرتے رہتے ہیں یا شیخی بگھارتے ہیں۔ کوئی ایک کیس نظر میں آئے یا سننے میں آئے تو اس کو بطور ایک کلیہ پیش کرتے رہتے ہیں۔ اصل مسئلہ یہ ہے کہ انسانی اخلاق واقدار کمزور بلکہ مفقود ہوتے جا رہے ہیں لہذا کسی کو کچھ بھی پرواہ نہیں۔ پہلے لوگ جب تک کسی بات پر sure نہ ہوتے وہ بات نہ کرتے۔ اب کے تو اللہ معاف کرے آمین۔ اور پھر افسوس کی بات کہ مسلمان بھی ایسا کام کرے۔ کیا خدا اور آخرت پر ہمارا عقیدہ نہیں جہاں پر

﴿وَوَجَدُوْا مَا عَمِلُوْا حَاضِرًا ط﴾

﴿وَحُصِّلَ مَا فِي الصُّدُوْرِ﴾

﴿مَا يَلْفِظُ مِنْ قَوْلٍ اِلَّا لَدَيْهِ رَقِيْبٌ عَتِيْدٌ﴾

﴿وَرُسُلُنَا لَدَيْهِمْ يَكْتُبُوْنَ﴾

تومسئلہ یہ ہے کہ

﴿فَاسْئَلُوْا اَهْلَ الذِّكْرِ اِنْ كُنْتُمْ لَا تَعْلَمُوْنَ﴾

ہر میدان کے اہل فن ہی اس میدان کے مفتی ہوتے ہیں ،ان کی رائے قابل قبول ہوتی ہے۔چونکہ ساری دنیااس وائرس سے سہمی بھی ہوئی ہے کہ ایک نظر نہ آنے والا بلا ہے لہذا وقتاً فوقتاً کسی سے پوچھ کے یا کچھ پڑھ کے انسانوں خصوصاً مسلمانوں کی ڈھارس بندھانے کے لئے اس پر موضوع لکھتا رہا۔تو دوستوں کا تقاضا ہوا اگر ان آرٹیکلز کو کتابی شکل دی جائے۔تو میں نے افادہ عام کے خاطر مولوی عباداللہ صاحب سے کہا کہ اس کو کتابی شکل میں چھاپیں شاید کہ کسی کو کچھ خیر ملے۔

اللھم اجعلہ نافعاً آمین

قاضی فضل اللہ امریکہ الشمالیہ

وبائی امراض

اللہ تعالیٰ نے دنیا کو پیدا کیا ہے اور اس کے چلنے کے لئے طبعیاتی قوانین کا ایک نظام وضع کیا ہے جہاں اسباب پر مسبّبات کا ترتب ہوتا ہے اور یوں یہ نظام چلتا رہتا ہے۔ لیکن یہ بھی ایک مسلّم بات ہے کہ عالم طبیعیات کے ساتھ ساتھ ایک عالم مافوق الطبیعیات بھی ہے۔ یعنی فزیکل ورلڈ کے ساتھ ساتھ میٹافزیکل ورلڈ ہے۔

جو لوگ آج مادی دنیا میں سائنس اور ٹیکنالوجی کی حاکمیت مطلق پر عقیدہ اور ایمان لے آئے ہیں وہ میٹافزیکل ورلڈ یا مافوق الطبیعیات قوت کو خاطر میں نہیں لاتے بلکہ ایسے کسی کام کے ہونے کے لئے بھی دور کی کوڑی لے آتے ہیں۔ جس کا مطلب یہ ہوتا ہے کہ وہ یا تو خدا سے انکار کرتے ہیں یا اس کی قوت کے قائل نہیں یا پھر دنیا پیدا کرنے کے بعد اس کو معطل یا "آن لیو" سمجھتے ہیں کہ بس دنیا پیدا کرنے کے بعد اس کی چھٹی ہوگئی اور اب اسے اس دنیا اور اس کے نظام سے کچھ لینا دینا نہیں معاذ اللہ! جبکہ اللہ کریم ہی اس نظام کو ان طبعی قوانین کے ذریعے چلا رہا ہے قرآن کریم نے فرمایا

﴿وَلَقَدْ خَلَقْنَا فَوْقَكُمْ سَبْعَ طَرَآئِقَ ۖ وَمَا كُنَّا عَنِ الْخَلْقِ غٰفِلِيْنَ﴾ (المومنون)

اور یقیناً ہم نے تمہارے اوپر سات طرائق (آسمان جن سے احکام گزر کے آتے ہیں) بنائے ہیں اور نہیں ہم مخلوقات سے غافل (لاتعلق ایک لمحے کے لئے بھی)

معاذ اللہ! اللہ پر غفلت تو آتا ہی نہیں۔ اگر وہ اس سے ایک لمحے کے لئے نگرانی اٹھائے تو سب کچھ اسی ہی لمحے ایک دھڑام سے ملیامیٹ ہو جائے گا۔ قرآن کریم قیامت کو

﴿وَمَآ اَمْرُ السَّاعَةِ اِلَّا كَلَمْحِ الْبَصَرِ﴾

قیامت کا معاملہ تو بس ایک ہی (ثانیہ) ہے آنکھ کی جھپک کی طرح۔

اب یہ بات کہ کیا وبا ایک مکمل طبعی امر ہے یا اس میں ایک قسم عذاب بھی ہے؟

توجیسا کہ ہم نے ذکر کیا کہ طبعی قوانین اللہ کا وضع کردہ ایک مستحکم نظام ہے اس پر مسبّبات، نتائج اور عواقب مرتب ہوتے ہیں۔

لیکن ایسا کیوں ہوتا ہے؟

یہ اللہ کی تخلیق ہے اور یہ اللہ کی حکمت ہے۔ اب کبھی طبیعی قوانین پر اچھے نتائج مرتب ہوتے ہیں اور کچھ پر برے عواقب آجاتے ہیں۔ اچھے نتائج سارے لوگوں کے لئے رحمت بھی نہیں ہوتے بعض کے لئے یہ آزمائش بھی ہوتے ہیں اور پھر کیا وہ اس میں کامیاب ہوتے ہیں یا ناکام۔ اس طرح برے نتائج ساروں کے لئے عذاب وعقاب بھی نہیں ہوتا بعض کے لئے وہ بھی آزمائش ہوتے ہیں اور پھر دیکھا جاتا ہے کہ کیا وہ اس آزمائش پر پورے اترے یا ناکام ہوئے۔ جبکہ بعض کے لئے یعنی خود ان کے لئے اصلاح یا رفع درجات کا ذریعہ بھی ہوتا ہے اگر وہ اپنی اصلاح کر جاتے ہیں۔ تو یہ کریکشن یا ریفارمر ہو گیا۔ اور کبھی ایک پر یہ چیز آجاتی ہے تو کسی اور کی اس کی دیکھا دیکھی اصلاح ہو جاتی ہے یعنی یہ اصلاح متعدی ہو جاتی ہے۔ اور بعض اوقات انسان اتنا گند پھیلا دیتے ہیں کہ یہ اس کا لازمی اثر ہوتا ہے جیسا کہ رسول پاک ﷺ نے فرمایا:

لم تظهر الفاحشة في قوم قط حتى يعلنوا بها الا فشافيهم الطاعون والاوجاع التي لم تكن مضت في اسلافهم الذين مضوا (ابن ماجه)

"جب کسی قوم میں فاحشہ (گندے اور برے کام) غالب آجاتے ہیں تو ان میں طاعون (وبائی امراض) اور ایسی دردناک بیماریاں پھیل جاتی ہیں جو ان کے اسلاف یعنی پہلے لوگوں میں نہیں گزرے۔ (یعنی نت نئی اور وبائی بیماریاں)

اب یہ نتیجہ طبعی کے ساتھ مافوق الطبیعی بھی ہے کہ موثر حقیقی تو اللہ ہیں اور یہ معاشرہ کے لئے بدکاروں کی بدکاری کی وجہ سے ایک عاقبت اور عتاب ہو گیا۔ البتہ اس کی گرفت میں غیر ملوث لوگ بھی آجاتے ہیں۔

﴿واتقوا فتنة لا تصيبن الذين ظلموا منكم خاصة﴾

اور ڈرو اس فتنہ سے جو صرف ان کو نہیں آلے گا جو آپ کے اندر ظلم کر چکے ہوں (یعنی دیگر ان بھی لپیٹ میں آجائیں گے اس لئے کہ یہ عذاب پھر عام ہوتا ہے)

اب ایک طرف کروناوائرس پھیل چکا ہے اللہ تعالیٰ سے دعا ہے کہ اس کا جلد از جلد ازالہ فرمائے آمین۔ لیکن دوسری طرف دانش وران ہیں جو دانش بگھارتے ہیں۔ خدا کا خوف نہیں وہ یہ ثابت کرنا چاہتے ہیں کہ ان چیزوں سے اللہ کا کچھ لینا دینا نہیں یہ فلاں چیز سے ہوا ہے جو شریعت میں حرام ہے۔ تو پہلے کیوں نہیں ہوا؟ یا فلاں فلاں کو کیوں ہوا؟ یہ ایسا ہے جیسا کہ کہا جائے کہ فلاں فلاں کو فوڈ پوائزنگ ہوگئی تو فلاں فلاں نے تو بھی یہی کھانا کھایا تھا اس کو کیوں نہیں ہوا؟ یہ خلط مبحث ہے اس لئے کہ کسی بھی چیز کے لئے ایک سے زیادہ وجوہات ہوتے ہیں اس لئے کہ اسباب کبھی ایک دوسرے کے معاون ہوتے ہیں

اور کبھی ایک دوسرے کی راہ میں رکاوٹ بن جاتا ہے۔

اور بعض لوگ دوسرا موقف اختیار کر چکے ہیں کہ دیکھو اب ماہرین کہتے ہیں کہ چمگادڑ کھانے سے ہوا یا بندر اور خنزیر کھانے سے ہوا اور یہ کہ چھینک، کھانسی اور جمائی لیتے وقت منہ چھپا کے رکھو اور ہاتھوں کو دھوؤ، نیز پرائیوٹ پارٹس کو بھی دھوؤ۔ تو وہ کہتے ہیں کہ اسلام نے تو پہلے سے ان چیزوں سے منع کیا ہے اور ان کاموں کا حکم دیا ہے تو ان طبیعیاتی لوگوں کو تو جیسی مرچیں لگ جاتی ہیں اور وہ اول فول بکنا شروع کر دیتے ہیں جیسا کہ ان کو کسی نے گالی دی ہو۔

بھائی میرے! اس بات میں خفگی کی کیا بات ہے کیا اسلام نے ایسا کہا نہیں؟

کیا اسلام نے ہر جگہ صفائی کا حکم نہیں دیا؟

اور کیا اب ہر ملک نے صفائی کا حکم نہیں دیا؟

دراصل ہر بندے کو کچھ نہ کچھ لکھنے کا مرض لاحق ہوتا ہے اور ہر بندے کے لکھنے میں اس کے فکری رجحانات ظاہر ہوتے ہیں تو ان کی یہ بات کہ ہر چیز میں مذہب کو کیوں داخل کرتے ہو۔

یہ تو ایسا ہے جیسا کہ دوسرا گروپ کہدے کہ ہر معاملے میں طبیعیات، لبرل سوچ یا سیکولر سوچ کیوں داخل کرتے ہو؟ وجہ ہے عدم برداشت اور تنگ نظری جو ناانصافی پر منتج ہوتی ہے اور بسا اوقات ہم حقائق ہی سے منہ موڑ لیتے ہیں اللہ تعالیٰ ہدایت نصیب فرمائے آمین۔

کرونا وائرس قدرتی یا مصنوعی؟

دنیا میں عملی منافقت آج جس زوروں پر ہے شاید ہی کہیں ہوا ہوگا۔ اور منافقت سٹیٹس سپانسرڈ States sponsored ہے یعنی ریاستیں ایسا کر رہی ہیں افراد تو جو ہیں سو ہیں۔

دنیا بھر میں سازشوں پر سازشیں ہو رہی ہیں۔ بظاہر تو یہ دوسروں کے خلاف ہو رہی ہیں لیکن جلد یا بدیر یہ سازش کرنے والوں پر لوٹ آتی ہیں اور یہ سازشیں اتنی زیادہ ہو چکی ہیں کہ رخِ حیات کی ہر جہت کو سازش ہی سے نتھی کیا جاتا ہے اور صورت حال اتنی گھمبیر ہو گئی ہے کہ ہر چیز سازش نظر آتی ہے اور یوں سازش اور غیر سازش کا پتہ ہی نہیں لگتا اور یوں کسی چیز کو خصوصاً جس کی وجہ مخفی ہو اس کو کسی اور کی سازش کہہ کے اس کے سر تھوپا جاتا ہے کہ فلاں نے کیا۔ وہ کہتا ہے تم نے کیا ہے وغیرہ وغیرہ۔

اب دنیا میں جیسے جیسے آبادی میں بے تحاشا اضافہ ہو رہا ہے، وسائل پر مسائل کا دباؤ بڑھ رہا ہے، وسائل کے لئے چھینا جھپٹی ہو رہی ہے، زندگی بہت ہی تیز سائنسی اور ٹیکنالوجیکل ہو گئی ہے، آبادی میں بے تحاشا اضافے اور ٹیکنالوجی کی اس ترقی نے ساری دنیا یعنی بحر و بر اور فضا کو اتنا آلودہ کر دیا ہے کہ اللہ کی پناہ! زہریلے گیسز اور جنگوں میں بے تحاشا بارود کا استعمال اور پھر آئے دن لیبارٹریز میں نت نئے تجربات، نئے بیکٹیریا اور وائرس پیدا کرنے اور اسی بیکٹیریا یا وائرس کے اینٹی بیکٹریا اور اینٹی وائرس پیدا کرنے اور بسا اوقات ان کے آوٹ آف کنٹرول اور لیک ہونے نے بنی نوع انسان کی زندگی کو اجیرن بنا دیا ہے۔

یعنی ''فساد فی الارض'' کی ایک مسابقت جاری ہے اور انسان خود اپنے ہی ہاتھوں سے اپنے آپ کو تباہ کرنے کے درپے ہے اور اس حماقت اور بے وقوفی میں آگے آگے بڑھ رہا ہے۔ رسول پاک ﷺ نے فرمایا

''لاتقوم الساعة الا علی شرار الناس''

قیامت شریر انسانوں پر قائم ہوگی۔

یعنی وقت آئے گا جب بنی نوع انسان صرف اشرار اور شریر ہی ہونگے۔ اخیار اور اچھے لوگ اس سے قبل فنا ہو جائیں گے۔

کورونا وائرس کے حوالے ابھی تو بحث جاری ہے کوئی اسے قدرتی وائرس کہتا ہے اور کوئی مصنوعی وائرس سمجھتا ہے کہ یہ بائیولوجیکل وار فیئر (Biological war fear) کا حصہ ہے۔ چین میں یہ سب سے پہلے حملہ کر گیا تو چین نے امریکہ کو مورد الزام ٹھہرایا جبکہ امریکہ چین کو مورد الزام ٹھہراتا ہے۔ ایک امریکی ماہر نے تو یہاں تک کہہ دیا کہ امریکہ کے ایک لیبارٹری نے چین کے ''ووہان'' صوبہ کے کسی لیبارٹری کو فروخت کیا اور وہاں سے یہ لیک ہوا۔ چین سے مخالفانہ رد عمل آیا کہ امریکی فوج کا ایک دستہ آیا تھا وہ اسے ساتھ لے آئے تھے۔ مذکورہ امریکی ماہر پروفیسر فرانس لوئل بائیولوجیکل ہتھیاروں کے انسداد دہشت گردی ایکٹ 1989ء کا مسودہ لکھنے والے ہیں جو بعد میں دونوں ایوانوں سے منظور بھی ہوا تھا۔ وہ ہیو من رائٹس کے بین الاقوامی وکیل اور ایکسپرٹ بھی ہیں۔ وہ کہتے ہیں کہ یہ وائرس بی۔ ایس۔ ایل لیبارٹری سے آیا۔ پینٹر کاٹن جو جنگی تجزیہ کار اور وکیل ہیں وہ اور کینڈا مونٹریال کے ایک اور فرانس کے تین ماہرین بھی یہی کہہ رہے ہیں ان سب کے مقالے فروری 2020ء میں شائع ہو چکے ہیں۔ بی۔ ایس۔ ایل لیبارٹری نارتھ کیرولینا میں ہے ان باتوں میں زینگلی لی شی جو وہاں کے ہیں وہ بھی شامل ہے۔

اب اگر یہ انسانوں کا کیا دھرا ہے تو کیا پھر ہم کہہ سکتے ہیں کہ سائنس نے انسانی دنیا کو جتنی راحتیں دی ہیں اس سے زیادہ دکھ دئے ہیں؟

اور کیا ہم کہہ سکتے ہیں کہ

''سائنس کے کندھوں پر انسانیت کا جنازہ ہے''

ہم جب لاء کالج میں پڑھتے تھے تو ایک ملکی سطح کا ڈیبیٹ Debateہم نے کالج میں ارینج Arrange کیا تھا جس کا موضوع ہی مذکورہ بالا تھا اور مجھے لیڈر آف دی اپوزیشن کی ذمہ داری دی گئی تھی جہاں میں سائنس کی وکالت کرتا رہا۔ جو انسانوں کو راحت فراہم کرتا رہا۔ لیکن آج تو وہی سائنس شیطانت کے لئے استعمال ہوتا جا رہا ہے جو انسانوں کو تڑپا تڑپا کے مروا بھی رہا ہے۔

بہر تقدیر ابھی تک یہ معاملہ مخفی پردوں میں ہے کہ آیا یہ وائرس قدرتی ہے یا مصنوعی ہے وقت بتادے گا۔ لیکن ایسا تو ہوتا رہا ہے کہ سازشیں ہوتی ہیں اور بساط بھر ہوتی ہیں تو سازشی تھیوریاں بھی جنم لیتی ہیں۔ اور یہ اس لئے کہ اس سے پہلے "سارس وائرس" SARS Virus تھا جو صرف ہان نسل کو لگ جاتا تھا جو چین، ملائشیا، سنگاپور اور ہانگ کانگ میں ہیں۔ باقیوں کو بہت ہی کم لگتا اور اس کے ہلاکتوں کی شرح دس فیصد تھی جبکہ اس کی شرح دو فیصد سے تھوڑا زیادہ ہے۔ اور کہتے ہیں کہ جن کے خون کا گروپ A ہے ان کو زیادہ لگتا ہے۔

بہر تقدیر اگر مصنوعی ہے تو یہ بہت ہی ظلم اور دہشت گردی ہے کہ انسان کے ہاتھوں انسان پر کیا گزر رہی ہے الا آنکہ اَساساً یہ خیر کے کسی ریسرچ Research کے لئے ہو۔

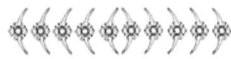

شاید کرونا وائرس دنیا میں مثبت تبدیلیاں لے آئے

اطراف واکناف عالم میں ایک سناٹا ہے، ہو کا عالم ہے، خوف ہے، لوگ ڈرے ہوئے ہیں، سہمے ہوئے ہیں کہ کرونا وائرس دنیا پر حملہ آور ہے اور یہ ایک ایسا حقیقی سوشلسٹ قسم کا جرثومہ ہے کہ اس نے طبقاتی امتیازات ختم کر دئے۔ یعنی امیر و غریب سب کو ایک جیسا خوف دلایا ہے۔ لوگ ایک طرف ایک دوسرے سے دور بھی ہوئے ہیں لیکن ساتھ ساتھ ایک دوسرے کے ہمدرد بھی بنے ہوئے ہیں کہ خدا نہ کرے اس فلاں کو ہو جائے جو میرے محلے میں رہتا ہے وگرنہ دنیا تو سرمایہ کے بل بوتے پر ایسے طبقاتی امتیازات کا حامل بنا ہوا ہے کہ سرمایہ خدا تھا، سرمائے اور سرمایہ دار کا پوجا کیا جاتا ہے۔ سرمایہ نہ ہو تو اس کو تو انسان ہی نہیں سمجھا جاتا ہے۔ سرمایہ اور قوت رکھنے والے دیگران کو اس قوت سرمایہ کے بل بوتے پر زیر کرتے رہتے ہیں کوئی تھوڑا سا ادھر ادھر سر ہلائے تو اس پر آگ کے شعلے برسائے جاتے ہیں۔ اسی تسلط کے لئے پتہ نہیں بنی نوع انسان نے کیسے کیسے مہلک اور تباہ کن ہتھیار بنائے ہیں۔ یعنی نوع انسانی کی آبادی کا نہیں بربادی کا سوچتے رہتے ہیں۔ کیا یہ انسانیت ہے؟

اللہ جو خالق و مالک ہے اس نے انسانوں کو بہت مہلت دی کہ شاید راہ راست پر آئیں اور انسان بنیں۔ لیکن وہ تو بہیمیت و حیوانیت اور تباہی و بربادی کے راستے پر آگے آگے جا رہے ہیں ۔تو اللہ تعالیٰ نے ایک جرثومہ بھجوایا "کرونا وائرس" اور چند دنوں یا ہفتوں میں اس نے پورے گلوب کو اپنے گرفت میں لے لیا۔ ہم نے بطور خوش طبعی کہدیا کہ یہ حقیقی سوشلسٹ قسم کا جرثومہ ہے جس نے کمزور اور طاقتور، سرمایہ دار اور مزدور اور حاکم و محکوم کو ایک لیول پر لا کھڑا کر دیا ہے ورنہ ریاستوں میں بھی طاقتور ریاستیں اپنی خوشی میں کسی کو شریک کرنے کے روادار نہیں۔ لیکن اس جرثومے نے اس خوف و دہشت میں ان کو برابر کر دیا۔ جو بم برسانے والے تھے آج اس جرثومے نے ان کو بھی کمرے میں بند کر دیا ہے۔ جو کبھی کسی سے خوف کھانے کے اظہار

کے روادار نہیں تھے آج برملا خوف اور ڈر کا اظہار تو کیا کر رہے ہیں خوف اور ڈر نے ان کو جکڑا ہوا ہے۔

کہتے ہیں یہ جرثومہ حیوانات سے جمپ کر کے کسی انسان میں اور پھر انسانوں سے ایک دوسرے میں منتقل ہوتا جارہا ہے۔

کس حیوان سے؟

تو کہتے ہیں کہ اصلاً یہ چمگاڈر کا وائرس ہے وہاں سے کسی اور

حیوان میں منتقل ہوا اور پھر اس حیوان سے انسانوں میں منتقل ہوا۔اب جہاں سے بھی آیا اللہ کی دنیا سے آیا اور اللہ کی مخلوق سے آیا اور یوں اللہ نے انسانوں کو بھولا ہوا سبق یاد دلایا کہ جتنے بھی ترقی یافتہ ہونگے ہیں تو مخلوق۔ اور جب مخلوق ہیں تو بے بس بھی ہیں۔

ایسا دشمن ہے کہ

"انہ یراك ھو وقبیلہ من حیث لا ترونھم"

کا مصداق ہے۔ حضرت شاہ ولی اللہ رحمہ اللہ نفوس شریرہ جو نجس اشیاء وافعال سے جنم لیتے ہیں کو شیطانی لشکر کہا۔اب اس کو نہ چھرے سے مار سکتے ہیں نہ گولی سے اور نہ اسے بم مار سکتے ہیں اور انسان کا مدافعتی نظام تو اس سے دفاع نہیں کر سکتا تو بس کڑھنا ہے تاآنکہ اللہ اسے ختم کر دے۔ خدا کرے کہ جلد ختم ہو۔

البتہ اس قسم کی عالمی آفت ایک نئے ورلڈ آرڈر کو جنم لیتی ہے۔اس سے دنیا میں بہت کچھ بدل جاتا ہے۔ فوری تبدیلی تو دیکھنے میں یہ آئی کہ غریب غرباء سے تو کوئی ملتا ہی نہ تھا البتہ ایلیٹ کلاس کی اپنی سوشلائزیشن جاری رہتی۔ لیکن آج اللہ نے ان کو بھی تنہائی کے عذاب میں مبتلا کیا تاکہ وہ چکھ لیں کہ کسی کے میل ملاپ سے نفرت کرنے سے اس پر کیا گزرتی ہے۔ یعنی یہ جرثومہ تو خود سوشل بلکہ سوشلسٹ ہے لیکن انسانوں کو ان سوشل کر دیا کہ شاید اس مرحلے سے گزر کر وہ صحیح معنوں میں سوشل ہو جائیں اور غریب غرباء کو بھی قریب کر دیں۔ تمہاری ترقی کسی کام کی

نہیں جب تک کہ غیر ترقی یافتہ اقوام کو اس میں شریک نہ کرو ورنہ وہاں سے نکلا ہوا ایک جرثومہ تمہاری ترقی کو تلپھٹ کر جائے گا۔

آئن سٹائن نے لکھا ہے کہ یہ معلوم کرنا ہے کہ اس ذات قدیم کی مرضی کیا ہے؟ وہ ہم سے کیا چاہتا ہے اس نے تو اس کو طبعیات میں ریسرچ پر اپلائی کیا جبکہ ہم اسے انسانیت پر اپلائی کرتے ہیں کہ وہ ہم سے انسان بننے کا تقاضا کر رہا ہے کہ نسل انسانی میں یہ طبقاتی امتیازات نہ ہوں کہ جینز ایک ہیں تو جرثومہ تو جینز کے پیچھے جائے گا یہ تو امیر و غریب کا فرق نہ کرے گا۔ یعنی یہ کہ ترقی یافتہ اقوام پس ماندہ اقوام کو اپنے ساتھ چلائیں کہ مکمل خاتمہ تو ان کا ممکن نہیں اور جب تک رہیں گے تو جرثومے کا خطرہ رہے گا۔

اس جرثومے کا ایک پیغام یہ بھی ہے کہ ذرا سوچو کہ کہاں کہاں تم سے غلطیاں ہوئیں ان کو دھراؤ مت۔ یہ تحقیق اور ریسرچ کے راستے کھلوائے گا۔ لیکن فطرت تو انسانی ریسرچ سے آگے آگے چلتی ہے سو فطرت کے خالق کے سامنے سرنگون ہونا مطلوب ہے۔ البتہ یہ کہ وہ کامن چیزیں جو مختلف قسم کی بیماریوں میں کام آتے ہیں مثلاً ماسک اور وینٹی لیٹر وہ وسیع مقدار میں موجود ہوں۔ جہاں تک کٹس کا تعلق ہے تو ہر نئے قسم کے جرثومے کے لئے اپنے انداز کا کٹ مطلوب ہوتا ہے اور پہلے سے تو کسی کو معلوم نہیں ہوتا کہ جرثومہ کس انداز کا ہوگا اور بدن کے اندر کس حصے پر حملہ آور ہوگا اس لئے کہ فطرت ارتقائی ہے اور جرثومے بھی فطرت کا حصہ ہیں تو وہ بھی ارتقائی ہیں اور ہر آنے والا نیا جرثومہ پچھلے والے سے زیادہ خطرناک اور پاور فل ہوتا ہے لہذا سوچ میں تبدیلی آئے تو تدارک کرنا زیادہ مشکل نہیں ہوگا۔

خود فریبی کے شکار نہ ہو

آج کل پورے عالم کو کورونا وائرس نے جکڑا ہوا ہے اور پورے عالم پر ایک خوف طاری ہے اور اللہ تعالیٰ نے اپنا تصور انسانی خمیر وضمیر میں رکھا ہوا ہے جس کو میثاق ازل کہتے ہیں کہ اللہ ہی رب ہے

﴿أَلَسْتُ بِرَبِّكُمْ قَالُوا بَلَىٰ﴾

اور یہ تصور بلا امتیاز ہر انسان کے وجدان اور تحت الشعور میں موجود ہے۔ لیکن یہ مختلف قسم کے انسانوں میں مختلف قسم کے گرد وغبار میں دُھندلا ہو جاتا ہے اور ایسے لوگ اس تصور سے یکسر لاتعلق ہو جاتے ہیں، ان کے اعمال واطوار میں اس تصور کا کوئی عکس نہیں دکھائی دیتا اور بعض تو برملا اس سے لاتعلقی کا اظہار کر جاتے ہیں بلکہ انکار پر چلے جاتے ہیں۔

اللہ کو رب ماننے کا معنی یہ ہے کہ طبعیات کی دنیا اس کی پیدا کردہ، اور اس کے قوانین اس کے وضع کردہ ہیں اور اس کے حکم پر موقوف ہیں اور یہ حکم ایک تسلسل کے ساتھ نازل ہوتا رہتا ہے اور یوں یہ طبیعی نظام ان قوانین کے تحت چلتا رہتا ہے الا آنکہ اللہ اگر ان قوانین میں سے کسی قانون میں تصرف کرے تو وہ معطل ہو جاتا ہے اور وہ چیز نہیں ہوا کرتی جو اس قانون کا طبیعی تقاضا ہے بلکہ اللہ چاہے تو نتیجہ بالکل اس طبیعی نتیجے کے برعکس ہوتا ہے کہ اللہ تعالیٰ "فعال لما یرید" ہے

﴿وَيَفْعَلُ اللَّهُ مَا يَشَاءُ﴾

﴿وَيَفْعَلُ مَا يُرِيدُ﴾

﴿إِنَّ اللَّهَ يَحْكُمُ مَا يُرِيدُ﴾

یعنی وہ فعال ہے اس کام کا جو وہ ارادہ کرتا ہے اور کرتا ہے جو وہ چاہے اور فیصلہ کرتا ہے اس کا جو وہ ارادہ کرتا ہے۔

اب طبیعی قوانین بھی اس کے ہیں، اس پر نتائج مرتب ہونے کا فیصلہ بھی اس کا ہے اور ان

قوانین میں سے کسی قانون کو معطل کرنا بھی اس کا قانون ہے اور وہ تو کسی قانون کو جوابدہ نہیں نہ اس کے سامنے وہ بے بس اور مجبور ہے اور نہ ان قوانین نے اس کو معطل کر دیا ہے اور یہی بنیادی عقائد میں سے ہے

''والقدر خیرہ وشرہ من اللہ تعالیٰ''

کہ راحت اور مصیبت اس کی تقدیر سے ہوتے ہیں۔

البتہ انسان تدبیر کے مکلف ہیں اور تدبیر تقدیر کے منافی نہیں اس لئے کہ ہم نے تو پہلے ذکر کیا کہ آپ کی وضع کردہ تقدیر میں طبیعی قوانین داخل ہیں اور تدبیر کبھی تقدیر کے عین مطابق ہو جاتی ہے تو اس پر وہ طبیعی نتیجہ مرتب ہوتا ہے اور کبھی تدبیر ذریعہ بنتا ہے اللہ کے تصرف کا کہ وہ ان قوانین میں سے کسی قانون میں تصرف کر کے اس کو معطل کر دیتا ہے یا مخالف نتیجہ دے دیتا ہے اور یہی معنی ہے حدیث رسول ﷺ کا کہ

''لا یرد القضاء الا الدعاء''

کہ قضاء کو رد نہیں کر سکتا بلکہ دعا۔

اور دعا از قبیل تدبیر انسان کے ہے۔

لیکن موجودہ صورت حال نے اگر ایک طرف منکرین خدا کو بھی مجبور کر دیا ہے کہ وہ خدا کو نہ صرف یہ کہ مانے بلکہ اس کو آواز دے، اس کو پکارے اور اس کے سامنے آہ وزاری کرے۔

اب بیکٹیریا اور وائرس تو پیدا ہوتے رہتے بھی ہیں اور پیدا ہوتے بھی رہیں گے۔ یہ بھی اس فطرت اور طبیعت کا تقاضا ہے جو اللہ کا پیدا کردہ اور وضع کردہ ہے اور چونکہ انسان نہ تو فطرت کو رکوا سکتے ہیں اور نہ اس کو اوورٹیک کر کے اس سے آگے جا سکتے ہیں تو کسی نئی بیکٹیریا اور نئے وائرس کے پیدا ہونے سے پہلے تو وہ اس کے تدارک کا سامان نہیں پیدا کر سکتے بلکہ اس کے پیدا ہونے کے بعد اس کے لئے پھر ریسرچ کر کے ویکسین تیار کر جاتے ہیں اور جب تک وہ تیار نہیں

ہوتے احتیاطی تدابیر کیے جاتے ہیں اور احتیاط بھی تدبیر ہی ہے تو وائرس تو ہر سال دو سال بعد نئے اور زیادہ خطرناک شکل میں رونما ہو گا۔

اور جیسا کہ ہم نے کہا کہ انسان تدبیر کا مکلف ہے۔ کچھ لوگ جو زیادہ ماڈرن اور سائنسی بنتے رہتے ہیں وہ تدابیر ہی کو کافی شافی سمجھتے ہیں اور ان کو خدا سے کوئی سروکار نہیں ہوتا۔ اور بعض وہ ہیں جو زیادہ مذہبی بلکہ ولی بننے کی نامساعد دعویٰ کرتے ہیں وہ کہتے ہیں کہ کچھ بھی نہیں سب کچھ اللہ تعالیٰ کے ہاتھ میں ہے۔ تو اس سے تو کسی کو انکار نہیں بلکہ یہ تدابیر اس کے دین اور شریعت کا حکم ہے۔ دنیا جہاں میں سب سے قوی عقیدہ رکھنے والے انبیاء و رسل تھے اور خود ہی ہمارے آقا و پیشوا کا عقیدہ اور اس کی پختگی تو مثالی ہے تو کیا وہ سب تدابیر نہ کرتے؟ اور کیا آپ ﷺ نے تدبیر کرنے کا حکم نہ دیا؟

البتہ نتیجہ تو آئے گا وہی جو اللہ کی مشیت ہے تو کبھی تو تدبیر کرنے والے کو مطلوبہ نتیجہ حاصل نہ ہو گا اور کبھی بغیر تدبیر کے کسی کو وہ نتیجہ حاصل ہو گا جس کے لئے دوسرے نے تدبیر کی تھی اور اس کو مشیت الٰہی کہتے ہیں۔ البتہ ایک بات واضح ہے کہ تدبیر کو سب کچھ سمجھنا بھی حماقت ہے اور تدبیر نہ کرنا تو اس سے بھی بڑی حماقت ہے اور ایک حدیث شریف میں ہے کہ رسول پاک ﷺ نے فرمایا: ''ولکنہ یُجزیٰ بقدر عقلہ''

کہ انسان کو بدلہ اس کے عقل کے سطح پر دیا جائے گا۔

اور عقل وسائل علم میں سے ایک وسیلہ ہے اس کے ذریعے ایک تو یہ سمجھنا ہے کہ مؤثر حقیقی ہر چیز میں اللہ ہے اور یہ کہ طبعی قوانین اور ان پر نتیجہ کا ترتب اس کا وضع کردہ ہے اور یہ کہ وہ ان قوانین کو جوابدہ نہیں نہ اس کے سامنے مجبور ہے اور یہ کہ وہ کبھی کبھار ان میں تصرف کر کے ان کو معطل بھی کر جاتا ہے اور پھر نتیجہ نہیں دیتے بلکہ کبھی مخالف نتیجہ بھی دیتے ہیں اور یہ کہ تقدیر خداوندی ایک لازمی عقیدہ ہے اور یہ کہ تدبیر اس کا حکم ہے ان چیزوں سے بندہ عاقل معقول اور صاحب اعتدال بن جاتا ہے اور یہی دین ہے اور یہی شریعت ہے۔

کرونا وائرس عذاب، ابتلاء یا اصلاح

کرونا وائرس نے دنیا بھر کی زندگی اجیرن کر دی ہے۔ سارے انسانوں کو ایک ہی سطح پر لا کھڑا کر دیا ہے یعنی فطرت کے خالق کا وہ پیغام جس کا کہ ہم نوٹس نہیں لے رہے تھے کہ انسان بطور انسان کے آپس میں برابر ہیں۔ لیکن ہم تو طبقات میں بٹے ہوئے ہیں، قومیتوں میں تقسیم ہیں، فرقوں میں بٹے ہیں اور ایسا بٹوارہ کہ اپنے سے ظاہری زندگی میں تھوڑے نچلے لیول والوں کو تو انسان ہی نہیں سمجھ رہے۔ اب یہ تصورِ فطرت تو فطری ہے لیکن ہم نے فطرت کے ساتھ کھلواڑ کھیلنے کا عزم کیا ہوا ہے لیکن فطرت تو

﴿لا تبدیل لخلق اللہ﴾

کا نقارہ بجا رہا ہے کہ یہ انسانوں کی خام خیالی ہے۔ یہی کھلواڑ الٹا تمہارے اوپر چڑھ دوڑے گا اور آپ کے پاس بھاگنے اور بچنے کا کوئی راستہ نہیں ہو گا، نہ کوئی جگہ ہو گی

﴿ولات حین مناص﴾ (ص)

کہ ایسے وقت میں خلاصی اور مفر نہیں۔

یہ ریہرسل ہوتا رہتا ہے تا کہ ہوش ٹھکانے لگ جائیں۔ قیامت میں ایسا ہی ہو گا۔

﴿یقول الانسان یومئذ این المفر﴾

انسان اس دن کہے گا کہ مفر یعنی جائے فرار کس طرف ہے۔

﴿کلا لا وزر﴾

نہیں ہے کوئی پناہ گاہ نہیں ہے۔

﴿الی ربك یومئذن المستقر﴾

تمہارے رب ہی کے پاس اس دن رکنا ہے۔

آج جب کورونا نے ساری دنیا کو پر یلغار کیا ہوا ہے وہی قیامت کا ریہرسل ہے

﴿يَوْمَ يَفِرُّ الْمَرْءُ مِنْ أَخِيهِ ﴿٣٤﴾ وَأُمِّهِ وَأَبِيهِ ﴿٣٥﴾ وَصَاحِبَتِهِ وَبَنِيهِ ﴿٣٦﴾ لِكُلِّ امْرِئٍ مِّنْهُمْ يَوْمَئِذٍ شَأْنٌ يُغْنِيهِ ﴿٣٧﴾﴾

وہ دن جب بندہ بھاگے گا اپنے بھائی سے اور اپنی ماں سے اور اپنے باپ سے اور اپنی بیوی اور اپنے بچوں سے، ہر ایک بندے کی اس دن ایک ایسی حالت ہو گی جو اسے (اوروں سے) لا تعلق بنا دے گا۔

ہم دیکھ رہے ہیں ہماری آنکھوں کے سامنے ہے کچھ ایسی ہی کیفیت ہے۔ تذکیر کا ایک انداز اور طریقہ ہے کہ پھر نہ کہو کہ ہمیں خبر نہ ہوئی۔

اب بھی وقت ہے تم بہت لیٹ نہیں، در کھلا ہے اللہ کی طرف رجوع کرنے کا۔ خوش بخت ہیں وہ جن کی ایسی حالت میں اصلاح ہو جائے۔

بولنے والے اور لکھنے والے اس حالت کو ایک ہی رخ دیتے ہیں۔ کوئی کہتا ہے فطرت ہے اور بس۔ کوئی کہتا ہے عذاب ہے اور کوئی کہتا ہے آزمائش ہے۔ آج تک کہیں پڑھا نہیں شاید کسی نے کہا لکھا ہو کہ اصلاح ہے۔ اس کو ایک ہی رخ دینا کوتاہ بینی ہے اور ہم ہیں بھی کوتاہ نظر۔ اگر عذاب ہے تو پھر صالحین کو تو نہیں ہونا۔ اور نیچری جو کہتے ہیں کہ فطرت ہے اور بس۔ تو آپ بھی تو فطرت کا حصہ ہیں اور طبیعی سائنسز کے ماہر ہیں تو پھر اسے رکوا کیوں نہیں سکتے۔۔۔۔

بات یہ ہے کہ فطرت اور طبیعیات کے اپنے قوانین ہیں جو ان کے خالق کے حکم سے روبعمل ہوتے ہیں۔ ایک ہوتا ہے سبب اور ایک ہوتی ہے حکمت یا غایت کہ کس لئے ہے۔ تو اللہ کریم کے حکم سے فطرت اور اس کے قوانین روبعمل ہوں تو اس حکیم ذات کی نظر میں اس کی کچھ حکمت اور غایت ہوتی ہے۔ وہ حکمت ابتلاء ہوتی ہے اور ابتلاء کی بھی اپنی غایت ہوتی ہے کہ صالح پر ہو تو اس سے وہ مزید صالح ہو جاتا ہے اور اللہ کے قریب ہو جاتا ہے اور کبھی یہ ابتلاء اور آزمائش غیر صالح پر ہوتی ہے۔ سو اگر وہ اس سے صالح بن جاتا ہے تو وہ ابتلاء میں کامیاب ہو گیا اور اگر ویسے کا ویسا رہا یا مزید خراب ہو گیا تو وہ ناکام ہو گیا۔ اللہ تعالیٰ ہم سب کو اس مصیبت سے نجات

دلائے آمین۔ اور جن کو ہوئی ہے اللہ اس کو ان کے اصلاح کا ذریعہ بنادے آمین۔ اور جو صالح ہیں اور ان کو ہوتی ہے اللہ ان کو مزید ترقی اور درجات دے آمین۔ لیکن کچھ لکھنے والے تو اللہ کی پناہ! اسے دوسروں پر طنز کے تیر برسانے کا ذریعہ بنا چکے ہیں اور ایسا ظاہر کر رہے ہیں جیسا کہ وہ خود اس کے لئے پروف ہوں کہ ان کو لگ ہی نہیں سکتا۔ انا اللہ وانا الیہ رجعون۔ ایک دوسرے کے خلاف بلا تحقیق پروپیگنڈے کرتے رہتے ہیں یعنی سیاست سیاست کھیل رہے ہیں۔ جبکہ ساری دنیا سر جوڑ کے بیٹھی ہے کہ کیا کیا جائے، تو تدبیر اور علاج تو شریعت کا حکم ہے۔ البتہ جب تک وہ دریافت نہیں تو احتیاطی تدابیر جو اہل فن کہتے ہیں وہ اپنانے ہیں اور فطرت کے خالق کی طرف رجوع کرنا ہے اور اس رجوع کا اولین تقاضا ہے انسان بننا کہ انسانوں کے خیر کا سوچیں اور ظاہری اونچ نیچ سے بالا ہو کے سوچیں اور طرز عمل اختیار کریں یوں اللہ سے تعلق باقی رہے گا اور زندگی اجیرن ہونے سے بچی رہے گی۔ اللہ تعالیٰ پورے عالم پر رحم فرمائے اور اس وائرس کا جلد از جلد خاتمہ کرے آمین۔

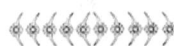

شکست دیں گے۔۔۔اپروچ عجیب ہے!

وائرس پھیل چکا ہے اللہ تعالیٰ ہی بہتری لاسکتا ہے اور اسے ختم کر سکتا ہے۔البتہ ایسے حالات میں مختلف قسم کے لوگوں کے اپروچ کا لیول اور انداز کھل جاتا ہے۔کچھ تو ایسے ستم ظریف ہوتے ہیں جو ہر چیز کو مذاق اور کامیڈی بنالیتے ہیں ان کے عقل پر سوائے ماتم کے اور کیا کیا جاسکتا ہے کہ ایسے لوگ نہ سنجیدہ ہیں نہ سنجیدہ ہوسکتے ہیں الا آنکہ اللہ چاہے تو لوگوں پر رحم کھا کر ان کو تبدیل کر دیتا ہے اللہ تعالیٰ ہم سب کی اصلاح فرمائے آمین۔

ایسے حالات میں سنجیدہ ہونا بہت ضروری ہے۔آگ کے ساتھ کھیلا نہیں جاسکتا اور بعض لوگ تو حد سے زیادہ سنجیدہ تو کیا پہلوان بن جاتے ہیں۔

ایک جانب تو وہ کہتے ہیں یہ اللہ کی طرف سے آیا ہے اور سب کچھ اللہ کے ہاتھ میں ہے لیکن اسی ہی سانس میں وہ آستین چڑھا کر اور آنکھیں ماتھے پر لے جا کر چیلنج بھی کر جاتے ہیں، مسل دکھاتے ہیں کہ ہم اس وائرس کو شکست دیں گے۔تو کیا تضرع اور آہ وزاری کے بجائے خدا کو مسل دکھاتے ہیں؟حوصلہ دینا ضروری بھی ہے اور صحیح بھی ہے لیکن قوم کو حوصلہ دینے کا یہی طریقہ ہے یا ان کو حالات کی نزاکت سمجھانا ہے۔حکومتی مناصب پر بیٹھے ہوئے کئی ایک پہلوانوں کا انداز ایسا دکھائی دے رہا ہے، کئی ایک لکھنے والے اپنی خبث باطن کا اظہار اللہ کے سامنے آہ وزری کا مذاق اڑانے کی شکل میں کر رہے ہیں۔پتہ نہیں ہم انسان کب بنیں گے۔

"الم یأن للذین آمنوا ان تخشع قلوبھم لذکر اللہ وما نزل من الحق"

تو کیا مومنوں کے لئے (ابھی تک) وہ وقت نہیں آیا کہ ان کے دل اللہ کے یاد اور اس حق (قرآن) جو اللہ نازل کر چکے ہیں کے لئے خشوع کریں۔

قرآن کی یہ ترغیب اور یہ انداز ان کو انسان بننے کی ترغیب ہے کہ انسان کی شناخت اللہ کے سامنے سرنگون ہونا ہے، تدابیر اپنانے ہیں اور تقدیر پر عقیدہ رکھنا ہے۔تقدیر تعطل کا نام نہیں نہ

حرکت اور تدبیر کا اس کے ساتھ کوئی ٹکراؤ ہے۔ البتہ انسانی تدابیر تبھی کارگر ہوتی ہیں جب اللہ چاہے۔ اور یہ تدابیر انسانی انداز اور انسانی سوچ کے اَساس پر ہونی چاہیئں۔

آج ترقی یافتہ دنیا کا عقیدہ سائنس اور معیشت پر ہے۔ دنیا اور انسانوں کے خالق کے ایک ادنٰی سے وار پر سب کچھ زمین بوس ہوگیا اور اللہ نے انسانوں کے اوقات یاد دلائے کہ

دامن کو ذرا دیکھ ذرا بند قبا دیکھ

اس وباء کا پیغام یہ ہے کہ انسان بنو۔ انسانوں اور خلق خدا کی فلاح کا سوچو۔ سرمایہ اور اس کی اَساس پر جو کچھ انسانوں کے لئے کر سکتے ہو وہ کرو۔ اپنی اپنی دولت میں اضافوں کا نہ سوچو۔ اگرچہ بعد میں ان میں سے کئی ایک ایسے مواقع پر بہت کچھ دے دیتے ہیں۔ لیکن اصل میں ابتداء سے یہ تقسیم منصفانہ ہونا ضروری ہے وگرنہ اس قسم کے وباء سے نہ غریب بچے گا اور نہ امیر بچے گا۔

آج کی دنیا میں یہ جو ہیلتھ اور صحت کی سہولیات امیروں کو حاصل ہیں حالانکہ یہ وسائل اور سہولیات تو بنیادی حقوق ہیں جو سب کے لئے یکساں ہونے چاہیئں۔ ایسے میں ایک انسانی ماحول بنے گا اور جب اس قسم کے حالات آتے ہیں تو وہاں پر ہم آہنگی ہوگی، لوگ اس کو سنجیدہ لیں گے، ایک دوسرے کا مذاق اڑانے کے بجائے ایک دوسرے کو سپورٹ کریں گے۔

اللہ پر عقیدہ کی پختگی ضروری ہے لیکن اس کے لئے انسان بننا تو اولین زینہ ہے۔ پوری دنیا کے انسانوں کو ایک انسانی کمیونٹی بننا ہے۔ ایک چین کی مثال لیں وہ ایک کمیونٹی کے طور پر آگے بڑھے، تدبیر کی تو انسان اللہ کی مخلوق ہیں اس نے ان کی امداد کی۔ ناسمجھی، اکڑپن اور استکبار ایسے وائرس ہیں کہ ان کا علاج ضروری ہے وہ انسانیت کو کھا جاتی ہے اور جب انسانیت نہ رہے تو انسان ایک کمیونٹی کیسے بنیں گے۔ اللہ تعالٰی پوری دنیا پر رحم فرمائے آمین۔

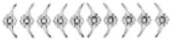

قرنطینہ

دنیامیں بسنے والے اکثر لوگ اس لفظ قرنطینہ (Quarantine) سے پہلی بار واقف ہوئے۔

دراصل یہ لاطینی لفظ (Quaranta Giorna) سے اخذ ہے جس کا معنی ہے چالیس دن۔

توپہلے لوگ چالیس دن کے لئے تنہائی میں جایاکرتے تھے۔ اور یہ عمل ہر معاشرے میں معروف تھا۔ عیسائیت، یہودیت، بدھ مت، جین مت، ہندو مت اور دیگر مذاہب میں بھی چلہ کشی اور مراقبات اپنائے جاتے تھے اور جاتے ہیں۔ اس طرح عرب میں بھی لوگ "تحنث" کیا کرتے تھے۔ صحرا یا زیادہ تر غاروں میں جاکر تنہائی میں کچھ دنوں یا ہفتوں کے لئے رہا کرتے تھے اور زیادہ تر یہ مدت چالیس دن کا ہوتا تھا کہ طب کی دنیامیں کہاجاتا ہے کہ

"چالیس دن تک کسی کھانے کا اثر بدن میں رہتاہے"

ایک حدیث شریف میں آیا ہے کہ کوئی بندہ حرام کھائے تو چالیس دن تک اس کا صوم وصلوۃ قبول نہیں ہوتا۔

جس کا معنی یہ ہے کہ اس کھانے کا اثر چالیس دن تک رہتاہے اور صوم وصلوۃ توشفافیت پیدا کرتا ہے تو اس حرام کا بدن میں ہونے کی وجہ سے وہ شفافیت نہیں حاصل ہوتی اور یہی وہ عدم قبولیت ہے وگرنہ نفس ادائیگی تو اس طرح بھی ہوتی ہے۔

صوفیاء اور اہل سلوک کے ہاں بھی چلہ کاٹنے یا چلہ کشی کی اصطلاح بہت معروف ہے۔

پھر یہ عمل کبھی اس سے کم یا زیادہ دنوں کے لئے بھی کیا جاتا رہا ہے۔ اس طرح سارے مذاہب کے اپنے اپنے اہل صفا چلہ کشی کے دنوں میں کچھ خاص قسم کے غذا کھانے کا بھی التزام کرتے ہیں جو منجملہ اسباب حصولِ صفائی کے لئے ہیں۔ یعنی اس طرح یہ سارے شفافیتِ نفس کی محنت کرتے ہیں کہ دنیوی علائق سے لاتعلق ہو کر شفافیت حاصل کی جاسکتی ہے۔

اب یہ تو مسلّم ہے کہ کائنات کا ہر ذرہ ذرہ اپنے خالق کے ساتھ منتھی ہے اور ان میں جس

ذرے کا جو وظیفہ ہے وہ وہی وظیفہ اس تعلق کے سہارے پورا کرتا رہتا ہے یعنی ایک تسلسل سے اللہ کی طرف سے اسے سگنلز آتے رہتے ہیں جس طرح دفاع سے بدن کے مختلف اعضاء کو تسلسل سے سگنلز آتے رہتے ہیں۔ یہ سگنلز جن کو امر یا اوامر یا الہامات کہا جاتا ہے یہ ساری مخلوقات کو آتی رہتی ہیں

﴿اوحیٰ ربک الی النحل﴾

تمہارے رب نے وحی (الہام) کی ہے شہد کی مکھی کو۔

یعنی اس کو الہام آتے رہتے ہیں۔

انہی الہامی سگنلز کے ذریعے وہ اچھے برے کو سمجھ پاتے ہیں، میلوں دور اسے لے جایا جاتا ہے تو وہ راستہ نہیں بھولتیں بلکہ واپس چھتے پر آ پہنچتی ہیں۔

﴿فاسلکی سبل ربک ذللا﴾

کا یہی معنی ہے کہ راستے تمہارے لئے مذلل اور مسخر کیے گئے ہیں۔

انہی الہامات اور سگنلز سے کبھی تعبیر کی جاتی ہے کہ فطرت یہ ہے کہ یہ اوامر اللہ کی طرف سے سماوات سبعہ (سات آسمانوں) کے ویب Web سے گزرتی رہتی ہیں فرمایا

﴿واوحی فی کل سماء امرھا﴾

اور فرمایا

﴿والسماء ذات الحبک﴾

اور قسم ہے آسمان کی جو ویب والا ہے۔

یعنی ہر سیکنڈ اربوں کھربوں سگنلز اس سے گزرتے ہیں اور ہر سگنل اللہ کی طرف سے آتا ہے اور وہ اس سے باخبر ہے

﴿ولقد خلقنا فوقکم سبع طرائق وما کنا عن الخلق غفلین﴾

اور یقیناً ہم پیدا کر چکے ہیں تمہارے اوپر سات طریقے (راستے) اور نہیں ہیں ہم مخلوق سے غافل (لا تعلق ایک لحظے کے لئے بھی)

آسمانوں کو راستے اس وجہ سے کہا گیا کہ یہ سگنلز کے راستے ہیں اور ایک روایت میں ہے کہ ہر قطرہ باران کے ساتھ ایک فرشتہ نیچے آتا ہے اس طرح ہر سگنل کے ساتھ بھی آتا ہے۔ اب یہ فرشتے تو وجود ہیں البتہ ان کے متعلق کہا گیا کہ نور ہیں۔ سگنل کو بھی اگر وجود دیا جائے تو نور ہی ہو گا اور نور کی رفتار تو مخلوق میں سب سے تیز ایک لاکھ چھیاسی ہزار میل فی سیکنڈ معلوم ہے۔ اور پھر جب وہ نور فرشتہ ہے تو وہ تو پھر اللہ جانتا ہے کہ ایک لحظے میں کتنی مسافت طے کرے گا۔

بہر تقدیر کہنے کا مطلب یہ ہے کہ الہام ہر مخلوق کو ہوتا ہے اور یوں ہر انسان کو بھی ہوتا ہے ۔ ایک الہام تکوینی ہے جو ہمارے طبعی تقاضے ہیں اور ایک وہ ہیں جن کے لئے محنت کرنی پڑتی ہے ۔ یہ سادھو اور صوفی وہی کرتے ہیں۔ شیخ شہاب الدین سہروردی نے فرمایا کہ تنہائی میں خیالات کی یکسوئی کے سبب باطن صاف ہو جاتا ہے حتی کہ اگر اس میں الہامی مذہب کی اتباع نہ بھی ہو پھر بھی نفس کی صفائی ہو جاتی ہے۔ تبھی تو ہندو اور بدھ مت یا دیگر مذاہب کے اپنے اپنے صوفی بھی کچھ الہامی باتیں کر جاتے ہیں اور اگر یہ یک سوئی رسول پاک ﷺ کی اتباع اور مذہب کی پیروی میں ہو تو اس سے روشن ضمیری، دنیا سے لا تعلقی، ذکر الٰہی کی حلاوت اور مخلصانہ عبادات کا ظہور ہوتا ہے۔ انہی مشابہات کی وجہ سے کبھی کبھار لوگوں پر معاملات خلط ملط ہو جاتے ہیں تو پھر ایسے میں بعض مسلمان صوفیاء کے فلسفہ وحدۃ الوجود اور ہندوؤں کا فلسفہ ان پر مشتبہ ہو جاتا ہے۔

اب چلہ کشی یا قرنطینہ تو مذہبی نکتہ نظر سے ہوا کرتا تھا۔ پھر متعدی بیماریوں کے حوالے سے قرنطینہ کا تصور بھی اپنایا گیا جس کا اولین مقصد یہ تھا کہ جن میں بیماری ہے وہ اوروں کو نہ لگے اور جن میں نہیں ان کو لگے نہ۔ اور متعدی بیماری طاعون کے حوالے سے رسول اللہ ﷺ کا فرمان جو امام مسلمؒ نے اسامہ بن زید رضی اللہ عنہ سے نقل کیا ہے کہ جہاں پھیلے تو وہاں سے لوگ باہر نہ جائیں اور باہر سے کوئی وہاں داخل نہ ہو۔

یہ احتیاط ہے اور یہ شریعت ہے تو جس طرح روحانی قرنطینہ سے نفس کی صفائی ہوتی ہے اسی طرح اس طبی قرنطینہ سے بھی صفائی ہوگی صرف طبی نہیں بلکہ کسی حد تک روح کی بھی اور یوں مدافعتی سسٹم مضبوط بھی ہو جائے گا۔

《《《《《》》》》》

کوروناوائرس اور اس میں پوشیدہ پیغامات

ڈاکٹر مارٹر لوتھر کنگ نے کہا تھا

''ہم ساری دنیا کے لوگ ایک ہی تنے ہوئے چادر میں ایک دوسرے کے ساتھ بندھے ہوئے ہیں جو چیز کسی کو ڈائریکٹ متاثر کرتا ہے وہ اوروں کو ان ڈائریکٹ متاثر کرتا ہے''

دنیا کو انگریزی میں ''یونیورس'' کہتے ہیں۔

''یونی'' کا معنی ہے ''ایک جیسے'' اور ''ورس'' کا معنی ہے دور یعنی چلنا یا چلنے والا۔

تو یونیورس کا معنی ہے ''ایک جیسے چلنے والا''

جب سے خالق نے یہ نظام کھڑا کر دیا ہے، سورج، چاند، ستارے اور دیگر کائنات جن پر یہ نظام استوار ہے وہ ایک ہی انداز سے چل رہے ہیں

﴿لا الشمس ینبغی لھا ان تدرك القمر ولا اللیل سابق النھار﴾

حاصل اینکہ نہ تو سورج چاند پر چڑھ دوڑتا ہے اور نہ رات دن پر۔

اس طرح سمندروں کے درمیان خشکی کے خطے ہیں جن میں کچھ تو سطح سمندر سے نیچے ہوتے ہیں لیکن سمندر بھی ان پر نہیں چڑھ دوڑتے اس لئے کہ اللہ نے ابھی اس نظام کو چلانا ہے۔

اور جب وہ چاہے تو

﴿وجمع الشمس والقمر﴾

سورج اور چاند آپس میں ٹکرا جائیں گے۔

اور

﴿واذا البحار فجرت﴾

سمندر پھٹ جائیں گے۔

اور

﴿اذا السماء انشقت﴾

آسمان بھی پھٹ جائے گا وغیرہ وغیرہ۔

یہ نظام جو چل رہا ہے تو یہ بڑی بڑی مخلوقات تکوینی قوانین سے سر مُو انحراف نہیں کرتے۔ البتہ انسان جس کو عقل سے نوازا گیا اور کائنات اس کے لئے مسخر کیے گئے وہ اس سے استفادہ کر رہے ہیں اور ان کو شرعی قوانین کا مکلف بنایا گیا ہے اور اسے اختیار دیا گیا کہ تمہاری مرضی پر ہے تو وہ

﴿انہ کان ظلوما جھولاً﴾

کا مصداق بن گیا ہے۔ اور آج کی دنیا میں انسان ہی انسان کا دشمن اور یوں اپنے آپ کا دشمن بن گیا ہے اور یہ دنیا ان کے اپنے کرتوتوں کی وجہ سے جہنم بن چکی ہے کہ کرتوتوں کے یہ عواقب تو بہت سارے وہ ہیں جو وہ ڈائریکٹ اس مقصد کے لئے کر رہے ہوتے ہیں۔ جنگوں میں جو آگ و بارود کی بارش کی جاتی ہے اور بہت سارے عواقب ہیں جو ان کے اعمال وافعال کے ان ڈائریکٹ عواقب ہیں۔ یہ طبقاتی امتیازات جہاں ایک انسان سوچتا ہے کہ کھائے گا کیا؟ جبکہ دوسرا یہ سوچتا ہے کہ کیا کیا کھانا ہے۔ ایک بیمار ہو جاتا ہے تو سوچتا ہے کہ اسپرین، ڈسپرین کیسے حاصل کروں؟ جبکہ نزلہ وزکام کے علاج کے لئے دوسرا انسان چارٹر طیارہ میں مغربی دنیا کا رخ کر لیتا ہے اور ساتھ خدام اور ذاتی معالجین کی ایک فوج ظفر موج بھی ہوتی ہے۔

اللہ تعالیٰ جو قادر مطلق اور فطرت کا خالق اور اس کے قوانین وضع کرنے والا ہے وہ بسا اوقات ان انسانوں کو مختلف اندازوں سے متنبہ کرتا ہے کہ دیکھو تمہیں

"ولقد کرمنا بنی آدم"

اور

﴿لقد خلقنا الانسان فی احسن تقویم﴾

کا مصداق بنایا۔ یعنی تمہیں عزو شرف بھی دیا اور بہترین قدو قامت بھی دیا۔ لیکن تم اپنے

کرتوتوں کی وجہ سے ''اسفل سافلین'' میں گرتے جارہے ہو ذرا ہوش کرو۔

''افلا تعقلون''

کیا بات سمجھ میں نہیں آرہی۔ اور نہیں آئے گی تو

﴿اخذناھم بغتۃ فاذا ھم مبلسون﴾

کہ یکایک گرفت ہو گی اور ابلاس یوں کہ فریاد بھی نہ کر سکو گے اور کرو گے بھی تو بے سود کہ کوئی علاج اور مداوا ہو گا نہیں۔

کورونا وائرس نے دنیا کو ایک بار پھر سمجھایا کہ اللہ کی نظر میں سارے انسان برابر ہیں سو انسان بھی ان طبقاتی امتیازات کے اساس پر یہ خلیج اتنا وسیع نہ کرے کہ خدا کے فطری قوانین ان کو ایک ناقابل برداشت تھپڑ مارے اور یہ تو سنۃ اللہ ہے

﴿ولن تجد لسنۃ اللہ تبدیلاً﴾

خدا کرے کہ انسان اس کو اپنی اصلاح کا ذریعہ بنادے اور دھتکارے ہوؤں کو بھی انسان سمجھیں۔

آسکر وائلا نے لکھا ہے کہ قدیم سے امیر غریبوں کا خون چوستے رہتے ہیں البتہ ان کے چوسے ہوئے خون کے کچھ قطرے وہ ان کو کبھی کبھار چندے اور خیرات کی شکل میں دے دیتے ہیں تاکہ وہ ہمارے اوپر کہیں چڑھ نہ دوڑیں۔ تو خون چوسنا کیوں نہیں چھوڑتے بھائی! دولت معاشرتی تعاون سے پیدا ہوتا ہے اس میں لیٹرین صاف کرنے والے کی بھی کنٹری بیوشن ہے اور ہر قسم کے مزدور کی بھی۔ اگر یہ لوگ نہ رہیں تو سرمایہ دار جو دولت پر سانپ بن کے بیٹھے ہیں وہ زندہ رہ سکیں گے؟ ان کو تو لیٹرین کے کیڑے کھاجائیں گے۔ لہذا دولت جو معاشرتی تعاون کی پیداوار ہے اسے پورے معاشرے پر لگایا جائے اور آفات اور بلایا کا انتظار نہ کیا جائے بلکہ آج سے یہ کام شروع کریں۔ اس وائرس نے بتایا کہ انسان مساوی ہیں اور ان کی زندگی ایک دوسرے

پر موقوف ہے تو موقوف علیہ کو ہلاکت کے سپرد نہ کریں ورنہ موقوف بھی گرے گا۔

اب جو بھی ہے وائرس قدرتی ہے یا مصنوعی ہے اب تو پھیل چکا ہے۔ تھیوریز تو چلتی رہتی ہیں۔ اسٹیفن ہاکنگ فرسٹ تھے اس نے کہا تھا یہ وائرس یا بیکٹیریا ز قسم کی چیزیں جو آئے دن ہم تیار کر رہے ہیں شاید ریسرچ کے لئے ہوں (جبکہ بائیولوجیکل اسلحے کی تھیوری بھی تو مدتوں سے چل رہی ہے) کہیں یہ کنٹرول سے باہر نہ چلے جائیں ارادی طور پر یا غیر ارادی طور پر ورنہ پھر تباہی ہوگی۔

اور دنیا کا تو کوئی بھی ذرہ اللہ کے اختیار سے باہر نہیں

﴿ومکروا ومکر اللہ واللہ خیر الماکرین﴾

کبھی تو انسان کا اپنا کیا دھرا وہ اس پر لوٹا دیتا ہے اور اس کی چیخیں نکل جاتی ہیں۔

آج دنیا میں ایک ہو کا عالم ہے خدا کرے کہ یہ عذاب نہ ہو اور خدا کرے یہ جلد از جلد ختم ہو۔ جس چیز کے تدارک کے لئے مادی اور طبیعی اسباب ہوں وہاں بھی راسخ العقیدہ لوگوں کا اعتقاد اللہ پر ہوتا ہے۔ اسباب وہ اس لئے استعمال کرتے ہیں کہ یہ اللہ کا حکم ہے لیکن جہاں طبیعیات میں کوئی تدارک نہ ہو تو وہاں تو صرف اللہ کو پکارا جاتا ہے۔ تو آئیں پورے اخلاص سے اللہ کو پکاریں کہ خداوندا! فوراً اس کا تدارک کریں اور ساتھ ساتھ اہل فن جن احتیاطی تدابیر کا کہہ رہے ہیں وہ احتیاطات اختیار کریں۔ ان شاء اللہ اللہ خیر کرے گا شاید اللہ اتنا ناراض ہے کہ اس نے تو اپنا گھر بھی بند کروایا کہ آپ لوگ رحمتوں کے ناشکرے بن چکے ہیں تو میں رحمتوں کا مرکز بھی عارضی طور پر بند کرتا ہوں۔

خداوندا! ہم سے راضی ہوجا

خداوندا! ہم سے درگزر فرما آمین۔

کرونا وائرس۔ سائنس اور مذہب

اللہ کی دنیا مختلف اجناس، انواع، اقسام اور اصناف مخلوقات پر مشتمل ہے۔ان سب میں وجود ایک مشترک صفت ہے۔پھر ہر ہر جنس دوسرے جنس سے اور ہر نوع دوسرے نوع سے مختلف ہے اور پھر ہر نوع کے افراد ایک دوسرے سے مختلفات رکھتے ہیں اور اس لئے وہ ایک دوسرے سے ممتاز اور ہر ایک کی ایک انفرادی حیثیت اور تشخص ہے۔اور جس طرح ہر فرد ایک دوسرے سے صورتاً امتیاز رکھتا ہے اسی طرح خصوصیات کے حوالے سے بھی ایک دوسرے سے ممتاز ہیں۔اور ان امتیازات ہی کی وجہ سے وہ ایک دوسرے کے محتاج بھی ہیں اور یوں بصورتے یا بدیگر ایک دوسرے سے جڑے ہوئے بھی ہیں۔ان سب کا یہ اختلاف تعدد فائدہ کرتا ہے جبکہ اوپر وجود اور خلق کے درجے پر جاکر وہ ایک ہی مخلوق تصور کیے جاتے ہیں جو اس بات کی دلیل ہے کہ ان کا خالق ایک اور صرف ایک ہے اور پھر ان کھربوں پدموں مخلوقات کا ان سارے مختلفات کے باوجود اس دنیا میں رہنا، چلنا اور فنگشن کرنا اس کی دلیل ہے کہ کائنات کو چلانے والا اور اس میں تصرف کرنے والا بھی صرف ایک ہی ہے اور وہ ہے ان کا خالق۔

اب افراد کی مختلف خصوصیات کی وجہ سے ان کے استعدادات بھی مختلف ہیں جن میں ان کی فطرت اور پھر ان کے حاصل کردہ علم و فہم کا دخل ہے

؎ نہ ہر زن زن است نہ ہر مرد مرد خدا پنج انگشت یک ساں نہ کرد

ایک ہی ماں باپ سے پیدا شدہ بچوں میں بھی ہر بچے کی صلاحیت اور استعداد مختلف ہوتا ہے یہی اس بات کی دلیل ہے کہ اصل متصرف اور موئثر اللہ ہے ہاں طبیعی قوانین کا اپنا ایک نظام ہے جو اللہ کا وضع کردہ ہے۔

اب کرونا وائرس جو آیا ہے تو ایک بار پھر دو قسم کے لوگ منظر پر آگئے ہیں۔

ا۔ایک وہ جو صرف طبیعیات پر یقین رکھتے ہیں۔

۲۔اور دوسرے وہ جو طبیعیات کو بالکل معطل سمجھتے ہیں اور مافوق الطبیعیات بھی بات کرتے ہیں حالانکہ وہ یہ مانتے بھی ہیں کہ طبیعیات اور مابعد الطبیعیات دونوں کا خالق اللہ ہے اور عمومی طور پر تو طبیعیات کے قوانین روبہ عمل ہوتے ہیں جس کو قرآن وسنت تدبیر الٰہی کا نام دیتے ہیں

﴿امن یدبر السمٰوات والارض﴾

کہ اللہ ہی مدبر ہے۔

اور ساتھ یہ بھی اساسی عقیدہ ہے کہ اللہ تعالیٰ قادر مطلق ہے۔

تو اول الذکر لوگ اپنی تقریر و تحریر میں بھی صراحتاً اور بسااوقات دلالۃً مذہب کا مذاق اڑاتے ہیں۔اور اس میں ان کے غیر مذہبی فکر کا دخل ہے۔

جبکہ ثانی الذکر سائنس اور طبیعیات کو خاطر میں نہیں لاتے۔

گویا ہر دو نے ایک بار پھر سائنس اور مذہب کو ایک دوسرے کے مقابل لاکھڑا کر دیا ہے۔

؎ بریں عقل و دانش بباید گریست

اور

؎ عالم کو ہے پھر معرکۂ روح و بدن پیش

تہذیب نے پھر اپنے درندوں کو ابھارا (اقبالؒ)

حالانکہ سائنس اور مذہب کبھی ایک دوسرے کے مقابل ہیں نہیں۔ہاں رہے ہیں اور وہ اس لئے کہ زیادہ تر مذہب زدہ لوگوں نے اپنی ناسمجھی اور کم فہمی کی وجہ سے ان کو ایک دوسرے کا مقابل بننے کی نامشکور سعی کی ہے۔جو لوگ مذہب کے روح کو سمجھتے ہیں انہوں نے کبھی ایسا نہیں کیا۔

اس طرح سائنس دانوں نے بھی کبھی سائنس کو مذہب کا یا مذہب کو سائنس کا مقابل نہیں سمجھا کہ ان کا تو موضوع، مضمون اور میدان ہی مادہ اور اس پر تحقیق و ریسرچ اور ایجادات ہیں مذہب تو ان کا موضوع ہے ہی نہیں۔ہاں سائنس زدہ لوگوں نے یہ نامشکور سعی کی ہے۔یعنی

اصل معاملہ اور مسئلہ نہ حقیقی مذہبی لوگوں سے ہے اور نہ حقیقی سائنس دانوں سے ہے بلکہ یہ معاملہ مذہب زدگان اور سائنس زدگان کی وجہ سے درپیش ہے۔

سائنس کہتا ہے کہ زمین پر 78 فیصد نائٹروجن اور 21 فیصد آکسیجن زندگی کا سبب ہے یہ اس طرح رہے تو زندگی رہے گی۔ یعنی سائنس زندگی کا سبب بتادیتا ہے جبکہ مذہب ہمیں تعلیم دیتا ہے کہ زندگی گزارنی کیسی ہے تاکہ دنیا و آخرت دونوں میں آسودہ رہیں یعنی طرز زندگی جس سے مقصد زندگی حاصل ہو۔

نصیر الدین الطوسیؒ نے لکھا ہے

''واصل العلم ہو العلم بالحال وطلب حسن المأل''

یعنی حال پر علم اور حسن عاقبت کی طلب۔

اب ہم جس دنیامیں خود رہ رہے ہیں یہ حال ہے اور اس حال کے تقاضے کیا ہیں؟

بقول شاہ ولی اللہ رحمہ اللہ ارتفاق یعنی زندگی کو آسان بنانے کی طلب جو مادیات کا علم حاصل کرکے تحقیق وریسرچ اور ایجادات سے ہی ممکن ہے۔

اور حسن المآل کی طلب کیسے کی جائے؟

بقول شاہ صاحبؒ اقتراب کے ذریعے کہ کس طرح اللہ اور رسول ﷺ کے قریب ہوسکتے ہو وہ طرز زندگی اپنانا۔

تو مذہب زدگان بہر خدا سائنس اور سائنس دانوں کو اپنا کام کرنے دیں کہ انہوں نے تو کبھی سائنس کو مذہب کے مقابلے میں نہیں کھڑا کیا یہ سائنس زدگان کرتے ہیں جن کو سائنس کی ہوا بھی نہیں لگی۔

اور یہ سائنس زدگان بہر خدا اپنے خبث باطن کی وجہ سے مذہب پہ حملے نہ کیا کریں کہ نہ تو مذہب نے اور نہ ہی مذہب کی روح کو سمجھنے والوں نے کبھی مذہب کو سائنس کا مخالف کہا ہے یہ ان کی طرح کے زدگان کا معاملہ ہے کیونکہ سائنس اگر زندگی کو آسان بنانے اور اس کی مشکلات

کا حل نکالتا ہے تو اس پر مذہب کو کیا اعتراض ہو سکتا ہے؟ اور اگر مذہب تمھیں زندگی کے اطوار وعادات سکھاتا ہے جس سے کہ تو انسان بنے تو اس پر سائنس کو کیا اعتراض ہو سکتا ہے؟ سائنس زدگان طعنے دیتے ہیں کہ چلو پھونک سے کوئی حل نکالو۔ تو انہیں کس نے کہا ہے کہ مذہب پھونک کا نام ہے؟ مذہب تو مہذب زندگی کے اطوار وعادات سکھانے سے عبارت ہے۔ جبکہ سائنس نے بھی تو پھونک نہیں مارنی ابھی تک تو انہوں نے ریسرچ کرنی ہے۔ جب کہ دوسری جانب مذہب زدگان طعنہ دیتے ہیں کہ اب سائنس کچھ کرے نا جب خدا نے یہ ایک غیر مرئی جرثومہ بھجوایا ۔وہ یہ اس طرح کہتے ہیں جیسا کہ سائنس اور سائنسی تحقیق نہ اللہ کی دنیا میں ہوتی ہے اور نہ یہ اللہ کی مخلوق کرتی ہے اور نہ یہ اللہ کی مخلوق پر کی جاتی ہے اور نہ اس میں اللہ کا کچھ دخل ہے معاذ اللہ! یا وہ یہ اس انداز سے کہتے ہیں جیسا کہ یہ اللہ نے ان کی فرمائش پر بھجوایا ہے یا انہوں نے بھی اس کے بھجوانے میں اللہ کا ساتھ دیا ہے معاذ اللہ!

سائنس کی بناء حواس اور عقل پر ہے اور وہ اللہ نے سارے انسانوں کو دئے ہیں اور دونوں اسباب علم ہیں۔ جبکہ مذہب کی اُساس وحی ہے جو اللہ کی بھیجی ہوئی ہے اور وہ تیسرا سببِ علم ہے ۔اب جو اہل وحی ہیں یعنی اس کے ماننے والے تو وہ ان سابقہ دو اسبابِ علم میں شریک ہیں۔ یہ علیحدہ بات ہے کہ کس کے حواس اور عقل نے کوئی دریافت کی وہ انسان ہی ہو گا اور یہ علوم وفنون کسی مذہب یا اس کے ماننے والوں کی نہیں بلکہ انسان اور انسانیت کی میراث ہے تو اس میں مذہب اور سائنس کا مقابلہ کہاں سے آیا؟ جبکہ وحی تو ان مدرکات اور ان کے مدرکات سے آگے کی بات کرتا ہے تو پھر مقابلہ کیسے؟ کہ وحی نے نہ تو کبھی حواس کی نفی کی اور نہ عقل کی نفی کی بلکہ ان کے استعمال پر زور دیا اور فرمایا

''افلا تسمعون'' (القصص)

تو کیا تم سنتے نہیں۔

''افلا تبصرون'' (القصص)

تو کیا تم دیکھتے نہیں۔

''افلا تعقلون''

تو کیا تم عقل نہیں کرتے۔

اس سے معلوم ہوا کہ جو مفید چیز حواس اور عقل سے حاصل ہو اس کو لیا کریں اور جو چیز تأمل سے بالبداہۃ معلوم ہو یا حواس سے اور اس کے مقابلے میں کوئی روایت ہو جو سنداً صحیح ہو تو اس میں تاویل کرنا پڑتی ہے اس لئے تو رسول پاک ﷺ سے خلاف مشاہدہ یا خلاف عقل بات کا تو تصور ہی نہیں ہو سکتا کہ وہ اعقل العقلاء تھے علی الاطلاق۔

فاسئلوا اهل الذکر ان کنتم لا تعلمون

اصول فقہ میں ایک قاعدہ ہے کہ

"نص کا مورد کبھی خاص ہوتا ہے لیکن حکم اس کا عام ہوتا ہے"

تفصیلات میں نہیں جاتے کہ اصول فقہ پڑھانے سمجھانے کا نہیں۔ اپنے فہم کے مطابق ایک بات کی وضاحت کرنا چاہتے ہیں اور یہ صرف خیر خواہی کی نیت سے کہ

"الدین النصیحة"

دین خیر خواہی ہے۔

اور یہ "امت مرحومہ" نہ بمعنی مردہ بلکہ بمعنی رحم شدہ "خیر امة" کا مصداق ہیں کہ بہترین امت ہے۔

اور فرمایا

"اخرجت للناس"

اب "للناس" کا تعلق یا "خیر" کے ساتھ یا "اخرجت" کے ساتھ کہ جار مجرور فعل یا شبہ فعل سے متعلق ہوتے ہیں اس لئے اس کے لئے مقدر نکالنا پڑتا ہے۔

بہر تقدیر اول الذکر کا معنی ہوگا کہ آپ انسانوں کے لئے بہتر امت ہیں اور مؤخر الذکر کا معنی ہوگا کہ تمہیں نکالا گیا ہے یعنی پیدا کیا گیا ہے انسانوں کے لئے یعنی ان کے خیر کے لئے۔

آیت سے چند باتیں واضح ہوگئیں۔

جن میں سے ایک یہ ہے کہ باقی امتیں بھی خیر تھیں لیکن اپنے اپنے علاقے اور وقت کے لئے کہ انہوں نے اس وقت اور علاقے کے خیر کے لئے کام کرنا تھا اور خیر ڈھونڈنا تھا۔ لیکن یہ امت تو پوری انسانیت کے خیر کے لئے ہے۔ اب جب سے رسول پاک ﷺ تشریف لائے ہیں تو تا قیامت جہاں بھی انسان ہوں گے اور جس وقت میں بھی ہونگے تو یہ امت ان کے لئے خیر ہے

اور ان کو ان کے لئے خیر بننا ہے یعنی اس کے لوگ تو زمان و مکان میں ہونگے لیکن ان کی خیریت زمان و مکان کی قید سے آزاد ہے اور آزاد ہو۔

اب امت جس کو اس آیت میں ذکر کیا گیا یہ "امت اجابت" ہے جس نے دعوتِ اسلام قبول کی ہے لیکن یہ "الناس" یعنی عام انسان اور عام لوگ بھی امت ہیں یعنی "امت دعوت" جو رسول پاک ﷺ کی دعوت کے مخاطب ہیں اور ان کو اس دعوت اور اس خیر کو قبول کرنے کا مکلف کیا گیا ہے۔ سو "امت اجابت" "امت دعوت" کے لئے خیر کا سامان کرے گی کہ رسول پاک ﷺ کے بعد یہی اس خیر کے دوسروں کو پہنچانے کے مکلف ہیں جو رسول پاک ﷺ پہنچاتے رہے ورنہ ان کی اس حیثیت پر حرف آئے گا، اس پر سوال اٹھے گا۔

اب "خیر" کا مفہوم اتنا وسیع ہے کہ اس کو آپ محدود نہیں کر سکتے اور اس کے درجات ہیں، احوال و ظروف ہیں، خیر اور خیر کی اپنی اپنی اہمیت ہے۔ بعض خیر تو وہ ہیں جن کی اہمیت اور وقت شریعت بتا چکی ہے اور بہت سارے وہ ہیں جو علم کے دوسرے سبب یعنی عقل کے ذریعے معلوم کیے جا سکتے ہیں کہ اب اس کا وقت ہے اور اس جگہ خیر کیا ہے اور کیا کرنا ہے؟ اب ایک بندہ درد سے کراہ رہا ہے اور اس کو معالج اور دوائی کی ضرورت ہے، وہ تڑپ رہا ہے اور آپ اس کے سامنے بھنا ہوا دنبہ رکھ دیتے ہیں کہ کھاؤ۔ سو یہ کوئی عقل مندی ہے یا اس کا مذاق اڑانا ہے۔ اگر خود اس وقت کے خیر کو نہیں جانتے تو مذکورہ بالا آیت (فاسئلوا اھل الذکر ان کنتم لا تعلمون) جس کا مورد تو یہ ہے کہ رسول پاک ﷺ کو قرآن دیا گیا ہے جس کی تشریح و تبیین وہ "ذکر" یعنی اپنے قول و عمل کے ساتھ کرتے ہیں اور بات اگر سمجھ میں نہ آئے تو "اہل ذکر" سے پوچھو یعنی وہ جو اس بات کو سمجھ پائے ہیں۔ لیکن اس آیت کا حکم عام ہے اس لئے اہل ذکر فرمایا اور اہل ذکر اہل دانش و فن ہوتے ہیں۔ سو کسی بھی میدان اور فن کے حوالے سے اس فن اور میدان کے اہلِ دانش کو رجوع کرنا لازم ہے۔ لیکن ہمیشہ سے انسانوں کی یہ کمزوری رہی ہے کہ وہ

عقل کُل بننا چاہتا ہے اور پرائے میدان میں ٹانگ اڑاتا ہے اور انسانوں میں یہ شرح زیادہ ہے اور سوشل میڈیا اور آزاد میڈیا نے تو اس کو چار چاند لگائے ہیں کہ ہر بندہ جس کو یہ عارضہ ہے وہ کسی اور کو سننے کا روادار ہی نہیں حالانکہ انسان کے پاس ایک زبان ہے اور دو کان ہیں جو ایک خاموش میسج اور پیغام ہے کہ بولو کم اور سنو زیادہ۔ اور پھر اس زبان کو بتیس دانتوں اور دو لبوں کے حصار میں رکھا ہوا ہے اور اس کو مخفی رکھا ہے جبکہ کان ظاہر ہیں اور دنیا میں عقل مند وہ سمجھے جاتے ہیں جو سنتے بہت ہیں اور بولتے کم ہیں اور بولتے ہیں تو موقع بر محل بولتے ہیں اور صرف اس میدان میں جس کا کہ اس کو علم ہے اور وہ یہ علم حاصل کر چکا ہے۔

کرونا وائرس اللہ تعالیٰ اس کا جلد از جلد خاتمہ کر دے آمین اور پوری "امت دعوت" کو اس سے محفوظ کر دے یعنی پوری انسانیت کو۔ ورنہ اگر دنیا میں صرف اور صرف امت اجابت ہی رہی تو وہ خیریت جو ان کو حاصل ہے وہ تو ختم ہوگئی کہ اب جو اصل "تامرون بالمعروف" اور "تنهون عن المنكر" ہے اس کا تو میدان ہی ختم ہو گیا۔ بعض ساتھیوں کو سنا جو دعا کرتے ہیں تو کہتے ہیں کہ اے اللہ! اس وبا سے اہل اسلام کو محفوظ کر دے۔ تو بھائی میرے یہ انسان سے انسان کو لگتی ہے اور جب تک یہ وبا دنیا سے ختم نہ ہو تو اہل اسلام بھی محفوظ نہ رہ سکیں گے۔ یہی طبیعیات کی دنیا ہے اور یہ اس کے قوانین ہیں اور یہی سنۃ اللہ ہے۔ معجزات کی بات اور ہے اور معجزات کبھی کبھار رونما ہوتے ہیں ورنہ دنیا اللہ تعالیٰ طبیعیات کے قوانین کے اساس پر چلاتا ہے۔ قرآن کریم کے اندر دلائل عقلی ہیں جن کے انواع ہیں انفسی اور آفاقی۔ انہی قوانین پر نظر ڈالنے اور غور کرنے کی دعوت تو ہے۔ ہاں موثر حقیقی ذات الٰہی ہے۔

آج ایک بار پھر ایک غلغلہ برپا ہے۔ ایک جانب وہ طبقہ ہے جو سائنس دان تو نہیں کہ انہیں اس کے اے۔ بی۔ سی کا بھی پتہ نہیں البتہ سائنس زدہ ہیں یعنی ان کو سائنس کا کرنٹ لگا ہوا ہے۔ اور دوسری جانب وہ طبقہ ہے جو صحیح معنوں میں مذہب کو جاننے والے نہیں لیکن مذہب زدہ ہیں۔ ان دو طبقات نے "دوا" اور "دعا" کے دو تقاضوں کے اساس پر مذہب اور سائنس کو ایک

دوسرے کے مقابلے پر لا کھڑا کر دیا ہے حالانکہ دونوں کا کوئی مقابلہ ہے ہی نہیں۔ جو سائنس دان ہیں وہ اپنے کام میں لگے ہیں ان کو تو کبھی یہ بات سوجھی ہی نہیں کہ مذہب ان کا میدانِ تحقیق ہے ہی نہیں۔ اور جو دین و مذہب کو صحیح انداز سے جاننے والے ہیں انہوں نے تو کبھی نہ سائنس کے مقابلے کا سوچا ہے اور نہ اس کو رد کیا ہے۔ دونوں کی اپنی اپنی ریاضت ہے اور جو جو اپنی ریاضت میں کامیاب ہو جاتا ہے وہ مقصد پالیتا ہے۔ یہ اگلے والے دو طبقات ہیں انہوں نے تو ابھی تک نہ مقصد کو سمجھا ہے اور نہ متعین کیا ہے تو وہ تو ہمیشہ ان بحثوں میں الجھے رہیں گے۔ اب سائنس دان لگے ہیں کہ علاج اور تدارک معلوم کریں اور اہل مذہب ان کے لئے دعا گو ہیں جبکہ اہل مذہب جو مذہب کو سمجھتے ہیں وہ دعاؤں میں لگے ہیں۔ خدا کرے کہ سائنس زدگان یہ مسئلہ سائنس دانوں پر چھوڑیں اور مذہب زدگان اس بحث سے خاموشی اختیار کر کے مذہب کے روح کو سمجھنے والوں کی اتباع کریں اور جب تک یہ علاج معلوم ہو تب تک وہ تدابیر جو میڈیکل فیلڈ والے کہتے ہیں اور حکومت وقت اس کا نفاذ کرتی ہے ان ہدایات واحکامات پر عمل کریں تو اللہ تعالیٰ بہتری لے آئے گا اور جلد اس کا تدارک ہو جائے گا۔

''وما ذالک علی اللہ بعزیز''

اور نہیں یہ اللہ کے لئے کوئی مشکل کام۔

قبل از کورونا، وقت کورونا اور بعد از کورونا

''کورونا سے پہلے، کورونا کے وقت اور کورونا کے بعد''

کورونا وائرس پوری دنیا پر ایک آفت کی صورت نازل ہو چکی ہے۔ ساری دنیا سہمی اور ڈری ہوئی ہے۔

آیئے دنیا پر ایک نظر ڈالتے ہیں کہ کرونا سے پہلے کیسی تھی؟ کورونا کے وقت کیسی ہے؟ اور کرونا کے بعد ہمارے خیال یا تصور میں کیسی ہو گی؟

کورونا سے پہلے دنیا کیسے تھی؟

کورونا سے پہلے کی دنیا ہوا کے دوش پر دوڑ رہی تھی ہر طرف ایک گہما گہمی تھی، مسابقت کی سماں تھی۔ افراد میں بھی، جماعت میں بھی اور ریاستوں میں بھی۔ اور اس مسابقت میں سارے اصول وضوابط اور اقدار واخلاق کی پامالی سر فہرست تھی بلکہ یہ بناء ہی اس پامالی پر تھی۔ ہر ایک دوسرے کو زیر کرنے، اسے ذلیل اور نیست ونابود کرنے کے لئے کوشان تھا تاکہ اس کو زیر کر کے اپنے کو زبر کر دے، اس کو نیچا دکھائے خود اونچا ہو جائے، اسے ذلیل کر کے خود عزت دار بن جائے، اور اس کو نیست ونابود کر کے اپنے وجود کو دوام اگر نہیں تو زیادہ سے زیادہ پائیدار بنادے۔ بالفاظ دیگر اوروں کی راکھ پر اپنی عمارت استوار کرے۔ لیکن کیا راکھ پر بھی کبھی عمارت کھڑی ہو سکتی ہے؟ یا اس پر وقتی طور پر کھڑی بھی ہو تو کیا قائم بھی رہ سکتی ہے؟ راکھ تو ہوا کے ایک جھونکے سے اڑ جاتی ہے اور فنا ہو جاتی ہے۔ قبل از کرونا دنیا اسی مسابقت کی وجہ سے اتنی آلودہ ہو چکی تھی اور یہ انسانوں کی وجہ سے جو اس دنیا کے بادشاہ اور مخدوم ہیں انہوں نے اپنی رعیت اور خادموں کا ایسا ستیاناس کر دیا تھا کہ شاید ہی ان خادموں اور اس رعیت میں کوئی نوع ایسی تھی جو اس کے لئے بددعا نہ کرتی ہو گی۔

ظَهَرَ الْفَسَادُ فِي الْبَرِّ وَالْبَحْرِ بِمَا كَسَبَتْ أَيْدِي النَّاسِ لِيُذِيقَهُمْ بَعْضَ الَّذِي

عَمِلُوْا لَعَلَّهُمْ يَرْجِعُوْنَ (الروم)

ترجمہ: ظاہر ہو چکا ہے (غالب آچکا ہے) فساد خشکی میں بھی اور دریا میں بھی بہ سبب اس کے جو کر چکا لوگوں کے ہاتھ تا کہ وہ چکھائیں ان کو کچھ (نتیجہ) اس کا جو وہ کر چکے شاید کہ وہ واپس مڑیں۔

وقت کرونا دنیا کیسی ہے؟

پوری دنیا سہمی ہوئی اور ڈری ہوئی ہے کہ اس کا تدارک کیسے ہو گا؟ ساری گھما گھمی لپیٹی ہوئی ہے۔ وہ گلیاں اور کوچے، وہ روڈ اور شاہراہیں، وہ سٹورز اور شاپنگ مالز، وہ پارکس اور سٹیڈیمز، وہ سکولز اور یونیورسٹیاں، غرضیکہ جمع ہونے کی ساری جگہیں حیران و پریشان اور ویران نظر آرہی ہیں۔ سماجی تعلقات جو تہذیب کی علامت سمجھی جاتی تھی وہ سماجی دوری پر بدل گئی ہیں۔ مصافحے اور معانقے، دور سے ہاتھ ہلانے یا سینہ پر رکھنے سے بدل گئیں۔ شادی بیاہ کے ہنگامے چار پانچ بندوں کے اجتماع پر بدل چکے ہیں اور ولیموں میں تفاخر اور مسابقت اور خود نمائی چائے کی پیالی پر تبدیل ہو چکی ہے۔ اس سے بھی بعض لوگ معذرت کر جاتے ہیں کہ کہیں وہ جرثومہ اس پیالی کے ساتھ نہ چمٹا ہو کہ وہ تو خالص پروٹین ہے چپک جاتا ہے۔ وہ لوگ جو خلط ملط کے زبردست وکیل اور بوس و کنار کے دلدادہ تھے وہ بھی اشاروں کنایوں میں اظہار محبت کر جاتے ہیں اور سماجی فاصلوں کے صرف وکیل نہیں بلکہ اس پر خود عمل پیرا بن چکے ہیں۔ ہاں ایک بات ہے کہ بہت سارے سماجی اور بدنی لحاظ سے ایک دوسرے کے قریب ہوتے لیکن ان کے دلوں میں آپس کا فاصلہ اتنا ہوتا کہ ماپا نہ جا سکتا تھا۔ اب جب یہ بدنی اور سماجی فاصلے پیدا ہوئے تو کچھ کچھ قلبی قرب یعنی ہمدردی نظر آنے لگی ہے۔ معیشت اور معاشی سرگرمیاں جو جوبن پر تھیں اور آگے بڑھتی رہیں ان کو بریک تو کیا لگا ریورس پر جانا شروع ہو چکی ہیں۔ ریاستیں جو اب تک مخاصمت کے راستے پر گامزن تھیں حتیٰ کہ وائرس کے اول میں ایک دوسرے کو موردِ الزام ٹھہراتے رہے کہ فلاں کا

پیدا کردہ ہے، فلاں کا پیدا کردہ ہے، بائیولوجیکل ویپن ہے جبکہ اصلاً تو اس سے انکار بھی نہیں کہ مدتوں سے بڑی طاقتیں اس پر لگی ہوئی ہیں۔ لیکن اب جو بھی ہے قدرتی ہے یا مصنوعی ہے اب سب کی ایک دوسرے کے ساتھ ہمدردی پیدا ہو چکی ہے کہ اب اسے کنٹرول کیا جائے، خدا کرے کہ جلد کنٹرول ہو کیونکہ آفت قدرتی ہو یا مصنوعی جب کنٹرول سے نکلے تو پھر تو صرف خدا کو آواز دی جاتی ہے اور سارے لوگ جن کا جو بھی عقیدہ ہو وہ ایسا کرنے لگ گئے ہیں۔ اب یہ کہ خالق کس وقت اور کب ان کو سنے گا یہ تو اللہ کو معلوم ہے اے اللہ! آج ہی ہماری سنے اور پوری دنیا سے اس آفت کا ازالہ کرے آمین۔

اب مابعد از کرونا کیا ہو گا؟

مستقبل کا علم تو اللہ کو ہے لیکن ہم جو سوچتے ہیں تو یہ کہ کیا انسانوں کی کچھ اصلاح ہو جائے گی اور اگر ہو گی تو کتنے فیصد کی اور کتنے فیصد؟ یہ آفت بعد از ختم ان کی مخاصمت کو اور زیادہ بنادیگی یا وہ کچھ مفاہمت کی طرف چلے آئیں گے؟ یعنی آئندہ کے لئے فساد کی زیادہ کوشش کریں گے یا کہ اصلاح کی؟ کیونکہ سارے عالم پر تو کوئی بھی قبضہ نہیں کر سکتا۔ اگر ایک کوشش کرتا ہے تو دوسرا بھی سویا تو نہیں وہ بھی لگا ہوتا ہے۔ اور آج تو کسی کا کوئی منصوبہ ہمیشہ کے لئے پوشیدہ تو نہیں رہ سکتا اگر ٹیکنالوجی میں رازداران بھی ہیں تو راز تو کھولے بھی جاتے ہیں کیونکہ دنیا تو اللہ نے چلانا ہے اس نے کسی کو ایسا مطلق العنان فرعون تو نہیں بننے دینا ہے۔ زندہ چیزوں کی جبلت ہے خوف اور پھر اپنی بقاء کی جنگ۔ یہ خوف ہے جو ان کو بقاء کے طریقے معلوم کرنے پر اکساتی ہے کیونکہ موت سے ہر زندہ چیز بھاگتی ہے اور انسان عقل کے اَساس پر اس سے بچنے کی کوشش کرتا رہتا ہے۔

اب زندگی کیا ہے؟

زندگی کیا ہے عناصر میں ظہور ترتیب

موت کیا ہے انہی اجزاء کا پریشان ہونا

خلیات اور ڈی۔این۔اے عناصر ہی ہیں ان کو خالق نے مرتب کیا تو زندگی آئی، ان کو مضطرب کردے گا تو موت آجاتی ہے۔یہ ڈی۔این۔اے رحمِ مادر میں بھی تھا، دنیا میں بھی ہے، موت کے بعد بھی ہوگا اور حشر میں بھی ہوگا۔البتہ یہ اس کے ترتیب واضطراب کی مختلف صورتیں ہیں۔

كَيْفَ تَكْفُرُوْنَ بِاللّٰهِ وَ كُنْتُمْ اَمْوَاتًا فَاَحْيَاكُمْ ۚ ثُمَّ يُمِيْتُكُمْ ثُمَّ يُحْيِيْكُمْ ثُمَّ اِلَيْهِ تُرْجَعُوْنَ(البقرہ۲۸)

ترجمہ: کیسے کافر ہوتے ہو تم لوگ اللہ پر (تعجب ہے) حالانکہ تم تھے مردے (یعنی معدوم) تو اس نے جِلایا تم کو (یعنی پیدا کیا) پھر وہ مارے گا تم کو پھر وہ زندہ کرے گا تم کو پھر تم اس کی طرف لوٹائے جاؤ گے۔

اب یہ ڈی۔این۔اے والا راز سائنس نے معلوم کرلیا ہے۔سائنس بہت ساری جزئیات کا مطالعہ ومشاہدہ کرکے اس کا ایک کلیہ معلوم کرلیتا ہے اور پھر اس کلیے کو استعمال کرکے دیگر جزئیات ایجاد کرلیتا ہے لیکن کیا وہ اس قابل بھی کبھی ہوگا کہ موت پر کنٹرول حاصل کرسکے؟ ایسے میں مذہبی تصور آپ کو بے نیاز کردیتا ہے کہ رحمِ مادر میں بھی زندگی تھی، دنیا میں بھی زندگی ہے، مرنے کے بعد برزخ میں بھی زندگی ہے اور حشر میں تو پھر زندگی ہی زندگی ہے یعنی انسان ان ہر چار مراحل میں ایک مختلف زندگی کی حالت میں ہے۔البتہ کسی مرحلے کا دوسروں کو احساس ہوتا ہے اور کسی کا نہیں۔

"بل احیاء ولکن لا تشعرون"

اللہ تعالیٰ اس وباء سے انسانیت کی جان چھڑادے آمین یارب العالمین۔

''تحفّظوا من الارض فانها امکم''

ربیعہ الجرشی رضی اللہ عنہ نے رسول اللہ ﷺ سے روایت نقل کی ہے کہ:

''استقیموا ونعما ان استقمتم وحافظوا علی الوضوء فان خیر اعمالکم الصلوۃ وتحفّظوا من الارض فانها امکم وانه لیس احد عامل علیها الا وهی مخبرۃ به'' (رواہ الطبرانی)

''سیدھے رہو (استقامت اپناؤ) اور اگر آپ سیدھے رہے (استقامت اپنایا) تو یہ بہت ہی اچھا ہے اور محافظت (یعنی دوام) کرو وضوء پر یقیناً تمہارے اعمال میں سب سے بہتر نماز ہی ہے اور تحفظ اختیار کرو زمین کے حوالے سے کہ یہ تمہاری ماں ہے اور یقیناً نہیں ہے کوئی بھی جو کوئی عمل کرتا ہے اس کے اوپر بلکہ یہ خبر دینے والی ہے اس کی۔''

جیسا کہ معلوم ہے قرآن وسنت شریعت اور قانون کے مآخذ ہیں۔ یہ کبھی کسی خاص حالت کے حوالے سے وارد تو ہوئے ہونگے لیکن پھر اس کی تطبیق عام ہوتی ہے سو اس سے پھر قوانین کا استنباط کیا جاتا ہے۔ کچھ قوانین اس سے صراحتاً معلوم ہوتے ہیں جبکہ بعض دیگر دلالۃً، اشارۃً یا اقتضاءً معلوم ہوتے ہیں۔ نیز اس کے الفاظ اور حمل کے حوالے سے بھی مختلف تصورات معلوم کیے جاتے ہیں اور یہی اس کی لامکانی اور لازمانی جامعیت ہے کہ اس کے لانے والے خاتم النبیین ﷺ ہیں تو سیدھا سادہ ترجمہ تو ہم نے لکھ لیا جس کے اول حصے کا حاصل ''دوام علی الوضوء'' ہے جو مرغوب ومندوب ہے کہ بندہ صاف ستھرا رہے۔ ہاں ظروف واحوال مختلف ہوتے ہیں تو وہاں وسعت ہے۔

پھر نماز کا ذکر کہ یہ سب سے بہترین عمل ہے اس کے لئے یہ صفائی شرط ہے اور اس کی عمل اطاعت ہے اور اس کا حاصل قربِ الٰہی اور تزکیۂ نفس ہے۔

دوسرا حصہ ہے ''تحفظ من الارض''

تو اس کا حاصل اور اس سے مستنبط ایک سے زیادہ تصورات ہیں۔

ایک تو متبادر مفہوم ہے کہ اس سے تحفظ کرو (یعنی حیا اور شرم کرو) کہ یہ تمہاری ماں ہے اور ماں سے تو ہر بندہ شرم کھاتا ہے اس کے سامنے بے حیائی کی حرکات نہیں کرتا اور پیچھے فرمایا کہ

''نہیں ہے کوئی جو اس پر عمل کرتا ہے بلکہ یہ اس کے متعلق خبر دیتی ہے''

تو ایک تو اس کا حاصل آخرت کے اعتبار سے ہے کہ زمین کی جس جگہ پر بندے نے جو بھی کام کیا ہو، اچھا یا برا یہ اس کا خبر دیگی، گواہی دیگی۔

اور ''تحفظ من الارض ''کا دوسرا تصور جو معلوم ہوتا ہے جو ایک تصور ہے کہ زمین میں ملکیت ہو تو اس کی تحفظ کرو تو تصور یہ ہے کہ اس کو فروخت نہ کرو، رکھا کرو۔ البتہ اس لحاظ سے کہ تم اس سے خود رزقِ حلال حاصل کروگے یا کسی اور کو دے کر وہ اس سے رزقِ حلال حاصل کرے گا۔ جس طرح کہ پیدا ہونے کے بعد اس ماں کا سینہ بچے کے لئے رزقِ حلال اور خالص رزق کا ذریعہ تھا اور میں نے ایک بار دنیا میں خالص اور غیر خالص کے حوالے سے بات کی کہ کرپشن، ملاوٹ اور حرام خوری ایسا غلبہ پاچکے ہیں کہ ہمیں تو نہیں نظر آتا کہ کوئی چیز سو فیصد خالص ہوگی یا سو فیصد حلال، سوائے ماں کے دودھ کی فسبحان اللہ۔ اور یوں اگر ''مخبرۃ بہ'' کا حاصل یہ بیان کیا جائے کہ جو کچھ تم اس میں بوؤگے تو یہ تمہیں اس کی خبر دے گی کہ جو بویا تھا یا کہ گندم وغیرہ۔

اور ایک تیسرا تصور یہ کہ ''تحفظوا من الارض'' میں ''مِنْ'' ''عَلیٰ'' کے معنی میں ہے کہ زمین کا تحفظ کرو یعنی اس کا خیال کرو اسے Abuse نہ کرو اس Mis use نہ کرو یعنی غلط استعمال یا حد سے زیادہ استعمال۔

آج کل تو زمین کو کوئی آرام دیتا ہی نہیں۔ فصل پہ فصل اور وہ بھی کیمیکل کے زور پر، اور ساتھ ساتھ جراثیم کش ادویات کا بے دریغ استعمال جس سے تو اس کی فطری صلاحیت کے ساتھ کھلواڑ کیا جارہا ہے اور یوں اس پر ظلم کیا جارہا ہے۔ صنعتوں کا جال، ٹریفک کا زور چاہے وہ ہوا میں

ہو کہ سب کچھ Base توزمین وآسمان پر کرتا ہے کہ افلاک اور اجرام فلکیہ اوپر سے اور زمین نیچے سے ان پر نظام کا دارومدار ہے اور ان چیزوں کے جو آفٹر ایفیکٹس ہیں اس نے اس نظام کا حشر کر دیا ہے۔

آج کا انسان فطرت کے ساتھ جنگ برپا کر چکا ہے لیکن فطرت تو حاکم ہے

''لاتبدیل لخلق اللہ''

اور

''لا تبدیل لکلمات اللہ''

کہ اللہ کی فطرت اور فیصلوں کے لئے کوئی تبدیلی تو ہو نہیں سکتی اور اللہ کے علاوہ نہ تو فطری قوانین میں اور نہ فطری فیصلوں میں کوئی تبدیلی لا سکتا ہے

''لا مبدل لکلماتہ''

اس کے کلمات (احکامات اور فیصلوں) کے لئے کوئی اور تو تبدیل کرنے والا ہو نہیں سکتا۔

فطرت سے آگے نکلنے کی کوشش کروگے تو وہ منہ پر لات مارے گا۔ فطرت سے آگے نکلنا ممکن ہوتا تو پھر کسی وائرس کے پھیلنے سے پہلے اس کا تدارک ہو سکتا جبکہ یہ ممکن نہیں۔ ہاں اس کے آنے کے بعد اس پر ریسرچ ہو کے اس کا تدارک ممکن ہو سکتا ہے لیکن پھر آگے ایک اور وائرس نکل آئے گا کہ Eco سسٹم میں وہ ایک جانب تو مضر ہے لیکن دوسری جانب وہ دیگر مخلوق کے لئے مفید ہوگا اور مخلوق تو ساری اللہ کی ہے ہر مخلوق جمادات، نباتات، حیوانات، چرند پرند ،صحرا ودریا، زمین وآسمان، اجرام فلکیہ، فرشتے وجنات مادے کے ہر تین اقسام ٹھوس، مائع، گیس اس کو رجوع کرتے ہیں کہ یہ فلاں مخلوق میرے ساتھ ظلم کر رہا ہے اور اللہ ہر ایک کی سنتا ہے تو اس دوسرے مخلوق کو کنٹرول کرنے کے لئے وہ کوئی چیز بھجوا دیتا ہے کہ اس چیخنے والے کا وجود برقرار رہے۔

اب انسان تو واقعی اس وائرس سے بہت تکلیف میں ہے اللہ جلد از جلد پورے مخلوقات پر رحم فرمائے۔ آج ہی پڑھا کہ ریسرچرز کہتے ہیں کہ یہ وائرس چمگادڑ، سانپ اور بندر میں پائے جانے والے وائرسز میں کسی دو یا سارے تینوں کاMutationہو چکا ہے۔اب نیچر لیہوایا کسینے کروایا یہ علیحدہ بحث ہے اور اسعمل سے وہHybridہو گیا۔اب خچر جو گدھے اور گھوڑی کے ملاپ سے پیدا ہوتا ہے اس کی باربرداری کی صلاحیت ہر دو سے بہتر ہوتی ہے۔ آرمی والے پہاڑی علاقوں میں خچر استعمال کرتے ہیں گویا یہ خچر قسم کا پاور فل وائرس ہے تو ہم تو ان چمگادڑوں ،بندروں اور سانپوں کے لئے بھی دعا کرتے ہیں کہ خداوندا! ان کو بھی قوت دے کہ وہ اپنے اپنے وائرس کو اپنے پاس رکھ سکیں تاکہ آپس میں بھی نہ مل سکیں اور انسانوں پر بھی حملہ آور نہ ہو اور پوری انسانیت اور عالم کو بھی اس وبا سے نجات دلائے''آمین''

''ربنا اکشف عنا العذاب انا مومنون''

کہ اے ہمارے رب! ہم سے عذاب ہٹائیں ہم مومن ہیں۔

اور آج تو پورے انسان اس حد تک مومن بن چکے ہیں کہ صرف خدا کو پکارتے ہیں بلا اختلاف دین و مذہب ایک دوسرے کے ہمدرد بن چکے ہیں۔

اللہ سب کو اسلام کی ہدایت بھی دے آمین۔

اور کسے پتہ شاید اس وبا میں ڈھیر سارا خیر چھپا ہو لیکن ہم تو کمزور ہیں خداوندا! ہم پر رحم فرما آمین۔

دنیا میں کورونا وائرس سے تبدیلی ضرور آئے گی لیکن کیا؟

کرونا وائرس پر بہت سارے لوگ لکھ رہے ہیں۔ بعضوں نے تو اس کو دوسرے طبقے جس سے اس کو چھڑ ہے کے مذاق اڑانے کا طریقہ بنایا ہے۔ بعض دیگر ان اس کو سائنس اور مذہب کی جنگ بنانے کی ایک سعی نامشکور میں لگے ہیں۔

دنیا میں بہت ساری سازشی تھیوریاں اور قصے بھی فلوٹ ہو رہے ہیں کہ حیاتیاتی ہتھیار ہے جو فلاں نے بنایا، فلاں کو دیا اور فلاں نے فلاں کو یا فلاں سے لیک ہوا یا قصداً انہوں نے لیک کروایا۔ کچھ کہتے ہیں کہ انسانوں کی نقل و حرکت کو کس وقت کیسے کنٹرول کیا جائے اس کا تجربہ کیا جارہا ہے۔ کسی ملک کی ابھرتی معیشت کو کیسے دھڑام سے گرائے اس کا ریہرسل ہے۔ کہتے ہیں جس نے بنایا ہے انہوں نے پہلے سے اس کی ویکسین تیار کی ہوئی ہے کوئی کہتا ہے سرمایہ دارانہ نظام کو ایک تحفظ دینا ہے اور اس کلاس کے لئے بیل آوٹ کے پروگرام بنانے کے لئے ایسا کیا گیا ہے۔ کسی نے کہا دنیا بہت آلودہ ہوگئی تھی ، نقل وحمل وحرکت کو محدود کرکے کلیننگ (Cleaning) کا ایک پروگرام بنایا گیا۔ کسی نے تو یہاں تک کہا کہ جن ممالک میں بوڑھے بہت ہیں اور وہ ویلفئیر پر جی رہے ہیں ان سے چھٹکارا پانے کے لئے یہ کیا گیا۔ کسی نے کہا کہ قدرتی طور پر یہ وائرس پھیل گیا۔ کس چیز سے پھیل گیا یہ بھی انسانوں پر افسانوں کا ذریعہ بن گیا۔ کسی نے اسے اللہ تعالیٰ کا سزا دینے کا ایک طریقہ کہا اور مظلوموں کی آہ کا ایک اثر قرار دیا۔ چونکہ یہ ساری چیزیں کسی نہ کسی صورت چلتی رہتی ہیں تو جو ناگہانی آفت آجاتی ہے لوگ اس کا سبب ڈھونڈنے لگ جاتے ہیں۔

لیکن مسئلہ یہ ہے کہ جیسے بھی آیا سب سے بہتر تو اللہ ہی جانتا ہے ، یا اگر کسی نے مصنوعی انداز سے کیا ہو تو اس کو پتہ ہوگا۔ لیکن اب تو پوری دنیا چیخ اٹھی ہے تو کوئی تو تدارک کے راستے ڈھونڈ کیا اپنا رہے ہیں ، کوئی علاج کی ٹوہ میں ہے تو کوئی ویکسین کی تگ ودو میں ہے۔ اب جو پھیلی ہے اس کے بعد کی دنیا وہ نہیں رہے گی جو تھی۔ جیسے ہر وبا کے بعد اور ہر جنگ کے بعد جب وہ دنیا

کا ایک معتدبہ حصہ گھیرے میں لیتی ہے بعد ازاں ویسے نہیں رہتی اور آج کے بعد بھی دنیا معاشرتی، معاشی اور سیاسی حوالے سے بہت ہی تبدیل ہوئی ہے۔ اب اس کے بعد بھی یقیناً تبدیل ہو گی۔

لیکن کیا؟

جس طرح 9/11 کے بعد غریب ممالک کی معیشت جکڑی گئی ایسا ہو گا؟ کہیں ایسا تو نہیں کہ شیطانی نظام مزید مستحکم ہو اور جنگی و دفاعی سامان تو در کنار پوری معیشت پر بھی ایک دو قوتوں کا قبضہ ہو اور یوں پوری دنیا غلام بنے۔ کرنسی نوٹ اور کریڈٹ کارڈ وغیرہ سے وائرس پھیلنے کے خوف کے اُساس پر کہیں ایسا نظام نافذ ہو جس سے ہر بندے کے ہر روپیہ کا حساب ان کے پاس آئے کہ کہاں سے آیا اور کہاں گیا۔ بٹ کوائن کو آج سے کچھ مہینے سال قبل کہیں متعارف کروانا کہیں اس حوالے سے تو نہیں تھا؟

خدا کرے خیر کی طرف تبدیل ہو جہاں کم از کم انسان انسان بنے۔ معاشی یا سیاسی حیوان نہ بنے۔ آج کا انسان یا تو صرف معاشی حیوان بنا ہے یا سیاسی حیوان بنا ہے بلکہ ان دونوں کو آپس میں ملا کے رکھ دیا ہے کہ معیشت کے لئے سیاست ہو رہی ہے اور سیاست کے لئے معیشت۔ اور جو بڑے معاشی حیوان ہیں وہ زیادہ تر عملی سیاست میں خود حصہ نہیں لیتے لیکن وہ سیاست دانوں کو فنانس کرتے ہیں اور پھر ان سے اپنی مرضی کے قانون سازی کر کے ارب ہا کما لیتے ہیں اور سیاست دان خصوصاً تھرڈ ورلڈ میں اقتدار میں پہنچ کر مختلف طریقوں سے مثلاً کمیشن اور کک بیکس سے کماتے رہتے ہیں۔

اب کے جو اموات کے ساتھ ساتھ معیشت سے اور سیاست اور ہر میدان پہ ضرب لگ رہے ہیں تو دنیا اس کے بعد کیسی ہو گی؟

ممالک کا آپس کا تعلق کیا اور کیسا ہو گا؟

اب حالات حاضرہ میں سب سے بڑا چیلنج تدارک اور علاج ہے۔اب یہ بیماری تو طبیعی انداز سے آئی ہے سبب اس کا جو بھی ہو سو علاج بھی اس کا طبیعی ہو گا اور طبیعیات کے ماہرین بھی ایک قسم کے قرنطینہ یعنی ریسرچ سنٹرز اور لیبارٹریز میں بیٹھے ہوئے ہیں، مراقبے کر رہے ہیں اور بالعاقبت کشف حاصل کریں گے کہ یہ فلاں وائرس کا علاج ہے اور فلاں اس کا تدارک ہے۔یہ طبیعیات کے سالکین اور صوفیاء ہیں اور پاتے بھی وہی ہیں جو قرنطینہ یعنی خلوت میں یک سوئی سے کسی مقصد پر فوکس کر جاتے ہیں اللہ کسی کو محروم نہیں کرتا۔ مقصد کے لئے خلوتوں میں بیٹھنا قابل تعریف ہے لیکن ایک بار پھر یہ بات کہ سائنس اور مذہب نہ تو ایک دوسرے کے حلیف ہیں اور نہ حریف ہیں۔ یہ دو مختلف میدانِ عمل ہیں۔وہ اپنے میدان میں ٹھیک کر رہے ہیں اور یہ اپنے میدان میں صحیح کر رہے ہیں۔وہ اسباب زندگی معلوم کرنے اور پھر اس کو محفوظ کرنے کی تگ ودو کر رہے ہیں اور یہ طرزِ زندگی سمجھنے اور مقصدِ زندگی حاصل کرنے کے لئے سرگرم عمل ہیں۔

اب رہی بات علاج یا تدارک کی تو جس طرح اس وبا نے انسانیت کو گھیرا ہے اس کا علاج اور تدارک بھی انسان ہی ڈھونڈ نکالیں گے اور سارے انسان انسانی برادری ہے طبیعیاتی علوم اور ایجادات کا کوئی مذہب اور دین نہیں ہوتا کہ طبیعیات تو طبیعی دنیا ہے جو ساروں کی مشترک ہے۔سو اس کے علوم وفنون اور اس کے تحقیق وریسرچ اور ایجادات بھی انسانوں کی مشترک کریڈٹ ہے۔یہ ہم ہیں جو اس کو مشرف باسلام کرنا چاہتے ہیں اور کبھی اس کو عیسائیت، یہودیت یا کسی دوسرے مذہب کا عطیہ مانتے ہیں جبکہ وہ سائنس والے خود نہ تو اپنے ایجاد اور دوا کو عیسائی کہتے ہیں، نہ یہودی اور نہ مسلمان۔ورنہ پھر تو اس کے لئے رولز ہوتے کہ یہ فلاں مذہب کے ماننے والوں کے لئے مفید ہو گا دیگر ان میں یہ یا تو اثر نہیں کرے گا یا پھر ری ایکشن کرے گا۔لیکن پتہ نہیں ہمارے عقل وفہم میں یہ سادہ سی بات کیوں نہیں آتی کہ بے بضاعت قسم کے مذہب زدگان اور سائنس زدگان نے اس عالمی وبا پر بھی اپنے کباڑ کے دکانوں کو گرم کیے رکھا ہے خدارا! مذہب کو مذہب زادگان جو مذہب کے روح کو سمجھتے ہیں ان کے لئے چھوڑیں اور سائنس

زادگان یعنی سائنس دانوں کے حوالے کریں اور زدگان درمیان سے نکل جائیں تا کہ عام انسان اس ٹراما اور فوبیا سے نکل آئیں۔ سوز دگان زادگان کو کام کرنے دیں۔

اللہ تعالیٰ جو خالق کائنات ہے اور زدگان وزادگان سارے اس کی مخلوق ہے ان کی زندگی ایک دوسرے پر موقوف ہے اس سے التجا ہے کہ خداوندا! جلد از جلد دنیا پر رحم فرما اور اس وبا کا خاتمہ کرے اور یہ دعا شامل ہے ان کی کامیابی کو بھی جو ریسرچ میں لگے ہیں وہ بھی خدا کے مخلوق ہیں اور خدا نے ان کو صلاحیات دی ہیں وہ بھی انسان ہیں اور یہ کام بھی انسانوں کا ہے اور یہ بلا مسلط بھی انسانوں پر ہے۔

ابھی تازہ ایک خبر آئی ہے کہ ایک پاکستانی مسلمان ڈاکٹر عالم جان اس کے لئے کوئی لیکوڈ تیار کر چکا ہے خدا کرے کہ مفید ہو منظور ہو۔ لیکن پھر ہم اس کو ایک سائنس دان کا کام سمجھیں گے جو تو ہے لیکن ساتھ ساتھ مسلمان بھی ہے لیکن دوا پر تو ہم نے کوئی مذہب کا لیبل نہیں لگانا۔

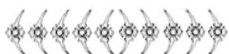

جہاد کا وقت ہے

رسول پاک ﷺ نے فرمایا

"الجهاد ماض الى يوم القيمة"

جہاد جاری رہنے والا ہے قیامت کے دن تک۔

قرآن کریم میں دو مصطلحات ہیں۔

ا۔ ایک جہاد

۲۔ دوسرا قتال

لفظ "قتال" مقاتلہ کے معنی میں ہے

"وقاتلوا في سبيل الله"

اور مقاتلہ کرو اللہ کے راستے میں۔

جس کا حاصل یہ ہے کہ کوئی آپ سے لڑتا ہے تو پھر لڑو۔

اس لئے شریعت میں قتال شروع کرنے کے لئے پیشگی شرائط ہیں۔ پھر یہ کہ قتال مستلزم نہیں قتل کے لئے کہ قتل بھی کرو، ہاں قتل ہو جاتے ہیں اس لئے تو جب دشمن کا کوئی فرد ، گروہ یا سارے اسلحہ پھینکیں تو پھر ان کے ساتھ لڑنا جائز نہیں۔

"وان احد من المشركين استجارك فاجره"

اور اگر کسی مشرک نے تم سے پناہ مانگی ہے تو اس کو پناہ دے دو۔

"وان جنحوا للسلم فاجنح لها وتوكل على الله"

اور اگر وہ (دشمن) مائل ہوں صلح کے لئے تو تم بھی مائل ہو اس کے لیے اور اعتماد کرو اللہ پر۔

اور جہاد کا مفہوم تو قتال سے زیادہ وسیع ہے۔ کسی بھی صحیح مقصد کے لئے یا کسی بھی برائی یا معصیت کے خلاف جد وجہد کو جہاد کہتے ہیں۔ اب مقاصد صحیح بھی بہت سارے ہیں، برائیاں بھی

بہت ساری ہیں اور مصائب بھی بہت سارے ہیں۔ سو مقاصد صیحہ کے لئے یا برائیوں اور مصائب کے خلاف جدوجہد جہاد کے مختلف مدارج ہیں۔ رسول پاک ﷺ نے حضرت ابوذر غفاریؓ کے سوال پر فرمایا

''افضل الجہاد ان تجاھد نفسك وھواك''

بہترین جہاد یہ ہے کہ تم اپنے نفس اور خواہش کے ساتھ لڑو۔

اور حج کے موقع پر ایک صحابیؓ کے سوال پر فرمایا

''افضل الجهاد كلمة حق عند سلطان جائر''

بہترین جہاد حق کلمہ کہنا ہے ظالم حکمران کے سامنے۔

اور ایک صحابیؓ نے جب ایک اعرابی کے رسول پاک ﷺ اور صحابہ کرامؓ سے ہاتھ ملانے کے بعد فرمایا کہ کاش اس کے ہاتھ

جہاد فی سبیل اللہ کی وجہ سے سخت ہوئے ہوتے تو آپ ﷺ نے فرمایا

''لو تورمت يداه عن اكتساب المال لينفقه على ابوين شيخين وصبية صغار فهو في سبيل الله''

اگر اس کے دونوں ہاتھوں میں ورم پیدا ہو چکا ہے حلال کمانے سے تاکہ وہ اسے خرچ کرے اپنے بوڑھے ماں باپ پر اور اپنے چھوٹے بچوں پر تو یہ بھی اللہ کے راستے میں ہے (یعنی جہاد ہے)۔

اول الذکر دو احادیث برائی روکنے کے ہیں اور آخری صحیح مقصد کے حصول کے لئے ہے اور سب کو جہاد کہا گیا۔

اب جو کرونا وائرس پھیل چکا ہے تو اس کے خلاف جدوجہد کرنا، اس کے منفی اثرات جو برائی اور مصیبت ہے ان کو رکوانا یہ بھی جہاد ہے اور موقع و محل اور ضرورت کے حوالے سے افضل جہاد ہے۔ رسول پاک ﷺ نے مختلف صحابہ کرامؓ کے ایک جیسے سوال پر مختلف مواقع پر

مختلف جوابات دیے۔ سوال تو تھا افضل عمل کا تو کسی سے کہا نماز، اور کسی سے فرمایا صدقہ، اور حضرت سعیدؓ نے جب اپنی ماں کے ایصال ثواب کے لئے افضل صدقہ کا پوچھا تو آپ ﷺ نے فرمایا کہ پانی، تو اس نے کنواں کھودا۔

تو آج کے حالات میں ماہرین جو احتیاطی تدابیر کہتے ہیں:

اگرچہ طبیعت کو گراں گزرتے ہیں لیکن اس کا ماننا جہاد ہے۔ جو لوگ خصوصاً ڈاکٹر، پیرا میڈیکل، پولیس، فوج رینجرز، ملیشیا اور دیگر سب جو اس مہم میں لگے ہیں یہ جہاد ہے۔ جو لوگ ایسے میں مصیبت زدگان کو امداد پہنچارہے ہیں، ان کے خوراک اور ضروریات کا انتظام کررہے ہیں یہ جہاد ہے حتی کہ جو دوکاندار مصیبت کی ان گھڑیوں کو منافع خوری کا ذریعہ نہیں بنارہے یہ بھی جہاد ہے اور اگر ان میں سے کوئی بھی اس میدان میں دھوکہ کررہا ہے تو یہ جہاد میں دھوکہ ہے اور اس کو "غدر" کہتے ہیں اور غدر کی سزا اللہ کے ہاں بہت بڑی ہے اللہ تعالیٰ سب کو بچائے رکھے۔ میں تو کہتا ہوں جو عالم یا عام مسلمان اس حالت میں صدق دل سے سارے عالم کے لئے دعا کررہا ہے یہ بھی جہاد ہے۔

افسوس ہوا ان لوگوں پر جن کی دعا سنی انہوں نے اخلاص سے کی ہوگی لیکن یا تو یہ کہا کہ اللہ مسلمانوں کو اس وبا سے نجات دے یا کچھ تو ذرا زیادہ مسلمان ہوئے تو انہوں نے کہا کہ

"اور اس کو غیر مسلموں پر مسلط کردے۔"

میں نہیں سمجھتا کہ ہم سوچتے نہیں یا کہ ویسے ہی یہ ہمارا معمول بن چکا ہے۔ ارے بھائی! یہی غیر مسلم تو تمہارے دعوت کا میدان ہے یہ نہ رہیں تو پھر دعوت کس کو دوگے؟ اور دعوت نہیں تو

پھر "خیر امة" کیسے رہے کہ ایک ہے "حکمتِ تخلیقِ انسانیت"

"وما خلقت الجن والانس الا لیعبدون"

یعنی عبادت۔

اور ایک ہے "حکمت خیر الامۃ" اور وہ ہے

''اخرجت للناس تأمرون بالمعروف وتنھون عن المنکر''

کہ انسانیت کے لئے ہیں امر بالمعروف کروگے اور نہی عن المنکر۔ اور انسانیت کے حوالے سے معروف ایمان کی دعوت ہے اور منکر شرک و کفر ہے۔

احد میں مسلمانوں پر کیا گزری اور خود رسول پاک ﷺ پر کیا گزری۔ امام بخاریؒ نے ابن عمر رضی اللہ عنہ سے روایت کی ہے کہ میں نے رسول پاک ﷺ کو سنا جب آپ ﷺ نے رکوع سے سر اٹھایا

''اللھم العن فلانا اللھم العن فلانا''

خداوندا! فلاں پر لعنت کرے، فلاں پر لعنت کرے۔

تو اللہ کریم نے فرمایا

''لیس لک من الامر شئی''

تمہارے اختیار میں نہیں معاملات میں سے کوئی چیز۔

یعنی اللہ کے ہاتھ میں ہے تم اپنا دعوت کا کام کرو اور جہاں جہاد لازم آئے تو جہاد کرو۔

اور امام احمدؒ کی روایت میں ہے کہ آپ ﷺ نے احد میں جب

''کیف یفلح قوما فعلوا ھذا بنبیھم وھو یدعوھم الی اللہ''

کیسے نجات پائے گی وہ قوم جنہوں نے خون آلود کر دیا اپنے نبی کے چہرے کو جبکہ وہ انہیں اللہ کی طرف بلا رہا ہے۔

سو یہ آپ ﷺ کی خفگی کا اظہار تھا تو اللہ نے فوراً یہ آیت نازل فرمائی کہ کہیں رسول پاک ﷺ ان کی ہلاکت کی دعا نہ کرے۔

اب یہ تو بوقت قتال ہو رہا تھا جبکہ عام حالات میں غیر مسلموں پر بددعا کوئی ممدوح عمل نہیں ان کے لئے ہدایت کی دعا کی جائے۔ اور یہ وبا تو ایک عمومی وبا ہے جو انسانوں سے انسانوں کو لگتی

ہے۔ یہ تو ایسا سوشلسٹ وائرس ہے کہ طبقات، قومیتوں، رنگوں، نسلوں، سرحدات، مذاہبوں، مسلکوں وغیرہ کسی چیز کا امتیاز نہیں کرتا۔ لہذا اللہ سے اس وائرس کے ہلاک ہونے کی دعا کی جائے اور ساتھ ساتھ دوا اور احتیاطی تدابیر بھی اختیار کی جائیں۔ وقت مشکل ہے لیکن زندگی نام ہے مشکلات کا

"لقد خلقنا الانسان فی کبد"

یقیناً ہم نے انسان کو مشقت (والی زندگی میں) پیدا کیا ہے۔

"یاایھا الانسان انک کادح الی ربک کدحا"

اے انسان! تم مشقت اٹھانے والے ہو سہ سہ کر (جاتے ہوئے) اپنے رب کی طرف۔

یعنی زندگی میں تکلیف کے بعد تکلیف اور مشقت کے بعد مشقت اٹھانا پڑتی ہے۔ یہ مشقتیں تو صرف جنت میں نہیں ہونگی

"لایمسنا فیھا نصب ولایمسنا فیھا لغوب" (الحجر)

نہ پہنچے گا ہمیں اس (جنت) میں مشقت اور نہ پہنچے گا ہمیں اس میں تھکاوٹ۔

اور انشاءاللہ یہ وقت بھی گزر جائے گا۔

اللہ تعالیٰ ان سب کو جو اس وبا میں ایک دوسرے کی مدد کر رہے ہیں یا جن کی ڈیوٹی ہے ان کو اجر جزیل دے۔ جو ان میں غیر مسلم ہیں ہم دست بدعا ہیں وہ انسانیت کی خدمت کر رہے ہیں اللہ ان کو ایمان دے اور اللہ اس وباء کو جلد از جلد ختم کر دے آمین۔

کیا نماز کے لئے مسجد میں آنے سے منع کرنا دینی مسئلہ ہے یا انتظامی مسئلہ ہے؟

کوروناوائرس نے دنیا کو الٹ پلٹ کے رکھ دیا ہے۔ ساری دنیا خطرے میں ہے، سہمی ہوئی ہے، ڈری ہوئی ہے۔ ساری دنیا میں ایس۔ او۔ پی ہے کہ کہیں لوگ ایک جگہ جمع نہ ہوں، بھیڑ نہ ہو اور جو تھوڑے بھی ہوں وہ آپس میں فاصلہ رکھیں۔ ایک دوسرے کے زیادہ قریب نہ ہوں کہ بات کرتے وقت بھی یہ وائرس منہ سے نکل کر ٹریول کرتا ہے جبکہ کھانسی اور چھینک کی صورت میں تو زیادہ ٹریول کرتا ہے تو بات کرتے وقت ایک دوسرے سے دور ہوں اور کھانسی ، چھینک کے وقت منہ کو سامنے سے ہٹا کر اور کسی چیز سے ڈھانپ کر کھانسی یا چھینک کرے۔

اگر کسی چیز سے ہاتھ لگایا یا کسی سے ہاتھ ملایا تو فوراً اس کو دھولیں اور دھونے سے پہلے اسے آنکھ، ناک، کان اور منہ یا کسی زخم پر جو بدن پر ہے نہ لگائیں بلکہ اس طرح کے ہاتھ سے استنجا بھی نہ کریں تا آنکہ پہلے اسے دھوئیں تاکہ اس وائرس کے لئے بدن کے اندر داخل ہونے کا کوئی راستہ نہ ہو۔ یہ تدابیر ہیں اور ہونے چاہئیں۔

اب جمع نہ ہونے یا بھیڑ سے بچنے کے حوالے سے ایک مسئلہ ہے

"مساجد اور نماز باجماعت کا"

کہ اس میں پانچ سے زیادہ لوگ جمع نہ ہوں اور وہ بھی فاصلے پر کھڑے رہیں تاکہ تعدیت کی گنجائش نہ ہوں۔ اس مسئلے پر حکومت اور علماء و ائمہ کے درمیان تناؤ کی کیفیت ہے کہ علماء کا موقف ہے کہ مساجد کی تالہ بندی نہ ہو کہ یہ تو

"ومن اظلم ممن منع مساجد اللہ ان یذکر فیھا اسمہ وسعی فی خرابھا"

"کہ کون ہے زیادہ ظالم اس بندے سے کہ جو منع کرے اللہ کے مساجد سے یعنی اس میں اس کے نام کو ذکر کرنے سے اور کوشش کرے ان (مساجد) کی خرابی کا۔"

اور رسول پاک ﷺ نے فرمایا کہ ایک زمانہ آئے گا

''مساجدهم عامرة وهي خراب عن ذكر الله''

کہ ان کے مساجد وہ عامر (آباد) ہونگے جبکہ وہ خراب ہونگے ذکر اللہ کے حوالے سے۔

یعنی یا تو ان میں ذکر اللہ ہوگا ہی نہیں یا پھر یہ کہ جو ذکر ہوگا اس میں روح نہیں ہوگی۔

اس قسم کے نصوص کی وجہ سے علماء مساجد کی تالہ بندی یا وہاں اذان نہ ہونے اور نماز نہ پڑھانے کو مساجد کی خرابی کہتے ہیں اور صحیح بھی ہے۔ خصوصاً دار اسلام میں کیونکہ غیر مسلم ریاستوں میں مساجد تو ہوتے ہیں لیکن اس کی اجازت ایک خاص قانون کے تحت ہوتی ہے۔ اس قانون کی خلاف ورزی پر وہ مساجد تو کیا چرچ، سینی گاگ، مندر اور گردوارے کو بند کر دیتے ہیں۔ تو وہاں تو حکم ہے تو وہ تو حتمی ہوتا ہے کہ یا تو پابندی کے دنوں کی پابندی کریں یا پھر ہمیشہ کے لئے اس سہولت سے ہاتھ دھولے۔ تو ''اهون البليتين'' کے حوالے سے پہلی چوائس کو اختیار کیا جاتا ہے کہ وبا نے تو تاقیامت نہیں رہنا۔ ان شاء اللہ، اللہ کی رحمت سے قوی امید ہے کہ جلد از جلد یہ ختم ہو جائے گا۔

اب دار الاسلام میں مسجدوں کی بندش کا حکم تو وہاں کے حکمرانوں کے لئے بھی اتنا آسان نہیں چاہے وہ جتنے بھی لبرل اور آزاد خیال ہوں۔ اور یہ اس لئے کہ انہیں اپنی پاپولرٹی کا بھی خیال کرنا ہوتا ہے کہ کل کلاں پھر انتخابات ہیں، کیسے عوام کا سامنا کریں گے۔ جبکہ مذہبی طبقہ کے لئے تو یہ بالکل ہی ناممکن ہے۔ ان کے لئے یا تو یہ ہے کہ مسجدوں کو تالا لگائیں جو ممکن نہیں اور اگر وہ لوگوں سے کہیں بھی کہ نہ آئیں تو ان کا کاہے کا مانیں گے جبکہ وہ ایسا کریں گے بھی نہیں۔

تو درمیانی راستہ یہ ہے کہ مسجدوں کی تالہ بندی نہ ہو، وہاں اذان بھی ہو، جماعت بھی ہو اور جتنی تعداد احتیاط کے حوالے سے حکومت کہے تو وہ ہو۔ رہی بات لوگوں کے منع کرنے کا تو یہ مذہبی مسئلہ نہیں بلکہ یہ انتظامی مسئلہ ہے۔ حکومت کے پاس فورس ہے وہ ان کے ذریعے لوگوں کو رکوائے۔ ان کا بھی دل نہیں چاہے گا کہ وہ بھی مسلمان ہیں۔

البتہ جب حکومت کے ذمہ دار خود غیر ذمہ داری کا ثبوت دیں کہ وہ خود ٹی وی پر جمع ہوں او رلوگ ان کو دیکھیں تو عوام الناس پھر کنفیوز ہو جاتے ہیں کہ کہیں یہ مساجد کے خلاف سازش تو نہیں۔یا جب وہ دیکھیں کہ کسی دفتر میں رش ہے یا حکومت کی طرف سے راشن تقسیم کرنے کے جگہ پر رش دیکھیں تو بھی یہی سوچتے ہیں تو ہم نے ساتھیوں سے کہا کہ دیکھیے فن کے ماہر جو کہتے ہیں وہ ہدایات اور تدابیر ہیں اور اگر کوئی ان تدابیر پر عمل نہ کریں تو یہ دوسروں کے لئے ان تدابیر کو لغو سمجھنے کی دلیل نہیں ہو سکتی۔ڈاکٹر نے اگر ذیابیطس کے مریضوں سے کہا کہ میٹھے سے پرہیز کریں لیکن ان میں سے ایک یا دو نے پرہیز کو ہوا میں اڑایا تو یہ دوسروں کے لئے دلیل نہیں کہ وہ بھی اس کو پھینک دیں کیونکہ جو پرہیز پر عمل کریں تو یہ ان کے لئے مفید ہے اور جو نہ کرے تو یہ ان کے لئے مضر ہے۔

بہر تقدیر انتظامیہ کے ذمہ دار ذمہ دارانہ انداز سے اس مسئلے کو ہینڈل کریں کیونکہ مساجد کا مسئلہ بہت ہی حساس مسئلہ ہے اور حساسیت کے حوالے سے لوگ جذباتی ہو جاتے ہیں تو انتظامیہ کے ذمہ داران مساجد میں آکر انتظامی بات کریں کہ ہدایات یہ ہیں جو تمہارے خیر کے لئے ہے ،معاشرے کے خیر کے لئے ہے اور پھر مولوی صاحب سے بات کروائیں کہ دیکھئے آپ اگر گھر پر دو لوگ ہیں تو وہاں بھی جماعت کر سکتے ہیں۔ہاں مسجدوں میں اذان بھی ہو اور جماعت بھی ہو لیکن محدود لوگوں کی اور وہ بھی متذکرہ احتیاطات کے ساتھ ہو۔

رہی بات جمعہ کی تو جمعہ کے لئے جو شرط ہے وہ تو معلوم ہے کہ دو چار دس گھروں کے کسی محدود گاؤں میں تو نہیں ہوتا، قصبہ میں ہوتا ہے تو جہاں جس قصبہ میں جمعہ پڑھا جاتا ہے تو وہاں اگر کسی جگہ بھی امام کے علاوہ تین وہ لوگ جن پر جمع فرض ہیں جمع ہو جائیں تو وہ جمعہ پڑھ سکتے ہیں اور اگر انہوں نے جمعہ کے بجائے ظہر پڑھ لیا تو وہ بہتر ہے۔البتہ مساجد میں جمعہ ضرور ہو اور تعداد وہ ہے جو ہدایات ہیں۔البتہ منع کرنا امام کا نہیں بلکہ انتظامیہ کے افسروں کے ذمہ ہو اور وہ بھی بتادیں کہ دیکھیں یہ بھی احتیاط ہے۔

وائرس اور تھیوریز

ہر نئی چیز کے آنے کے ساتھ تبصرے، تجزیے اور تھیوریز شروع ہو جاتی ہیں۔ ہر بندہ کوشش کرتا ہے کہ میں کچھ نہ کچھ بولوں یا لکھوں۔ اور آج کل تو مشکل بھی کوئی نہیں کمپیوٹر کے ایک کلک پر آپ کو مختلف موضوعات پر مواد مل سکتے ہیں۔ اب اگر سمجھنے کے لئے کوئی بندہ یہ دیکھے تو قابل تعریف ہے لیکن بندہ ان موضوعات پر کہے بولے جن کا کہ اسے کچھ نہ کچھ سمجھ ہو۔ ورنہ وہ تو دھکے مارتا رہے گا۔ اور یوں لوگوں کو بھی غلط فہمیوں میں مبتلا کر دے گا۔

پھر آج کے سوشل (ان سوشل) میڈیا جس پر کہ کسی کا کنٹرول نہیں وہ تو ایک ایسی بلا ہے کہ وہ کچھ کا کچھ کر سکتی بھی ہے اور کچھ کا کچھ بنا بھی سکتی ہے اور یوں بہت سارے لوگ اس اندھی گدھی پر سوار ہو کے اندھیروں میں چل پڑتے ہیں اور انجام تو معلوم ہے کہ کسی مہلک گڑھے میں گرے گا۔

کوروناوائرس کے متعلق بعض لوگوں نے لکھا کہ انسان کا بنایا ہوا ہے اور بائیولوجیکل وار فیئر کا حصہ ہے کہ فلاں ملک نے بنایا، فلاں کو دیا اور فلاں نے فلاں کو دیا وغیرہ وغیرہ۔ اور ان لکھنے والوں میں بہت سارے ذمہ دار پوسٹوں پر رہے ہیں۔

دوسری طرف دیگران نے لکھاہے کہ یہ وائرس لیبارٹری میں تیار ہی نہیں کیا جا سکتا۔

بہر تقدیر جتنے منہ اتنی باتیں۔ اور بعض نے تو اس کو ایک چال سمجھا کہ بڑی طاقتوں کا ایک چال بلکہ جال ہے۔ وہ ریہرسل کر رہے ہیں کہ کیسے پوری دنیا کو بیک وقت مفلوج کر سکتے ہیں۔

اب جب اس کے علاج دریافت کرنے یا اس کے لئے ویکسین تیار کرنے کی تگ و دو جاری ہے۔ اللہ ہی بہتر جانتا ہے کہ کب ہو گا۔ البتہ پروپیگنڈا ابھی سے شروع ہو چکا ہے۔ کسی نے کہا کہ اسرائیل نے ویکسین تیار کیا ہے جو صرف ان ممالک کو دیا جائے گا جو ان کو تسلیم کرے۔ تو وہاں بھی تو لوگ متاثر ہو رہے ہیں اور مر بھی رہے ہیں اور یہ بات کہ وہاں تعداد کم ہے تو تعداد تو

تو کیا دجالی فلسفہ پر عمل شروع ہو گیا ہے؟

کورونا وائرس کے پانچ اقسام ہیں۔

اے۔بی۔سی۔ڈی۔ای(A.B.C.D.E)

کہتے ہیں کہ چین کے شہر ووہان میں پھیلنے والا وائرس سی©ٹائپ تھا۔

کہا جاتا ہے کہ یہ وائرس امریکہ نے بھجوایا۔ وہاں پر چین نے اس میں ایک دو ٹائپ اور لگا کر واپس یورپ اور امریکہ بھجوایا۔

امریکہ والے کہتے ہیں کہ یہ وائرس چین نے بنایا اور کنٹرول میں بھی رکھا کہ ایک صوبے اور شہر سے باہر نہ پھیلنے دیا اور پھر اسے باہر بھجوایا۔

پہلے والے کہتے ہیں کہ چینی معیشت کو دھچکا لگانا مقصود تھا، چین کو ڈرانا مقصود تھا کہ زیادہ پھیلنے کی کوشش نہ کرنا۔ سی پیک کو بیک پیک کرنا اور ساتھ ساتھ ایران جس کے ساتھ رقابت تو ہے وہاں بھی پھیل گیا اور اٹلی جو سی پیک میں شامل ہونے پر رضامند ہو چکا تھا وہاں بھی پھیل گیا اور ساتھ یورپ میں بھی سپین، فرانس اور برطانیہ میں جو بات کو اب زیادہ نہیں سنتے۔

دوسرے تصور والے کہتے ہیں کہ چین نے اس طرح ساری دنیا کو مفلوج کر کے اپنی معیشت کو نہ صرف یہ کہ بچایا بلکہ مزید پھیلایا کہ چین کے اندر بہت ساری کمپنیاں جو امریکہ کی تھیں وہ ان سے خرید لیں ۔یورپ میں بھی انویسمنٹ کیا ۔ساتھ ساتھ اب پوری دنیا کو ماسک، کٹس اور وینٹی لیٹرز بھی فروخت کر رہا ہے۔

ساتھ یہ تھیوری بھی گردش میں ہے کہ فائیو جی(5G) ٹیکنالوجی اور انٹینا ز جن کی تباہ کاریوں پر پہلے سے ایک ہنگامہ برپا ہے کہ اس سے تو حیاتیات کا بیڑا غرق ہو گا، جاندار اس کے ویوز(Waves) اور سگنلز(Signals) سے تڑپ تڑپ کے مریں گے، جگہ جگہ مظاہرے بھی ہوئے ،انوائرنمنٹ(Environment) کے ماہرین نے اس تصور کی مخالفت کی کہ دنیا تو پہلے

سے اس ٹیکنالوجی کی وجہ سے جسمانی اور اخلاقی طور پر تباہی کے کنارے پر کھڑی ہے اس سے تو مزید تباہی آئے گی کہ فائیو جی 5G تو اتنی طاقتور ہے کہ اس سے ہر فرد فرد پر نظر رکھا جائے گا کہ کہاں ہے؟ اور کیا کر رہا ہے؟ یعنی پرائیویسی (Privacy) اور ذاتی زندگی کا خاتمہ ہوگا یعنی ہر فرد کی زندگی اس ٹیکنالوجی کے ذریعے ننگی کھڑی ہوگی۔

کہتے ہیں کہ ویکسین کے ذریعے مائیکروچپ (Microchip) ہر انسان کے اندر ڈال دیا جائے گا جس کے ذریعے اسے ٹریس (Trace) کیا جائے گا۔ شاید کرنسی نوٹ کا خاتمہ ہو۔ کاروبار صرف آن لائن ہونگے۔ مصنوعی ذہانت کو ڈیولپ (Develop) کیا جائے گا اور انسانی مخبری ہوگی۔ دل و دماغ کے راز اس ٹیکنالوجی کے ذریعے اور اس چپ کے ذریعے معلوم کیے جائیں گے کہ بندہ کیا سوچتا ہے۔ البتہ فائیو جی 5G انٹینا لگانے کے لئے لاک ڈاؤن ضروری تھا کہ احتجاج نہ کیا جائے۔ اور کہا جاتا ہے کہ اس کا لگنا شروع ہو گیا ہے۔

ساتھ ساتھ آبادی کو کنٹرول کرنا بھی مقصود ہے کہ بوڑھے اور مریض معاشروں پر بوجھ ہیں ان کو ختم کیا جائے کہ مغرب میں میڈیکیر (Medicare) پر اس کا بوجھ بہت زیادہ ہے۔

یہ سارے تھیوریز اس تصور پر مبنی ہیں کہ یہ وائرس مصنوعی ہے اور اس مقصد کے لئے تخلیق کیا گیا ہے۔ بالفاظ دیگر دنیا کی تباہی کا سامان کیا جا رہا ہے۔

یو۔این۔او (U.N.O) بھی اس مسئلے پر پھس پھسی سا ردعمل ظاہر کر رہا ہے۔ تو پرائیویسی ختم کر کے اور دل و دماغ پر کنٹرول حاصل کر کے دجالیت کے فلسفے کو عملی جامہ پہنایا جا رہا ہے تو پھر کیا مستقبل محفوظ ہے یا اور کیا کیا ہوگا؟

یعنی دنیا کو جہنم بنایا جا رہا ہے۔

اس طرح تو سارے قوانین ہی ختم ہونگے اور ایک حیوانی دنیا بن جائے گی۔

"اللھم انا نجعلك فی نحورھم ونعوذبك من شرورھم"

اور اگر قدرتی ہے تو سائنس پھر اتنا آہستہ کیوں ہے کہ آج تک اس کے لئے کچھ ویکسین یا دوا نہ بنائی جا سکی؟

اور کہا جاتا ہے کہ کئی مہینوں بلکہ سال پہلے پیشن گوئی کی گئی تھی کہ ایسا ہو گا۔ تو کیا سائنس دانوں نے وائرس کی جنیٹیکل سٹڈی (Genetical study) کر کے بتایا تھا کہ اتنے وقت میں یہ اتنا مہلک ہو گا۔ تو اس وقت سے پھر ویکسین پر کیوں کام نہ کیا گیا؟ اور اب جو تعداد کی بات کی جا رہی ہے ساتھ ساتھ وقت کی بھی۔ اور تمام ممالک کے ذمہ دار کر رہے ہیں تو اس سے تو یہ معلوم ہوتا ہے کہ یہ سب کچھ پروگرامڈ (Programed) ہے اور عالمی سطح پر پروگرامڈ ہے۔ تو اگر قدرتی ہے تو پھر کیسے ان کو نمبر اور ٹائم کا پتہ لگتا ہے؟ یا مقصود خوف کی ایک فضا قائم رکھنا ہے تا کہ لوگ سہمے رہیں، دبے رہیں اور منصوبے تکمیل تک پہنچائے جائیں۔ ساتھ میں یہ تنبیہ کی جاتی ہے کہ اتنے وقت تک لاک ڈاؤن برقرار نہ رہے تو تباہی ہو گی وغیرہ وغیرہ۔

یہ حکمران تو اقوام کو بچانے کے ذمہ دار ہوتے ہیں۔ تو کیا اب ان کا کام ہے کہ اپنے لوگوں کو تھوک کے حساب سے مروائیں؟

ویمکرون ویمکر اللہ واللہ خیر الماکرین''

COVID19 مخفف ہے کورونا وائرل انفیکشن ڈزیز 2019۔ کہ اس کا پہلا کیس کسی وقت 2019 میں آیا تھا۔ بعد میں لوگوں نے 19 کو یہودیوں کا انیس واں کلمہ قرار دیا کہ اسے نتھی کیا جائے تو اس طرح تو

''علیہا تسعۃ عشر''

کے حوالے سے کوئی یہ بھی کہہ سکتا ہے کہ جہنم کے ۱۹ فرشتوں کا فرستادہ کوئی بلا ہے۔ حقیقت صرف اللہ کو معلوم ہے یا اگر مصنوعی ہو تو ان کو معلوم ہے جو یہ پیدا کر چکے ہیں۔ لیکن بات یہ ہے کہ ایسے میں کوئی اسے یو۔این۔او میں کیوں نہیں لے گیا؟ تو اگر مصنوعی ہے تو پھر تو سارے عالم کو معلوم ہے کہ سب ایک ہی زبان بول رہے ہیں۔

کورونا کے مریضوں کی تعداد

جب سے کورونا کا وبا پھیل گیا ہے تو پوری دنیا میں اور تو چھوڑیے ذمہ دار لوگوں کے بیانات عجیب و غریب قسم کے ہیں۔

کبھی تو کوئی ذمہ دار کہتا ہے کہ کورونا بس فلو وائرس کی ذرا ترقی یافتہ شکل ہے اس سے مرنے والوں کی شرح دیگر فلو وائرس سے مرنے والوں کے مقابلے میں کم ہے کبھی وہی بندہ کہہ دیتا ہے کہ یہ بہت ہی خطرناک وائرس ہے۔

کبھی صحت کے ماہرین کہتے ہیں کہ اتنے درجے ٹمپریچر میں یہ زیادہ پھیلے گا نہیں اور جلدی ختم ہو جائے گا۔ کبھی وہی کہتے ہیں کہ اس کا ٹمپریچر سے کوئی تعلق نہیں یہ موسم کے مطابق اپنے کو ڈھالنے کی صلاحیت رکھتا ہے۔

کبھی کوئی ماہر ہی کہتا ہے کہ کوئی زندہ چیز نہیں ایک مادہ ہے جو سانس کی نالی میں جا کر اس کو کھانا شروع کر دیتا ہے۔

کبھی وہی لوگ کہہ جاتے ہیں کہ یہ نیم مردہ چیز ہے۔

کبھی کہتے ہیں کہ قدرتی جرثومہ ہے اور کبھی کہہ جاتے ہیں کہ لیب میں تیار کیا گیا ہے۔

اب کی نئی بات آئی ہے کہ امریکہ نے اپنے پانچ فوجیوں کے ذریعے کورونا وائرس ٹائپ سی ووہان میں بھجوایا تاکہ چین کو گھٹنے ٹیکنے پر مجبور کیا جائے سو چین نے اس میں ایک دو ٹائپ شامل کر کے اسے مزید مہلک بنا دیا۔

کبھی کوئی ذمہ دار کہتا ہے کہ چینی وائرس ہے۔ پھر صحافی کے سوال پر کہتا ہے کہ چونکہ چین نے میرے فوجیوں پر الزام لگایا تھا تو اس لئے میں نے یہ رد عمل دیا۔

اب لکھنے والے لکھ لیتے ہیں کہتے ہیں کہ مغرب اور امریکہ میں معیشت پر دو قسم کی انڈسٹریز قابض ہیں۔

اول نمبر پر فارماسیوٹیکل یعنی دواساز کمپنیاں۔

اور دوسرے نمبر پر ڈیفنس یعنی اسلحہ ساز انڈسٹریز۔

کہتے ہیں کہ اول الذکر وائرس پیدا کر کے لوگوں کو مریض کر دیتے ہیں تو پھر اس کے لئے ویکسین اور دوائی دونوں تیار کرتے ہیں اور ایسے میں یہ انڈسٹریز دنیا بھر سے کمائی کرتے رہتے ہیں۔

جبکہ اسلحہ ساز انڈسٹری سیاست دانوں کے ذریعے ایک جگہ کوئی فتنہ کھڑا کر دیتے ہیں اور پھر اس طرح جنگ کرواکے اسلحہ فروخت کرنا شروع کر دیتے ہیں۔

وار آن ٹیرر شروع کر دیا گیا جس میں لاکھوں لوگوں کو مروایا گیا۔ اس کے بعد ڈرون وار شروع کیا گیا جسے ایک چپ کے اساس پر کمپیوٹرز سے کنٹرول کیا گیا۔

اب مائیکروچپ کا تصور آیا۔ کہتے ہیں گیٹس اینڈ ملنڈا فاؤنڈیشن نے اس کے لئے فنڈنگ کی تاکہ بڑھتی ہوئی آبادی کو کم کیا جاسکے اور پھر اس کے لئے ایسے ویکسین کی تیاری ہوگی کہ منصوبے کے تحت ایک ارب انسانوں کی جو آبادی رہے گی تو اس ویکسین کے ذریعے ان کے دماغ کو کنٹرول کیا جائے اور وہ روبوٹ نہیں اے۔ ٹی۔ ایم، کریڈٹ کارڈ اور شناختی کارڈز میں بھی ایک چپ لگی ہوئی ہوتی ہے جس کے ذریعے متعلقہ بندے کی سرگرمیاں اس کے مرکز کی نظروں میں ہوتی ہیں۔

اب بل گیٹس کا بیان آیا ہے کہ دنیا لاک ڈاؤن جلدی ختم نہ کریں ورنہ بہت بڑی تباہی آئے گی۔ ساتھ یہ بھی کہا گیا کہ اس کے ایک اور وار کے لئے بھی تیار رہیں۔ ۲۰۱۵ میں اس نے کہا تھا کہ وبا آئے گا۔ اب کہتا ہے کہ آنے والی وبائیں اس سے زیادہ مہلک ہونگی۔

ریاستوں کے ذمہ دار اپنے ملک کے متعلق کہتے ہیں کہ دیکھئے اتنے لوگ متاثر ہونگے اور دیکھئے اتنے مرجائیں گے۔ یہ ساری باتیں کیا ہیں؟ اس سے تو ان شکوک کو تقویت ملتی ہے جیسا کہ ایک منصوبے کے تحت ان چیزوں کو ایسا پروگرام کیا گیا ہے۔ ان میں سے بعض تو خطوں اور شہروں کا بھی ذکر کر جاتے ہیں کہ فلاں اور فلاں خطے یا شہر زیادہ متاثر ہونگے بلکہ کچھ تو یہاں تک کہہ جاتے ہیں کہ ان میں اتنی تعداد زیادہ متاثر ہونگے۔ اب اللہ بہتر جانتا ہے کہ یہ سب کچھ کیا ہے

پوری دنیا کو سوئی پر لٹکایا گیا ہے۔

اب ہماری کیا حیثیت ہے کہ کوئی درخواست کریں لیکن پھر بھی انسانیت کے نام پر درخواست کرتے ہیں کہ خدارا! آپ سب انسان ہیں انسانیت کے ساتھ یہ کھلواڑ نہ کھیلیں۔ اگر واقعی مصنوعی ہے تو بنانے والے نے تدارک بھی پہلے سے تیار کیا ہو گا تو بہر خدا اگر خدا پر عقیدہ ہے یا بہر انسانیت کہ آپ بھی انسان ہیں انسانیت پر رحم کریں اور اس قسم کے کاموں سے آئندہ کے لئے لاتعلق ہوں۔ بل گیٹس نے بیان دیا کہ ویکسین کے لئے اربوں ڈالرز دوں گا اور فیکٹریز کھڑی کرنے میں بھی اعانت کروں گا تو کیا یہ پہلی والی بات بھی صحیح تھی یا وہ غلط تھی؟، یہ صحیح ہے یا دونوں باتیں صحیح ہیں۔

﴿واللہ یعلم وانتم لا تعلمون﴾

﴿ویمکرون ویمکر اللہ واللہ خیر الماکرین﴾

کارپوریٹ کلچر اور کورونا وائرس

ارسطو نے کہا کہ انسان متمدن حیوان ہے۔

آج تو یہ معلوم ہو رہا ہے کہ وہ معاشی حیوان ہے۔

تمدن تو معاشرت، ساتھ رہنے اور ایک دوسرے کے دکھ درد کا مداوا کرنے کا نام ہے۔

تہذیب کے بغیر تمدن کا کیا تصور ہے؟

اور تمدن کے اس تصور کا جنازہ صرف آج نہیں نکالا جارہا بلکہ مختلف اوقات میں مختلف طریقوں سے انسان نے انسان کا خون بھی کیا، اس کا استحصال بھی کیا اور بے شمار انسانوں کو اپنے مفادات کے بھینٹ بھی چڑھایا اور یوں وہ متمدن تو نہیں رہا بلکہ صرف حیوان اور وہ بھی درندہ بلکہ اس سے بھی آگے کی کوئی مخلوق بن گیا۔

اس انسان نے انسانوں کو جنگوں میں دھکیلا اور انہیں بھسم کے راکھ کر دیا اور وہ بھی کسی نیک مقصد یا ظلم کے ازالے کے لئے نہیں بلکہ اپنے مفاد کے لئے جس میں اس کی انانیت اور عناد بھی شامل ہے اسی کے لئے بارود اور آگ برسائے گئے اور انسانوں کا خون کیا گیا۔ اسی کے لئے گھناؤنے منصوبے بھی بنائے اور کہیں وسائل پر قبضے کے لئے من گھڑت قسم کا افسانہ کھڑا کر کے وہاں پر یلغار کیا۔ کیا ایسے لوگ انسان کہلانے کے مستحق ہیں یا کہ بدترین قسم کے درندے ہیں۔

آج دنیا میں منڈی کی معیشت، آزاد معیشت اور کارپوریٹ کلچر کا دور دورہ ہے اور یہ وبا ایسے پھیل چکا ہے کہ اور تو درکنار سارے دینی ادارے اور خانقاہیں بھی کارپوریٹ بن چکے ہیں جہاں پر تعلیم اور تزکیۂ سے زیادہ تعمیرات اور لنگر کی اہمیت ہے، جہاں تعلیم سے تربیت مقدم تھی وہاں پر تربیت کا فقدان ہے بلکہ سرے سے یہ ترجیحات میں نہیں۔ جہاں پر تزکیہ ہوتا تھا وہاں پر اب ذہنی آلودگی پھیلائی جاتی ہے۔ یہ نہیں کہ سارے ایسے ہیں کئی ایک میں جنہوں نے اس آلودہ ماحول میں بھی اپنے دامن کو آلودہ ہونے سے بچانے کی کوشش کی ہے اور اللہ کی توفیق سے بچے بھی ہیں۔

تو بات کر رہا تھا کارپوریٹ کلچر کی، کہ اس کے اس طرح تسلط سے پہلے کی دنیا میں کچھ نہ کچھ انسانیت تھی، معاشرت موجود تھا، گاؤں اور قصبوں میں ترکھان ہوتے تھے لوہار ہوتے تھے، موچی سنار اور ڈھیر سارے پیشوں والے ہوتے تھے وہ لوگوں کا کام کرتے۔ لوگ ان کو غلہ وغیرہ دیتے۔ خوشی کے موقع پر ان کو اور بھی بہت کچھ دیتے۔ ان کے کام کرتے وقت لوگ اس کے پاس بیٹھتے، ایک دوسرے کے حالات سے واقفیت ہوتی اور ممکن ہوتا تو ایک دوسرے کے ہاتھ بٹھاتے۔ صنعت اور کارپوریٹ کلچر نے اس کا بیڑا غرق کر دیا کہ جوتے فیکٹری کے، فرنیچر فیکٹری کا، زیور فیکٹری کا، کپڑے فیکٹری کے غرض یہ کہ مشینوں نے قبضہ میں کر لیے جس سے دل مکمل مردہ ہو گئے۔

ہے دل کے لئے موت مشینوں کی حکومت

احساس مروت کو ختم کرتے ہیں آلات

ان سارے پیشوں پر کارپوریٹ کلچر کا قبضہ ہوا۔ کسی زمانے میں ابدان غلام ہوتے کہ غلاموں سے بدنی مشقت لی جاتی تھی، ان سے کام کروائے جاتے تھے۔ وہ غلامی بھی بری تھی لیکن اب کے کارپوریٹ کلچر کے ہاتھوں تو سارے انسان معاشی غلام بن چکے ہیں اور کارپوریٹ کلچر میں بڑے برانڈز، سپر سٹورز اور کثیر القومی کارپوریشنز جو معاشرے کا ایک اقلیتی طبقہ ہے انسانیت ان کے ہاتھوں یرغمال ہیں چاہے افراد ہوں اور چاہے حکومات ہوں۔ وہ جب چاہیں کسی حکومت کو مفلوج کر جاتے ہیں۔ چیز بنانا معطل کر کے سب کو مجبور کر دیتے ہیں، اس کی قلت پیدا کر کے قیمت بڑھا دیتے ہیں اور مرد وعورت سارے دن رات دوڑ کر ان کے لئے پیسے پیدا کرتے ہیں۔ سیاست ان کے ہاتھ میں ہے کہ وہ سیاست دانوں کے فنانسرز ہیں۔ طاقت ان کے ہاتھ میں ہے۔ پروپیگنڈا جو سب سے بڑا ہتھیار ہے ان کے ہاتھ میں ہیں کہ میڈیا ان کا ہے حتی کہ ذہانت بھی ان کے ہاتھ میں ہے کہ پرائیوٹ تعلیمی ادارے بھی ان کے ہوتے ہیں۔ گویا تین بنیادی چیزیں جو سب کی ضرورت تو کیا ان کے حقوق ہیں ان پر ان کا قبضہ ہے اور یوں غلام بن غلام بن غلام پیدا

ہوتے رہتے ہیں اور ایسے جکڑے ہوئے ہیں کہ خلاصی اور آزادی کی کوئی صورت نظر نہیں آتی۔

یہ تین ضروریات یا حقوق ہیں۔

۱۔ روزگار

۲۔ صحت

۳۔ اور تعلیم

حکومات نے ان تینوں سے جان چھڑایا بلکہ ایک منصوبے کے تحت یہ ان سے چھڑوائے گئے ہیں۔ آج جیسا کہ فارماسیوٹیکل کمپنیز اور ہسپتال ہیں اس طرح سکولز، کالجز اور یونیورسٹیز کا کاروبار انڈسٹری ہے اور سب سے مالدار اور طاقت ور انڈسٹری ہے۔ بالفاظ دیگر انسانیت کی تذلیل عروج پر ہے الا آنکہ اللہ اس تذلیل سے گلو خلاصی کروائے۔

کہتے ہیں فارماسیوٹیکل کمپنیز مختلف قسم کی بیماریوں کے جرثومے پھیلا کر بیماریاں پیدا کرتی ہیں اور پھر اس کے لئے ویکسین اور دوا تیار کر کے لوگوں کے جیبوں پر ڈاکہ ڈالتے ہیں۔

آج کے وبا نے ہسپتالوں اور صحت کی سہولیات فراہم کرنے کی اہمیت اجاگر کی ہے۔ خدا کرے حکومتوں کو ہوش آئے۔

اللہ تعالیٰ اپنے فضل و کرم سے اس وبا کا ازالہ کرے آمین۔

خداوندا یہ تیرے سادہ دل بندے کدھر جائیں

کہ درویشی بھی عیاری اور سلطانی بھی عیاری

کوروناوائرس کی قومیت یامسلک

کوروناوائرس تو ویسے پوری دنیامیں پھیل چکاہے اس نے اپنے وارمیں کسی امتیاز کوروانہیں رکھا۔نہ قومی امتیاز،نہ ملکی اور جغرافیائی امتیاز،نہ رنگ ونسل کاامتیاز اور نہ ہی مذہب ومسلک کا امتیاز۔اس نے ہرجگہ وار کیا،ہرملک اور خطے میں وار کیا،ہررنگ ونسل پر وار کیااور ہرمذہب ومسلک والوں پروار کیا۔یعنی اس کی کوئی قومیت یامسلک نہیں اورنہ سرحدات پریقین رکھتاہے۔ نہ اسے پاسپورٹ اورویزے کی ضرورت ہے۔یہ ایک عالمی وائرس ہے اور اس وجہ سے تو اس پر مختلف تھیوریز آرہی ہیں۔اس کے مصنوعی یاقدرتی ہونے سے لیکر پتہ نہیں کیاکیاتبصرے ہوتے جاتے ہیں۔کوئی اس کے ذریعے سیاسی الوسیدھا کررہاہے اور کوئی مذہب ومسلک والا الوسیدھا کررہاہے۔بالفاظ دیگر یاتوحماقت کا مظاہرہ کیاجارہاہے یاپھر غیر سنجیدہ ہونے کا۔حالانکہ اس قسم کے حوادث کے ذریعے توعقل کو بھی ٹھکانے آناچاہئے اور سنجیدگی بھی آنی چاہئے۔ورنہ بے عقل اور غیر سنجیدہ قسم کے لوگوں کی تو اللہ بھی نہیں سنے گا۔ہاں ایک توہوتاہے معتوہ یامجنون ان کی تو بات ہی اور ہے کہ اللہ سب کاخالق ومالک ہے اور معتوہ ومجنون کامعاملہ تو ان کی خلقت کاہے لیکن

پاکستان کے حوالے سے کم ازکم ایک بات دیکھنے میں آئی ہے کہ حملے تو یہ وہاں بھی سب پر کررہاہے لیکن چونکہ ایران وغیرہ کچھ شیعہ زائرین گئے تھے اور وہاں پر یہ وائرس پھیل گیاتھا۔ اب جب یہ لوگ واپس آئے توشاید یاتومعاملے کی نوعیت حکومت پرواضح نہیں تھی یاپھر کسی نے دانستہ طور پرلاابالی پن کامظاہرہ کیااور یہ وائرس تومتعدی وائرس ہے یہ توپھیلتااور لگتاہے لہذاوہ پھیل گیا۔پھر شاید کسی جگہ تبلیغی جماعت کے کچھ حضرات کے ٹسٹ پازیٹو آئے کہ وہ بھی انسان تھے اور یہ وائرس انسان کو انسان سے بھی لگتاہے،انسان کو حیوان سے بھی لگتاہے،حیوان سے انسان کو بھی لگتاہے اور حیوان سے حیوان کو بھی لگتاہے کہ یہ نظام تنفس پر حملہ کرتاہے اور یہ سارے متنفّس ہیں،سانس لیتے ہیں ان کی سانس کی نالی بھی ہے۔تواب یہ کہنا کہ شیعوں کی وجہ

سے پھیل گیا یا تبلیغی حضرات کی وجہ سے پھیل گیا یہ بہت بڑا گنوار پن ہے یا پھر خبث باطن کا اظہار ہے۔ اس قسم کی باتیں سن کر بہت کوفت ہوتی ہے۔ ہم تو اگر کسی سے یہ بھی سنتے ہیں کہ کوئی اگر تکلیف میں ہو اور دوسرا جس کا اس کے ساتھ کوئی ناپسندیدگی کا معاملہ ہے اور وہ اس کی تکلیف جو اس کو اللہ نے دی ہو کسی بیماری کی شکل میں اور وہ اس پر بغلیں بجائیں کہ اچھا ہوا اللہ نے گرفت میں لے لیا تو ہمیں کوفت بھی ہوتی ہے اور ساتھ ساتھ اس بندے پر ترس بھی آتا ہے کہ کیا اس کے پاس اللہ کی طرف سے کوئی وثیقہ ہے کہ اس پر اس قسم کی یا اس سے بڑھ کر تکلیف نہیں آسکتی۔ اللہ تعالیٰ بچائے رکھے آمین۔

بہر تقدیر کہنے کا مطلب یہ ہے کہ اس وائرس کا کوئی مذہب اور مسلک نہیں نہ کوئی قومیت ہے۔

ہاں ایک بات خدا ہی بہتر جانتا ہے وہ اس وائرس سے بھی خطرناک ہے اگر صحیح ہو تو کہ زائرین کے نام پر شیعہ نوجوانان ایران اور عراق میں کچھ فوجی تربیت کے لئے لے جائے گئے تھے اور ان کو پھر عراق یا شام میں سنیوں کے قتل عام کے لئے استعمال کیا جاتا ہے۔ اب جب یہ وبا پھیل گیا تو وہ بھی واپس آئے اور سننے میں آیا ہے کہ وہ تبدیل شدہ ناموں پر وہاں گئے تھے اور پھر انہیں تفتان سے اس طرح نکالا گیا۔ تو یہ بہت خطرناک ہے اس لحاظ سے نہیں کہ ان سے وائرس پھیل جائے گا شاید نہ پھیلے اور خدا کرے کہ نہ پھیلے لیکن اس قسم کے تربیت یافتہ لوگ کہیں پاکستان کے اندر خون خرابے کا بازار نہ گرم کرے کیونکہ اس قسم کے تربیت یافتہ لوگ جب ان کا کوئی مصرف نہ ہو تو ان کی وہ جنگ جویانہ طبیعت ان کو آرام نہیں کرنے دیتی۔ وہ تو پھر اس کے لئے از خود میدان پیدا کر دیتے ہیں۔ تو پاکستان تو اب قدرے خیر سے ہے ورنہ تو چار دہائیوں اور خصوصاً اس آخری دہائی میں ملک کے اندر جو خون خرابہ ہو رہا تھا اس قسم کے تربیت یافتہ جنگ جوؤں کی وجہ سے تھا کہ ان کو مین سٹریم میں شامل نہ کیا جاسکا۔ اب وہ لوگ تو پتہ نہیں کون تھے لیکن پاسپورٹ پر تو گئے ہونگے، نام اگر تبدیل بھی ہیں تو فوٹوز تو موجود ہیں۔ نیز جن ایجنٹوں نے ان کا کام کیا ان کو تو پتہ ہونگے۔ تو قبل اس کے کہ پھر سے کسی ضرب عضب وغیرہ کی ضرورت

آئے اس چیز کی تحقیق ہونی چاہئے کہ خبر صحیح ہے یا غلط ہے اور اگر صحیح ہے تو کن لوگوں نے یہ کام کیا اور کس اَساس پر کیا؟ ان کو قرار واقعی سزا دی جائے اور ان نوجوانوں کو ڈھونڈ نکال کر بحالی مراکز میں ان پر محنت کی جائے تاکہ ملک پھر سے کسی جہنم میں نہ گرے۔

"ولا فعلها اللہ"

خدا کرے یہ خبر غلط ہو۔

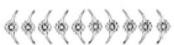

ان تبدوا الصدقات فنعما ھی وان تخفوھا وتؤتوھا الفقراء فھو خیر لکم

کورونا وائرس نے دنیا کو لپیٹ میں لے لیا ہے۔ اللہ تعالیٰ جلد اس کا خاتمہ کرے آمین۔
دنیا میں اکثر جگہوں پر لاک ڈاؤن ہے۔ کمپنیاں بند ہو رہی ہیں، لوگ بے روزگار ہو چکے ہیں۔ غریب اور متوسط طبقے کی حالت بری ہے۔ ایسے میں حکومات بھی کچھ نہ کچھ کر رہی ہیں۔ کچھ ادارے بھی لگے ہیں اور افراد بھی جو ان بے کس و بے بس لوگوں کے ساتھ کچھ اعانت کر رہے ہیں تا کہ ان کا چولہا ٹھنڈا نہ ہو اور وہ بھوک کے شکار نہ ہوں۔ جو بھی کچھ کر رہا ہے قابل تحسین و آفرین ہے چاہے کوئی ایک وقت کا پکا کھانا کسی نادار کے گھر بھجوا دے تو۔ لیکن

آج کا دور سیلفیوں، فیس بک اور یوٹیوب کا دور ہے اور زیادہ تر لوگوں کو غلط فہمی ہے کہ صورت اور سیرت میں شاید ہی کوئی مجھ سے بڑھ کر ہو۔ سیلفیاں لینا کیا ہے؟ خود پسندی، خود پرستی اور خود فریبی کا دوسرا نام ہے کہ میرے جیسا اور کوئی نہیں یا یہ کہ میں سپیشل ہوں۔ کچھ لوگ سیلبرٹی (Celebrity) کے ساتھ بھی سیلفیاں لے رہے ہیں جس سے بھی یہ ظاہر کرنا مقصود ہوتا ہے کہ دیکھیں میرا فلاں فلاں سیلبرٹی سے تعلق ہے۔ یعنی یہ نہیں کہ سیلبرٹی کوئی بڑی شخصیت ہے بلکہ یہ کہ میں بھی کوئی ایسا تیسا نہیں بڑا آدمی ہوں کہ فلاں فلاں سے تعلق ہے۔

اس سے پہلے آٹو گراف کا رواج تھا۔ ہمارے سامنے لوگ بڑے لوگوں سے آٹو گراف لیتے رہے۔ ہمارے ذہن میں تو کبھی یہ بات آئی نہیں کہ اس کا معنی کیا ہے کہ آٹو گراف لے لیں کبھی بھی کسی سے نہیں لیا۔ بعد میں کچھ لوگ پاکستان میں مجھ سے کہتے اس کاغذ یا نوٹ بک پر کچھ لکھیں۔ کبھی تو کہہ دیتا کہ کیا لکھوں؟ کہتے کچھ بھی لکھیں۔ تو ہمیشہ ایک حدیث لکھتا۔ وہ بندہ دیکھتا تو کہتا آپ کا دستخط نہیں؟ تو میں کہتا کہ حدیث پاک اہم ہے یا میرا دستخط؟ پھر اس کے اصرار پر

دستخط کر دیتا۔ ایک بار ایک بھاری بھر قسم کے نوجوان نے نوٹ بک آگے بڑھایا تو میں نے لکھا

"کلوا واشربوا ولا تسرفوا"

اور ساتھ ہی کہا جوان ہو تمہارے لیے اس بدن کے ساتھ زیادہ کھانا پینا مناسب نہیں۔ میں نے کہا وہ کھانا پینا جو میٹھا ہو کہ اس سے موٹاپا بڑھتا ہے۔ اس نے کہا کہ جی دستخط؟ میں نے کہا دیکھئے اس پر عمل کر کے آؤ تو دستخط بھی کر دوں گا۔ یعنی یہ آپ کا کورس ہے اور وہ دستخط پھر تمہاری سند ہوگی کہ آپ عملی آدمی ہیں۔

کہنے کا مقصد یہ ہے کہ مجھے نہیں معلوم کہ دستخط میں کوئی برکت ہوگی تو ایسی باتیں کہدیتا اور اگر برکت کی بات ہے تو اتقیاء کی بات تو ہوئی لیکن دیگر سیلبر ٹیز جیسے ایکٹرز سنگرز اور پلیئرز ہوئے تو ان کے متعلق تو شاید کسی کے ذہن میں ہو کہ کوئی برکت ہوگی۔ میں کوئی ان کی تحقیر نہیں کرتا ان میں بھی کئی ایک ایسے ہوں گے جو کردار میں ظاہری صلحاء سے بہتر ہونگے اور اب کے تو اس وقت جب خیرات وصدقات کی ضرورت ہے ان میں سے بہت ساروں نے لاکھوں روپے دے کر یہ ثابت بھی کیا کہ وہ کردار رکھتے ہیں۔ یہ نہیں کہ دیگر طبقات ایسا نہیں کرتے وہ بھی بساط بھر کوشش کرتے رہے ہیں اللہ سب کو اجر دے حتی کہ جو غیر مسلم ایسا کر رہے ہیں اللہ تعالیٰ ان کو ایمان کی دولت سے نوازے۔ یہی دین ہے اور یہی اس کا تقاضا ہے کہ سب کے لئے ہدایت کی دعا ہو جو غیر مسلم کے لئے ایمان ہے اور مسلمان کے لئے عمل صالح اور اخلاص کامل ہے۔

البتہ ایک عرض ہے کہ اس وبا نے بہت سارے خوددار لوگوں کو بھی مجبور کر دیا ہے تو بہر خدا ان کو کچھ دیتے وقت ان کے عزت نفس کا خیال رکھا جائے۔ نہ تو کسی کے سامنے اسے دیا جائے اور نہ ہی کیمرے کے آنکھ کے سامنے دیا جائے کہ ایسے میں تو رضائے الٰہی کم اور اپنی تشہیر زیادہ مراد ہے۔ ایسے میں ان کے پیٹ کا مداوا کم اور اپنے نفس کی تعلّی کا مداوا زیادہ مقصود ہے۔

مذکور الصدر آیت

''ان تبدوا الصدقات فنعما ھی وان تخفوھا وتؤتوھا الفقراء فھو خیر

لکم''

میں اللہ کریم نے فرمایا کہ

''اگر تم صدقات ظاہر اً دیتے ہو تو یہ اچھا ہے لیکن اگر تم اسے چھپا کے دو فقراء کو تو یہ بہت ہی اچھا ہے۔''

مفسرین نے فرمایا ہے کہ ظاہر اً دینا جائز بلکہ اچھا ہے کہ بھوکے کی بھوک کا تو کم از کم مداوا ہوا۔ لیکن اگر چھپا کے دیں تو اس کی عزت نفس بھی محفوظ ہو گئی۔

ہمارے ہاں اس کی ایک تاویل یہ بھی ہے کہ اداروں کو دینا ہے تو کھول کے دیں اور مقصد اپنی تشہیر کے بجائے اوروں کو ترغیب دینا ہو تا کہ اور لوگ بھی آگے آئیں۔ اور افراد کو دینا ہے تو چھپا کے دینا بہتر ہے کہ فقراء کی عزت نفس مجروح نہ ہو۔ کیونکہ بہت سے ایسے خوددار بھی ہیں جو بھوک گوارا کریں گے، موت کو سینے سے لگائیں گے لیکن عزت نفس کو مجروح نہیں ہونے دیں گے اور اس موت کی پھر معاشرے سے پوچھ گچھ ہو گی۔ ہاں اگر افراد کو دینے کے لئے کچھ سامان خریدا ہو پیکٹ بنائے ہوں اور صرف ان پیکٹ کی تصویر لے کر دکھایا جائے لیکن وہ بھی اس نیت سے کہ اوروں کو ترغیب دینا ہو نہ کہ اپنی تشہیر مقصود ہو اور پھر دیتے وقت کسی کی تصویر نہ لی جائے تو یہ جائز ہو گا۔

بہر تقدیر مشکل گھڑی آ پڑی ہے اللہ ہی مشکلات اٹھانے والے، حاجات پوری کرنے والے، دعاؤں کو سننے والے، شفا دینے والے، فریادیوں کی فریادرسی کرنے والے ہیں۔ اللہ پوری دنیا پر رحم فرمائے۔ اس وبا کو فوری طور پر ختم کرے، ہماری حالت زار پر رحم فرمائے اور جو جو لوگ ایسے میں مریضوں کا خیال رکھتے ہیں جن میں پیشہ ور اور غیر پیشہ ور افراد اور ادارے سب شامل ہیں اور جو بھی ایسے میں مفلوک الحال لوگوں کی دادرسی کرتے ہیں ان سب کو اللہ خیر دے۔ جو غیر

مسلموں کے لئے ہدایت، ایمان اور مسلمانوں کے لئے ہدایت اعمال اور ہر دکھ، آفات اور بلاء ووبا سے اہل وعیال سمیت احباب وغیرہ واقرباء سمیت محفوظ کرنا ہے۔

اے اللہ! ہمارے حالت پر اور ساری انسانیت پر رحم فرمابلکہ تازہ خبر یہ ہے کہ یہ وائرس پالتو اور فالتو دونوں قسم کے جانوروں کو بھی لگتا ہے تو اللہ ساری مخلوقات کی حفاظت فرمائے آمین۔

وما ذلك على الله بعزيز

حسبنا الله ونعم الوكيل نعم المولىٰ ونعم النصير

علم و فن انسانیت کی میراث ہے

آج کی دنیا میں ہمیں عجیب و غریب لکھاریوں اور دانش وروں سے واسطہ پڑتا ہے۔ ایک تو ہر ایک نے لکھنا شروع کر دیا ہے اور ہر لکھنے والا کچھ بہت کچھ لکھتا رہتا ہے اسے سمجھ آئے یا نہ آئے بس لکھتا رہتا ہے۔

اور کیا لکھتا ہے؟

جو کچھ ادھر سے اٹھایا یا ادھر سے اٹھایا جمع کر دیا اور کتاب لکھ ڈالا۔ ایک حدیث شریف میں "فشو القلم" کو علامات قیامت میں شمار کیا گیا ہے کہ لکھنا بہت ہو جائے گا۔ اور ہم دیکھتے ہیں کہ مسئلہ "فشو القلم" سے "فحش القلم" تک جا پہنچا ہے اور فحش القلم سے ہماری مراد یہ نہیں کہ فحش لکھتا رہے گا بلکہ اس کا معنی ہے کہ بس جس بھی باب میں لکھا اور جو بھی لکھا حتی کہ خود اسے بھی اس کے اپنے لکھنے کا مفہوم سمجھ میں نہیں آتا۔

کسی نے مجھ سے پوچھا کہ کب لکھنا چاہئے؟

میں نے کہا کہ جب یقینی طور پر بندہ کا ظرف علم سے لبالب بھر جائے یعنی اس کا داخل اس کو آواز دے کہ اب میرے پیندے سے اچھل کر نکل رہا ہے لیکن یہ بات خدا کو یا کم از کم اپنے ضمیر کو گواہ بنا کر ہو۔ ایسا نہیں کہ بس ویسے ایک بندہ دعوی کر جائے کہ ہاں اچھل رہا ہے جبکہ وہ تو اس کی تحریر سے خود بخود ظاہر ہو تا جائے گا کہ کسی نئے موضوع پر لکھا ہو یا موضوع اگر پرانی ہے تو دلائل نئے ہوں یا کم از کم اسلوب نیا ہو۔

اور اگر کسی سے کوئی اچھی باتیں تحریر یا تقریر کی شکل میں نکل آئیں تو وہ اس پر اترائے نہ بلکہ اللہ کا شکر ادا کرے۔

ہمارے لکھاریوں میں اکثر تو اتراتے رہتے ہیں اور یہ اترانا اس کے جملوں سے چھلک رہا ہوتا ہے بلکہ اس کے اظہار میں بھی وہ کوئی شرم محسوس نہیں کرتے اور دوسروں پر طنز کے تیر چلاتے

رہتے ہیں اور خود اپنی برگزیدگی کا اظہار کرتا رہتا ہے کہ کیا میں نے یہ بات بہت پہلے نہیں کی تھی جو سچ ثابت ہوئی۔ یہ چیزیں زہر قاتل ہیں جو بالعاقبت بندے کو ہلاک کر دیتی ہے۔

تو کچھ لکھاری جو کہنے کو تو مسلمان ہیں اور ہم بھی حق نہیں رکھتے کہ ان کو مسلمان نہ کہیں لیکن ان کو خدا واسطے دین و مذہب سے بھی چھڑ ہے اور مسلمانوں سے بھی چھڑ ہے اور یوں وہ اپنے آپ کو تہذیب یافتہ، روشن خیال اور ترقی پسند ثابت کرنے کی ایک سعی نامشکور کرتے رہتے ہیں۔ تو آئے دن دین کا تمسخر اڑانا ان کا شیوہ بن چکا ہے لیکن بات کو گھما گھما کے۔ تو کہتے ہیں کہ دعاؤں سے اگر کام بنتا تو پھر مسلمانوں کا بنا ہوتا کہ وہ دن رات دعائیں کرتے رہتے ہیں۔ یا یوں کہتے ہیں کہ دیکھئے مغرب میں انہوں نے یہ کیا، یہ کیا اور ہم مسلمانوں نے کیا کیا؟ جبکہ ہم سوار ہوتے ہیں ان کے ایجاد کردہ کاروں میں، جہازوں میں اور ان کی ایجاد کردہ اشیاء کو استعمال کرتے رہتے ہیں۔

رسول پاک ﷺ کے زمانے میں دو قسم کے منافقین تھے۔

ا۔ ایک مرجف منافق

۲۔ اور دوسرا مخذل منافق

مرجف جو ہوتے وہ مسلمانوں کو دشمن کے لاؤ لشکر سے ڈراتے رہتے کہ ان کی یہ طاقت ہے یہ طاقت ہے۔

جبکہ مخذل منافق مسلمانوں کے ٹھٹھے اڑاتے ہیں کہ یہ کیا ہیں اور کیا کر سکتے ہیں وغیرہ وغیرہ۔

اور دوسری جانب ہم مسلمانوں کی بات آئے تو ہم بھی سابقہ ادوار کے مسلمانوں کے سائنس دانوں کے کارنامے گننا شروع کر دیتے ہیں کہ امام رازی نے یہ کیا، ابن سینا نے یہ کیا، ابن حیان نے یہ کیا، ابن الہیثم نے یہ کیا، ابن بیطار نے یہ کیا اور کندی نے یہ کیا وغیرہ وغیرہ۔

بھائی میرے! جو انہوں نے کیا یا جو بعد ازاں اہل مغرب کر رہے ہیں یہ بحیثیت ایک مسلمان، عیسائی، یہودی یا ہندو کے نہیں کر رہے بلکہ بحیثیت ایک انسان اور ایک سائنس دان کرتے ہیں۔

ہاں یہ تھا کہ وہ سائنس دان بھی تھا لیکن ساتھ مسلمان بھی تھا، وہ سائنس دان تھا لیکن ساتھ عیسائی تھا، وہ سائنس دان تھا تو ساتھ منکر خدا تھا۔ اور تسخیر کائنات تو انسانوں کے لئے ہے، عقل سے اللہ نے انسانوں کو نوازا ہے اور علم و فن حاصل کرنا انسانوں کا کام ہے اور انسانوں نے حاصل کیا۔ ہم کیوں سائنس اور سائنسی ایجادات و ٹیکنالوجی کو کبھی مشرف باسلام کرتے ہیں اور کبھی مشرف بکفر۔ اور پھر اپنے خبث باطن کا اظہار کر کے مسلمانوں پر طنز کرتے رہتے ہیں تو لکھنے والے! تم کیا ہو؟ ہم تو نہیں کہتے کہ تم مسلمان نہیں جب تک کہ آپ نے خود اس سے انکار نہ کیا ہو یا آپ نے قطعیات دین سے میں سے کسی چیز سے انکار نہ کیا ہو تو پھر آپ نے کیا کیا؟ آپ صرف اس طنز کے لئے رہے کہ کاغذات گندہ کر رہے ہو۔ آپ نے اگر کچھ کر کے دکھایا ہوتا تو ہم بھی اس پر فخر کرتے اور اگر آپ کہتے ہیں کہ میں تو مسلمان نہیں تو پھر آپ کو یہ حق کس نے دیا کہ مسلمانوں کا تمسخر اڑائیں؟ تو اب آپ کہیں گے کہ میں انسان ہوں تو اول صورت میں اگر مسلمان ہو تو بھی اپنا تمسخر اڑاتے ہو اور اگر انسان ہو تو بھی اپنا ہی تمسخر اڑاتے ہو کہ مسلمان بھی انسان تو ہے۔

تو بھائی میرے! علوم و فنون انسانیت کی میراث ہیں۔ پہلے بھی یہ کام انسانوں نے کیا جو اتفاقاً مسلمان تھے اور اب بھی یہ کام انسان ہی کر رہے ہیں جو اتفاقاً مسلمان نہیں ہیں۔ ہاں قوم کے اعتبار سے کیوں ایک قوم نے کیا اور دوسرے قوم نے نہیں کیا؟ یہ اس لئے کہ ایک قوم کے حکمرانوں نے اس جانب توجہ نہیں دی تو وہ کچھ نہ کر سکے، مغرب کے حکمران اپنے سائنس دانوں کو زندہ جلاتے تھے تو وہ کچھ نہ کر پا رہے تھے۔ ماضی میں مسلمان حکمرانوں نے اپنے سائنس دانوں کی تائید نہ بھی کی ہو لیکن انہوں نے ان کا راستہ نہ رکوایا تو وہ بہت کچھ کر گئے اور بعد میں مسلمان حکمرانوں نے حالات ایسے پیدا کیے کہ مسلمان سائنس دان کچھ نہ کر پاتے کہ اس کے لئے وسائل کی ضرورت تھی اور وسائل حکمرانوں کے ہاتھ میں ہیں۔

سو خلاصہ کلام اینکہ علوم وفنون انسانیت کی میراث ہے اس کو مشرف باسلام یا مشرف بکفر نہ کیا کریں۔ البتہ جن کے پاس ہو وہ آسودہ حال رہیں گے۔

رابرٹ بریفالٹ اور مائیکل مورگن نے اپنی اپنی کتابوں میں وضاحت سے لکھا ہے کہ مسلمانوں کے فراہم کردہ علوم و تحقیقات کے

بغیر یورپ اور مغرب ترقی نہ کر سکتا تھا۔

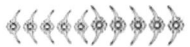

ابھی سے یہ بات کہ ویکسین میں حرام اجزاء ہوں تو؟

لوگوں کو ایک نفسیاتی مسئلہ ہے "اوروں کے کام میں ٹانگ اڑانا"۔ یا جو کام اس کی مہارت کا نہیں اس میں مہارت کا اظہار کرنا یا کسی طے شدہ ایجنڈا پر مستقبل میں لوگوں کے لئے مشکلات پیدا کرنا۔ یہ سارے معاملات انسانی اقدار و اخلاق سے مناسبت نہیں رکھتے۔

اب کورونا پھیل گیا ہے اللہ تعالیٰ جلد از جلد ازالہ فرمائے آمین۔ تاکہ کچھ لوگوں کی دکانداری بند ہو اور کچھ لوگوں کی شیطانت والا میدان بند ہو تاکہ ان کے گناہوں میں مزید اضافہ بھی نہ ہو اور مستقبل میں لوگوں کے لئے مشکلات بھی پیدا نہ ہوں۔

اب ظاہر بات ہے سائنس دان اور اطباء اس کا مداوا اور تدارک ڈھونڈنے میں لگے ہیں اور ہم جیسے لوگ جنہیں اس سے کچھ لینا دینا نہیں کہ ہم اس فن کے ابجد بھی نہیں جانتے۔ ہمیں آرام نہیں آتا اور اندھی گدھی پر سوار ہو کے ادھر ادھر ڈینگیں مارتے ہیں۔ اب دوا تجویز ہو گی یا ویکسین تیار ہو گا جو تجربات کے مراحل سے گزرے گا، اس کے سائیڈ ایفیکٹس کو دیکھا جائے گا کہ ایسا نہ ہوں کہ لاینحل مسائل پیدا ہوں جو زیادہ پیچیدگی پیدا کریں۔ ساتھ ساتھ فن سے وابستہ سارے سائنس دانوں اور اہل طب کو مطمئن کروانا پڑتا ہے اس لئے کہ

یہ تھیوری تو نہیں پریکٹس ہے، اپلائیڈ سائنس ہے۔

فلاسفہ تھیوریز دیتے ہیں جن سے بعد میں دیگران اختلاف بھی کر جاتے ہیں اور بسا اوقات متعلقہ فلاسفر بھی اپنی تھیوری سے رجوع کر جاتا ہے۔ سقراط استاد تھا، افلاطون اس کا شاگرد تھا اس نے استاد کے کئی ایک تھیوریز سے اختلاف کیا اس طرح ارسطو افلاطون کا شاگرد تھا اس نے افلاطون کے خیالات کے مخالف خیالات ظاہر کیے اور بعد کے فلاسفہ نے ارسطو کو بھی نہیں بخشا۔ جبکہ سب بڑے بھی رہے اور ان کی عظمت میں فرق نہیں آیا کہ بمع اخطاء کے وہ فن کے ماہر اور بانی مانے جاتے ہیں لیکن پریکٹس کا مسئلہ اور معاملہ کچھ اور ہوتا ہے وہ تو اپنا اثر دکھا دیتا ہے۔

اب یہ دوا یا ویکسین کس چیز سے بنائے جائیں گے؟

تو اینٹی بائیوٹک بھی کئی ایک زہریلے مواد سے بنائے جاتے ہیں یعنی ان پر محنت کر کر کے قابل استعمال اور مفید بنایا جاتا ہے اور ہم اسے کھاتے بھی ہیں جس کے لئے ڈاکٹر کی تجویز اور مشورہ ضروری ہے ورنہ ہے تو زہر فوراً نہیں تو کچھ وقت بعد اپنا منفی اثر دکھا سکتا ہے جو مہلک بھی ہو سکتا ہے۔ تبھی تو ڈاکٹر اشد ضرورت میں یہ تجویز کرتا ہے اور پھر طریقہ استعمال بھی بتاتا ہے، ساتھ وقت کی تحدید بھی کرتے ہیں کہ اتنے وقت سے زیادہ بھی نہ کھائیں اور بغیر اتنے وقفے کے بھی نہ کھائیں کہ ہے تو زہر۔ اور عام حالات میں زہر کھانا حرام بھی ہے اور مہلک بھی ہے اور بندہ اس نیت سے کھائے تو خودکشی تو حرام ہے جس پر بقول رسول پاک ﷺ قبر و برزخ میں بھی عذاب ملے گا۔

اب اخبار میں کسی کا آرٹیکل پڑھا نام بھی مسلمان کا ہے اور ہو گا بھی مسلمان۔ لیکن اس کے مضمون سے معلوم ہو رہا تھا کہ وہ مسلمانوں کی تحقیر و تذلیل کرنا چاہتا تھا کہ یہ کسی کام کے نہیں یعنی مُخذل منافق کا کردار ادا کر رہا تھا۔ تو کہا کہ اب مغرب ہی ویکسین تیار کرے گا اور شاید اس میں حرام اجزاء ہوں تو کیا مسلمانوں اور مولویوں کے ہاں اس کا استعمال جائز ہو گا؟ کہ غیر مسلموں نے بنایا ہے یا اس میں حرام اجزاء ہیں؟

تو ایک بات تو یہ کہ وہ بندہ مغرب سے مرعوب نظر آتا ہے حالانکہ بہت ساری چیزیں مشرق جیسا کہ جاپان، چین اور کوریا وغیرہ ہیں وہ بھی بناتے ہیں۔

پھر دوسرا یہ کہ مغرب میں وسائل و اسباب ہونگے جو وہاں کی حکومتوں کے فراہم کردہ ہیں۔ وہاں کے نظام کے پیدا کردہ اور فراہم کردہ ہیں جبکہ ہمارے ہاں تو حکومات کہاں ہیں؟ اور نظام کہاں ہے کہ ان چیزوں پر توجہ دیں اور جو ہیں ان میں عام مسلمانوں یا مذہبی طبقات کا عمل دخل کتنا ہے؟ یا یہ کہ ان حکومات کو ان عام مسلمانوں یا مذہبی طبقات نے اس بے ہمتی اور مار دھاڑ پر لگایا ہے یا ان کے تحقیق و ریسرچ کا راستہ بند کر دیا ہے؟

رہی بات حرام اجزاء کی تو اسلام مذہب نہیں دین ہے، نظام حیات ہے یہ حواس اور عقل کو مفلوج کرنے نہیں بلکہ عمل میں لانے پر زور دیتا ہے۔ یہ علم و تحقیق کا راستہ روکتا نہیں بلکہ اس پر زور دیتا ہے۔ اس نے زندگی کے ہر میدان کے لئے رہنما اصول دیے ہیں اور دائرے میں رہ کر کام کرنے اور علم و تحقیق کی ترغیب دی ہے۔ اسلام نے زندگی گزارنے کے حوالے سے ضروریات، حاجیات اور تحسینیات کا تصور دیا ہے اور ضرورت کے تحت محرم کے استعمال کو جائز اور بعض اوقات واجب قرار دیا ہے۔ لیگل میکزم ہے یا قاعدہ فقہیہ ہے

''الضروریات تبیح المحظورات''

ضرورت حرام کو مباح بنادیتا ہے۔

اور ضرورت کیا ہے؟

ہلاک کا قطعی یا ظنی خوف۔ تو اس ہلاک کو دفع کرنے کے لئے مذاہب اربعہ میں حرام کا استعمال جائز بلکہ واجب ہے۔ قرآن کریم

نے فرمایا

''ولاتلقوا بایدیکم الی التهلكة''

اپنے ہاتھوں سے اپنے کو ہلاکت میں نہ ڈالو۔

''ولا تقتلوا انفسکم''

اپنے آپ کو قتل نہ کرو۔

اور

''فمن اضطر غير باغ ولا عاد فلا اثم عليه''

جو مضطر بن گیا نہ باغی ہو نہ عادی ہو تو اس پر گناہ نہیں۔

ہاں تفصیلات ہیں کہ کہاں استعمال محرم واجب ہے اور کہاں جائز ہے۔

تو بھوک یا پیاس سے مر جانے کا خوف ہو تو مردار سے کھانا یا شراب کے کچھ قطرے منہ میں ڈالنا ائمہ اربعہ کے نزدیک واجب ہے اس لئے کہ یوں زندگی کا بچنا قطعی ہے۔ہاں کسی بڑے مقصد کے لئے بڑے لوگ کبھی کبھار ایسا نہیں کرتے۔عبداللہ بن حذافہ السہمی رضی اللہ عنہ کو روم کے بادشاہ نے قید میں ڈالا تھا اور اس کے پاس شراب جس میں پانی ملایا گیا تھا اور خنزیر کا گوشت رکھا ہوا تھا۔ تین دن تک اس نے اس کو ہاتھ نہیں لگایا حتی کہ اس نے سر ڈال دیا تو ان کو فکر لاحق ہوئی اس کے موت کی تو اسے نکالا۔اس نے کہا کہ اگرچہ شریعت نے مجھے رخصت دی تھی لیکن میں ان کو دین اسلام کے حوالے سے اپنی کمزوری کے اُساس پر خوش نہیں کرنا چاہتا تھا۔البتہ امام ابویوسف، امام ابواسحق، امام شافعی رحمہم اللہ اور بعض حنابلہ کھانے پینے کے حوالے سے مردار کھانا پینا واجب نہیں صرف مباح سمجھتے ہیں امام ابویوسف فرماتے ہیں

﴿الا ما اضطررتم﴾

استثناء ہے حرام سے اور ایسی استثناء اباحت فائدہ کرتی ہے وجوب نہیں۔

لیکن ہم کہتے ہیں کہ "نهى عن قتل النفس" وجوب فائدہ کرتا ہے سو ضرورت ہے۔

ایک شرط ہے کہ وہ فعلاً موجود ہو۔

دوسرا یہ کہ اس کے لئے پورا کرنے کا کوئی دوسرا راستہ نہ ہو اور یہ کہ کم از کم پر اکتفا کیا جائے۔سوائے مالکیہ کے کہ وہ کہتے ہیں کہ جب جائز ہو گیا تو پھر جی بھر کر کھائے۔

جبکہ دوا کی صورت میں جب طبیب حاذق کہدے کہ صرف یہی علاج ہے۔

اب خمر یعنی انگور سے کشید شدہ شراب سے علاج حنفیہ کے نزدیک جائز ہے جبکہ یہ ثابت ہو کہ اس بیماری کی اور کوئی دوا ہے نہیں اور یہ کہ وہ علاج یقین کی حد تک ثابت ہو چکا ہو۔یہ تب جبکہ وہ اپنی اصل حالت میں ہو اور اگر کیمیائی عمل سے اس کی ماہیت تبدیل ہو چکی ہو تو پھر سب کے نزدیک جائز ہے۔

امام شافعی رحمہ اللہ کے نزدیک اس کے ساتھ پانی خلط ہو یعنی خالص شراب کے ساتھ تو اس سے علاج جائز ہے۔

عزالدین بن عبدالسلام رحمہ اللہ جو محدث اور فقیہ ہیں وہ محرمات اور نجاسات سے علاج کو جائز گردانتا ہے جب کہ اس کے علاوہ اور کوئی دوا نہ ہو۔

محی الدین بن عربی فقیہ ہیں، صوفی ہیں وہ اور امام قرطبی رحمہم اللہ بھی شراب سے علاج بوقت ضرورت جائز گردانتے ہیں۔

اور آج کی ادویہ سازی تو کیمیائی عمل ہے جس سے ماہیت تبدیل ہو جاتی ہے۔ امام ابو حنیفہ رحمہ اللہ سے پوچھا گیا کہ گدھا اگر نمک کے کان میں مرا اور نمک بن گیا تو بطور نمک اس کا استعمال کیسا ہے؟ امام ابو حنیفہ رحمہ اللہ نے فرمایا کہ جائز ہے حالانکہ دیگر نمک بھی موجود ہے لیکن اس کی بھی قلب ماہیت ہو چکی ہے۔

قاضی ابو یوسف رحمہ اللہ سے پوچھا گیا کہ سوکھا گوبر اگر جل جائے تو اس کے راکھ کا کیا حکم ہے؟

قاضی ابو یوسف رحمہ اللہ نے فرمایا کہ پاک ہے۔

اب یہ جو لوگ اس قسم کی باتیں سامنے لے آئے ہیں وہ یا تو جاہل ہیں یا پھر ان کا اپنا کوئی ایجنڈا ہے یا مسلمانوں کے ساتھ دشمنی ہے۔ اور عجب تو یہ ہے کہ غیر مسلم ایسا نہ کہتے ہیں نہ لکھتے ہیں بلکہ اسلام کے دعویدار ایسا کہتے اور لکھتے ہیں جسے سوائے منافقت یا الحاد کے اور کچھ نہیں کہا جا سکتا۔

اب دوا بھی آئے گا اور ویکسین بھی۔ اور اسے انسان اور سائنس دان ہی دریافت کریں گے۔ ایسے میں ان کا کوئی مذہب نہیں ہو تا وہ صرف انسان ہوتے ہیں اور سائنس دان ہوتے ہیں۔ یہ گندی باتیں وہ لوگ کرتے ہیں جو سائنس دان تو بالکل بھی نہیں بلکہ انسان کہلانے کے بھی مستحق نہیں۔ ان کو یہ معلوم ہونا چاہئے کہ جب تک انسانیت کو اس وبا سے چھٹکارا نہ ہو تب

تک کوئی بھی محفوظ نہیں کیونکہ یہ تو انسان سے انسان کو لگتا ہے۔بلکہ کہتے ہیں کہ حیوان سے لگتا ہے تو حیوانات کی بھی فکر کرنی ہوگی۔ورنہ انسانوں کے لئے بھی ''لامساس''اور'' ٹچ می ناٹ''کا حکم ہے اور حیوانوں کے لئے بھی ہوگا۔تو پھر کیا ہوگا؟ گائے میں دودھ ہوگا اور قریب نہ جاسکوگے۔دنبے پر اُون ہوگا قریب جانا ممنوع ہوگا بلکہ ان پالتو جانوروں کو بھی وحشی کروانا ہوگا ،جنگلوں،صحراؤں اور پہاڑوں میں دھکیلنا ہوگا اور پھر نہ صحرا سے واسطہ،نہ جنگل سے اور نہ پہاڑ سے جسے سوائے قیامت کے اور کیا کہہ سکوگے۔اوراب بھی خدا کرے یہ ختم ہولیکن بعد میں جو حالات ہونگے سیاسی،معاشی اور معاشرتی خدا خیر کرے ناگفتہ بہ ہونگے۔کتنے ممالک ہیں جو اپنے کو سنبھال سکیں گے۔بھوکوں کی دنیامیں امن وامان کی حالت کیا ہوگی؟کیامال رکھنے والے''بروج مشیدہ''میں محفوظ ہونگے؟بالکل بھی نہیں۔اللہ سے خیر مانگا کریں اور سب ایسا کریں اٹھتے بیٹھتے۔

''ربنا آتنا فی الدنیا حسنة وفی الآخرة حسنة وقنا عذاب النار''

پڑھتے رہیں کہ دنیا جہنم نہ بنے۔ماحول پر رحم کرنا ہوگا،چرند وپرند ودرند وحشرات،جنگل وصحرا اور دریا سب کا سوچنا ہوگا وگرنہ نہ رہے گا بانس نہ بجے گی بانسری۔

اللہ تعالیٰ اپنی خوبصورت دنیا کو محفوظ رکھے آمین۔

معاشرے میں تبدیلی آئے گی،بہت سارے عادات واطوار
تبدیل ہوجائیں گے۔خدا کرے انسان انسان بن جائیں جو
انبیاء کی دعوت کا خلاصہ ہے۔

حق کا خوف اور خلق پر رحم

انسان کی انسانیت دو چیزوں پر موقوف ہے۔

ا۔ایک حق یعنی خالق کا خوف۔

۲۔اور دوسرا خلق یعنی مخلوق پر رحم۔

اور یہ دونوں ایک دوسرے کے ساتھ لازم وملزوم ہیں۔ان میں سے اگر کوئی بھی بندہ ایک کا دعوی کرے تو وہ دعوی بے بنیاد ہے۔یعنی بندہ کہے کہ خالق سے ڈرتا ہے لیکن وہ مخلوق پر ظلم کرتا ہے تو اس کا دعوی غلط ہے۔یا یہ کہے کہ وہ مخلوق پر رحم کرتا ہے لیکن اگر وہ خدا سے ڈرتا نہیں تو اس کا رحم کا دعوی پھر غلط ہے۔اگر بظاہر کوئی رحم اس کا دیکھا بھی جاتا ہے تو وہ اس کا کوئی حیلہ بہانہ ہو سکتا ہے جس کا ہدف اور مقصد کوئی اور چیز ہے لیکن وہ رحم نہیں ہے۔

خدا کا خوف ہو تو ایسا بندہ خلق خدا پر رحم ضرور کھائے گا اور اس کا رحمدل ہونا اس کے تواضع وانکسار اور عاجزی سے ظاہر ہو گا۔یعنی اس میں تکبر واستکبار کا شائبہ تک نہیں ہو گا اور کوئی بندہ حقیقی معنوں میں خلق خدا پر رحم کرنے والا ہو تو اس میں خوف خدا ضرور ہو گا۔

جب سے کورونا آیا ہے تھیوریز پہ تھیوریز آرہی ہیں، قصوں پہ قصے بیان کیے جارہے ہیں یعنی کورونا کی صورت حال کو ڈھندلا کرنے کے لئے ایک منصوبہ سا لگ رہا ہے تا کہ حقیقت حال کا پتہ نہ چلے کہ قدرتی ہے یا مصنوعی ہے اور ہر دو صورتوں میں اس کا ڈھندلا کروانا استحصالی طبقات کے فائدے کے لئے کروایا جارہا ہے۔

کبھی تو کہا جاتا ہے کہ برطانیہ نے تیار کر کے کینیڈا کے راستے چین بھجوایا اور چین نے کچھ تبدیلیوں کے ساتھ واپس مغرب بھجوایا۔

کبھی کہا جاتا ہے کہ امریکہ نے کینڈا کے راستے بھجوایا۔

کبھی کہا جاتا ہے کہ چین نے بنایا اور اپنے ایک شہر میں پھیلا یا جہاں سے وہ کسی دوسرے شہر میں نہیں پھیلا اور پھر پوری دنیا میں پھیلایا۔

کبھی یہ قصہ آجاتا ہے کہ بل گیٹس فاؤنڈیشن سے فنڈنگ کر کے اسے بنوایا گیا تاکہ دنیا کی آبادی کو کم کیا جاسکے اور کہتے ہیں کہ اب وہی بل گیٹس ویکسین کے لئے اربوں ڈالر فنڈنگ کرنا چاہتا ہے اور سات فیکٹریز تیار کرنا چاہتا ہے۔ساتھ ساتھ کبھی پلازما سے علاج کرنے کی تھیوری آجاتی ہے تو اگلے ہی مرحلے کہا جاتا ہے کہ پتہ نہیں یہ بیماری جس کو لگی اور صحت یاب بھی ہو گیا تو کیا یہ اس کو دوبارہ بھی لگ سکتی ہے ؟ کہتے ہیں کہ ابھی تک واضح نہیں۔ تو پھر اس بندے کے پلازمہ سے علاج کا کیا تک بنتا ہے۔

کبھی کہتے ہیں اس کی اجازت ملی ۔ پھر کہتے ہیں کہ نہیں ملی۔ پھر کہتے ہیں کہ ملیریا ویکسین یا ملیریا کی دوائی سے علاج اور تدارک ممکن ہے پھر کہتے ہیں کہ ممکن نہیں ہے۔ پھر کہتے ہیں اس کی اجازت دی گئی ۔ پھر خبر آتی ہے کہ نہیں دی گئی ۔ پھر خبر آتی ہے مریض اس سے صحت یاب ہو گیا۔ پھر کہتے ہیں کہ مریض اس سے مر گیا یا اس کی بینائی چلی گئی۔

کبھی کہتے ہیں ہوا میں رہتا ہے پھر کہتے ہیں بھاری ہے نہیں پھیلتا، پھر کہتے ہیں فلاں چیز پر تین گھنٹے تک سالم رہتا ہے پھر خبر آتی ہے سات دن تک رہتا ہے۔ پھر کہتے ہیں ماسک سے تدارک ہوتا ہے پھر خبر آتی ہے کہ اس کی ضرورت نہیں۔ پھر خبر نشر کی جاتی ہے ٹمپریچر سے اس کے گرد پروٹین کا کور ختم ہو کے یہ تھوڑی دیر میں ختم ہو جاتا ہے۔ پھر کہتے ہیں ٹمپریچر سے اس کا کوئی تعلق نہیں یعنی بیسیوں نہیں سینکڑوں باتیں اور وہ بھی ایک دوسرے کی ضد۔

پھر کہتے ہیں غریبوں کی امداد کی جائے گی پھر کہتے ہیں کہ ممکن نہیں ہے ڈیٹا نہیں وغیرہ وغیرہ۔

دوسری جانب لوگ بھی کہتے ہیں کہ اعداد وشمار اس سے زیادہ ہیں جو بیان کیے جاتے ہیں پھر کہتے ہیں اعداد وشمار میں مبالغہ کیا جاتا ہے تاکہ خوف کی فضا قائم کریں اور پھر ایسی ویکسین کے لئے

لوگ تیار ہوں جس میں اس کے بدن میں چپ لگ جائے گا اور ہر ایک بندے کی نقل وحرکت کو کنٹرول کیا جائے گا یا ایسا چپ ہو گا کہ اس کے شعور وتحت الشعور پر کنٹرول کیا جائے گا تا کہ وہ خود سوچ وبچار سے مکمل خالی ہو اور ماسٹرز کے لئے سوچے۔

کبھی کہتے ہیں کہ ایسا چپ ہو گا کہ خواتین بچے پیدا کرنے کے قابل نہیں رہیں گی اور یوں جتنا پیداوار وہ ماسٹرز چاہیں اتنا ہی ہو گا۔

یہ ساری باتیں تب ہیں جب یہ قطعی طور پر معلوم ہو کہ پوری دنیا یعنی بڑی طاقتیں اس پر ایکا کر چکی ہیں جبکہ ان کے درمیان تو دشمنی کی حد تک رقابتیں ہیں۔

کبھی کہا جاتا ہے کہ بوڑھوں سے جان چھڑانا ہے جبکہ دوسری طرف خبر ہے کہ زندگی کو زیادہ دیر تک طویل کرنے پر کام ہو رہا ہے تا کہ عمر رسیدہ لوگوں کے تجربات سے زیادہ فائدہ اٹھایا جائے۔

یہ سارے دجالی تصورات اور دجالی فلسفے تو ہیں لیکن اللہ کے نظام میں دجال اور اینٹی دجال کا تصور بلکہ تحقیق بھی تو ہے۔ تو اگر ایک قوت ایک چیز پر کام کر رہی ہے تو مقابل والی قوت خاموش تماشائی بیٹھی رہے گی ؟ ایسا ہو نہیں سکتا وہ تو قدم قدم پر ایک دوسرے کا راستہ رکواتے ہیں

"ولو لا دفع الله الناس بعضهم ببعض لفسدت الارض"

اگر اللہ کا انسانوں کو ایک دوسرے کے ذریعے رکوانا نہ ہوتا تو زمین تباہ ہو جاتی۔

"وكذلك نولی بعض الظالمين بعضاً بما كانوا يكسبون"

اور اس طرح ہم ظالموں کو ایک دوسرے کا ولی بنا دیتے ہیں اس وجہ سے جو وہ کرتے ہیں۔

لیکن ہمارے نزدیک اس کا یہ ترجمہ زیادہ راجح ہے پہلی والی آیت کو مد نظر رکھتے ہوئے کہ "اور اس طرح ہم ظالموں کو ایک دوسرے پر مسلط کر دیتے ہیں اس وجہ سے جو وہ کرتے ہیں۔"

تو خلاصہ وہی جو اللہ نے فرمایا

"ویمکرون ویمکر اللہ واللہ خیر الماکرین"

کہ یہ بھی تدبیر کریں گے اور اللہ بھی تدبیر کرے گا اور اللہ بہترین تدبیر کرنے والا ہے۔ البتہ ان حالات میں مسلمان حکمرانوں اور ممالک پر افسوس ہے کہ وہ کہاں ہیں اور کیا کر رہے ہیں؟ کیا کبھی ان کے ہوش بھی ٹھکانے لگیں گے یا ہمیشہ سرنگوں اور زیر دست رہیں گے؟ کیا اب بھی وہ خواب غفلت سے بیدار نہیں ہونگے؟ کہ کچھ کریں اور آگے آئیں اور دوسروں کی طرح شیطانت کے لئے نہیں بلکہ انسانیت اور خلق خدا کے خیر کے لئے۔ اور یہ تب ممکن ہے جب حق کا خوف اور خلق پر رحم آئے۔ دیگر ان کے نزدیک تو حق اور خلق دونوں کی چھٹی کرادی گئی ہے کہ ان کا تو صرف سرمائے کا سوچ ہے۔ ہونگے ان میں بھی کچھ اچھے لوگ لیکن مذکورہ بالا باتوں سے تو معلوم ہوتا ہے کہ غلبہ ان کا ہے جو شیطانی سوچ رکھتے ہیں۔ اور دوسری جانب جو مسلمان غریبوں کے ساتھ امداد کرتے ہیں اور اس کو تصویریں نکال نکال کے پکچرائز کرتے ہیں تو اس سے بھی معلوم ہوتا ہے کہ ان کو بھی نہ حق کا خوف ہے اور نہ مخلوق پر رحم آیا ہے اور ایسے انسانوں پر اللہ کبھی رحم نہیں کرتا کہ رحم کے لئے حق کا خوف اور خلق پر رحم لازم ہے۔

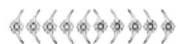

وائرس اور پاکیزگی

پاکیزگی جزو ایمان ہے۔

یہ دراصل ایک حدیث پاک

''الطهور شطر الايمان''

کا ترجمہ ہے۔ شطر کے معانی ایک سے زیادہ ہیں۔

ا۔ جہت اور طرف جیسے

''فولوا وجوهكم شطر المسجد الحرام''

۲۔ اس طرح جز اور نصف بھی اس کا ترجمہ ہے کہ پاکیزگی نصف ایمان ہے اور بعض روایا ت میں ساتھ آیا ہے

''بل كله''

بلکہ کل ایمان ہے۔

جس کا معنی ہے کہ ایمان گندے عقیدے اور گندے اعتقادات سے لا تعلقی کا نام ہے۔ سو یہ ہے ہی پاکیزگی۔

اس طرح ایمان کا تقاضا ہے طہارت اور پاکیزگی۔ یعنی یہ عقیدہ پاکیزہ اخلاق، پاکیزہ اعمال اور پاکیزہ طرز عمل کا تقاضا کرتا ہے۔

عبادات جس کی اساس اور سبب اطاعت ہے کہ اللہ نے اس کا حکم دیا ہے۔ ان عبادات پر نظر ڈالیں تو ان میں داخلہ ہی پاکیزگی اور طہارت کے راستے سے ہوتا ہے۔ نماز جسے ایمان کا علَم اور نشانی قرار دیا گیا۔

''لكل شئ علم وعلم الايمان الصلوٰة''

اور اس کو

''عماد الدین''

کہا۔

یعنی کسی سٹرکچر کا وسطی ستون یا بدن کے لئے ریڑھ کی ہڈی جس پر سارا بدن کھڑا رہتا ہے۔

اس عبادت کے لئے

''مفتاح الصلوۃ الطھور''

کہا۔ کہ پاکیزگی اور طہارت نماز کی مفتاح ہے۔

سو نماز کے لئے استنجاء کی جاتی ہے پھر ہاتھ، منہ، چہرہ، ناک اور پاؤں دھوئے جاتے ہیں اور یہ کام پانچ وقت کیا جاتا ہے۔

اسی طرح شریعت کے احکام و آداب میں ہے کہ کھانے سے پہلے اور کھانے کے بعد منہ ہاتھ دھوئیں۔ جس کے لئے تعبیر کی گئی عکراش کی روایت ہے کہ

''الوضوء قبل الاکل وبعدہ''

اور اس وضوء سے مراد اس کے لغوی معنی یعنی منہ ہاتھ دھونا ہے۔

اس طرح چھینک، کھانسی اور جمائی لیتے وقت منہ چھپانا رسول پاک ﷺ کی تعلیمات ہیں۔

یہ زندگی کے عمومی آداب ہیں جسے معمول کے مطابق اپنانا ہے۔

اب جو دنیا میں کورونا وائرس پھیل چکا ہے تو ساری دنیا میں ماہرین صحت اس قسم کے پاکیزگی اور آداب اپنانے کا کہہ رہے ہیں جس کا معنی ہے کہ خالق کائنات کے بھجوائے ہوئے دین کے تعلیمات عین فطرت اور فطری تقاضے ہیں جو سارے انسانوں کے لئے مفید ہیں یعنی یہ بہت ساری بیماریوں کے لئے پری کاشنز اور احتیاطی تدابیر ہیں۔

اگر تاریخ پر نظر دوڑائیں تو وبائی امراض ان وائرس سے پھیلتا ہے جو زیادہ تر صفائی نہ ہونے کی وجہ سے پیدا ہوتے ہیں۔ کھانے پینے کے اشیاء ادھر ادھر پھینکی جاتی ہیں جس سے

کیڑے مکوڑوں کی بہتات ہوتی ہے اور یہ کیڑے مکوڑے وائرس اور بیکٹیریا کی سواری بن کر ان کو ادھر ادھر پھیلاتے رہتے ہیں۔

1665ء میں لندن میں چوہوں سے طاعون پھیلا جس سے دولاکھ لوگ ہلاک ہو گئے پھر چوہوں کو جلایا گیا تو کہیں یہ سلسلہ رک گیا۔

1347ء میں "بلیک ڈیتھ" کے نام سے جو وبا پھیلا وہ ایشیا سے بحری جہازوں کے آنے سے یورپ میں پھیلا اس سے بھی دولاکھ افراد

ہلاک ہوئے تھے۔

1918ء میں سپینش فلو سے تین کروڑ تیس لاکھ افراد ہلاک ہو گئے تھے۔

"ایبولا وائرس" سے افریقہ میں دس ہزار لوگ مرے۔

اور ان سب کے متعلق ماہرین کہتے ہیں کہ مختلف قسم کے کیڑے مکوڑے ان کے کیریئر بنے اور کیڑے مکوڑے گندگی سے پھیلتے ہیں۔

ماہرین کہتے ہیں کہ وائرس اور بیکٹیریا ایٹمی جنگ سے زیادہ خطرناک ہیں۔ اس کے لئے صفائی ضروری ہے۔ ساتھ ساتھ ہیلتھ سسٹم کو منظم کرنا بھی ضروری ہے۔ کہتے ہیں کہ الیکٹرانک ٹیکنالوجی کے ساتھ ایڈوانس بیالوجی کو ملا کر نظام بنایا جاسکتا ہے تاکہ وائرس اور بیکٹیریا پر نظر ہو اور اس کو کنٹرول کیا جائے۔

بے ہنگم آبادی بھی گندگی پھیلانے کا بڑا ذریعہ ہے۔

اب وبا جو آتا ہے تو وہ عمومی آتا ہے۔ وہ نیک وبد اور مسلم اور غیر مسلم کا فرق نہیں کرتا۔ رسول پاک ﷺ نے فرمایا

"طاعون اللہ کا ایک عذاب ہے اور یہ مومن کے لئے رحمت ہے وہ اس سے مرے تو شہید ہو جاتا ہے۔"

تو اب اس وبا کے حوالے سے جو اقدامات پوری دنیا نے اٹھائے ہیں یہ اللہ کی فطری قانون انضباط کے حوالے سے فضا کو صاف کرنا چاہتا ہے کیونکہ ہم انسانوں کے ہاتھوں اللہ کی خوبصورت دنیا کو بہت آلودہ کیا گیا ہے۔ ایسے میں پوری دنیا کے لیڈران صفائی کے ساتھ ساتھ اپنے عقیدہ کے مطابق خدا کو رجوع کرنے کا کہہ رہے ہیں۔ اب ایمان تو کسی کی مرضی پر ہے کہ کوئی اس کو قبول کرے یا نہ کرے البتہ ایک بات واضح ہوگئی کہ اللہ اگر چاہے تو تکوینی اعتبار سے ساروں کو مسلمان بنادے لیکن یہ تکلیف، ابتلاء اور سزا وجزا کے تصور کے منافی ہے۔

بہر تقدیر ایسے میں اللہ کو رجوع کرنا لازمی ہے اللہ سارے انسانوں کا سنتے ہیں حتی کہ مشرکین مکہ بھی سمندر میں پھنس کر اللہ کو پکارتے تو اللہ ان کو نجات دے دیتا لیکن ساتھ میں یہ شکوی کیا کہ جب ہم نے ان کو نجات دے کر ساحل پر پہنچایا تو یہ پھر شرک کرنے لگے۔ سو انسانوں کو انسانوں بلکہ اللہ کے عالم اور دنیا پر ظلم نہ کریں، آلودگی کنٹرول کرنے کا سوچیں۔ زہریلے گیسز، زہریلی دوائیں، سموک اور سموگ وغیرہ میں کمی کی جائے۔ وہ سہولیات جو خیر سے زیادہ شر لے آتی ہیں ان سہولیات کا کیا فائدہ؟ فطرت سے آگے آگے دوڑنے کی کوشش کرنا یا فطرت کے ساتھ کھلواڑ کرنا تباہی ہے۔ یہ وائرس وغیرہ وارننگ اور تازیانے ہیں

﴿لعلھم یرجعون﴾

تاکہ لوگ یوٹرن لیں۔

لیکن ہم بھی عجیب ہیں ہر بندہ فلسفی ہے اور اپنا اپنا فلسفہ گڑھتے رہتے ہیں کہ فلاں ملک میں فلاں لوگوں پر ظلم ہوا تو ان پر یہ وبا آگیا۔ فلاں ملک نے حجاب پر پابندی لگادی تو اللہ نے سب کو حجاب یعنی ماسک پہنادئے۔ ہمارے خیال میں یہ غیر سنجیدہ قسم کے تبصرے ہیں اس کا مطلب یہ ہے کہ ہم بہت عدل کرنے والے ہیں اور کبھی کوئی ظلم نہیں کیا اور اللہ فرماتے ہیں

''کہ اگر اللہ تعالی لوگوں کو فوراً ان کے ظلم پر گرفت میں لیتے تو زمین پر کسی بھی چلنے والے کو نہ چھوڑتا۔''

اور یہ اس لئے کہ سب اپنے اپنے حصے کا ظلم کرتے ہیں۔

پس اللہ کو رجوع کرنا ہے

﴿حسبنا اللہ ونعم الوکیل نعم المولی ونعم النصیر﴾

یہ اٹھتے بیٹھتے پڑھا کریں اور کسی کو حق نہیں کہ فلسفی بن کے مسلمانوں کے تصور دعا کا تمسخر اڑائیں اور وہ خود بھی مسلمان ہو تو کیا یہ

حکم خداوندی اور حکم رسول ﷺ کا مذاق اڑانا نہیں ہے۔

اعاذنا اللہ

مصنوعی ہو تو بہت بڑا ظلم ہے

کورونا وائرس ہمیشہ سے رہا ہے اور اس سے فلو ہو جاتا ہے۔ یہ ہمیشہ سردیوں کے موسم میں اٹیک کرجاتا ہے اس لئے کہ سردیوں میں بدن میں خون اور آکسیجن دونوں کا فلو سست ہو جاتا ہے اور بدن کو صحیح حرارت عزیزی جو مدافعت کرتا ہے نہیں ملتا۔ بدن میں کھچاؤ اور تناؤ پیدا ہو جاتا ہے، لوگ زیادہ تر پانی پینا بھی کم کر دیتے ہیں جس سے بدن کو کافی فرق پڑ جاتا ہے۔ مختلف خطوں میں سردیوں کا لیول، ہوا میں نمی کا مقدار، خوراک کی نوعیت و کیفیت اور مقدار بھی مختلف ہوتا ہے۔ رہن سہن کے طریقے بھی مختلف ہوتے ہیں، لوگ منہ، ناک، کان وغیرہ کی صفائی اور دھونے کا کتنا خیال رکھتے ہیں۔ عمومی صفائی، بدن کی صفائی، کپڑوں کی صفائی اور جگہوں کی صفائی کیسی ہے۔ بارشوں کی کیا صورت حال ہے۔ یہ سب کچھ ایکو سسٹم کا حصہ ہوتے ہیں اور زندگی چلتی ہی ایکو سسٹم پر ہے جس میں وقت گزرنے اور دنیا میں صنعتیں پھیلنے، آلودگی اور سموگ پھیلنے سے نقص آتے رہتے ہیں۔ ہماری زندگی میں مختلف موسموں کی کیفیات کتنی تبدیل ہو گئیں، بعض خطوں میں سردیوں میں جو دُھند اب دیکھا جاتا ہے کیا پہلے بھی ایسا تھا؟ کیا پہلے بھی اتنے کیمیکلز استعمال ہوتے؟ کیا پہلے بھی تخم کے ساتھ یہ معاملے ہوتے جو آج زراعت کے لئے تخم پیدا کیے جاتے ہیں جس سے پیداوار میں تو یقیناً اضافہ ہوا لیکن کیا ان غلات، سبزیوں اور پھلوں میں وہ غذائیت موجود ہے جو قدرتی انداز سے پھلنے والی فصلوں میں ہوا کرتی تھی؟ کیا زمین کی اپنی صلاحیت اور زیادہ سے زیادہ قدرتی کھاد سے جو فصلات پیدا ہوتے ان جیسی لذت یا غذائیت ان مصنوعی کھادوں اور کیمیکل زدہ فصلات میں ہے؟ کیا قدرتی چکن اور فارمی چکن کی لذت یا غذائیت ایک جیسی ہے؟ ایک بیماری آنے سے کیا ہزاروں چکن فارم میں ایک دو دن میں نہیں مرتے؟ یہ ان کی اپنی قوت مدافعت کا حال ہے اس کے کھانے سے انسان کی قوت مدافعت کی کیا کیفیت ہو گی؟ کیا پہلے بھی علاج معالجہ کے لئے آج کے تیر بہدف قسم کے ادویہ استعمال ہوتی

تھیں جو فوراً جا کے بیماری والے مواد کا گلا تو گھونٹتے ہیں لیکن اس جنگ میں جو بدن کے اندر ہو جاتی ہے بدن کے اپنے نظام اور اعضاء کا کیا حشر ہو جاتا ہے جو کبھی کبھار تو سائیڈ ایفیکٹس کی شکل میں ظاہر ہوتا ہے لیکن بسا اوقات ایسا نہیں ہوتا حالانکہ وہ جنگ اپنا اثر کیسے ہوتا ہے آج نہیں تو کل ورنہ سال بعد اس کا اثر ظاہر ہو جائے گا۔

اس طرح وقت کے ساتھ ساتھ وائرس اور بیکٹیریا کی فطرت وہیئت اور اثر بدلتا رہتا ہے کہ وہ بھی ایکو سسٹم ہی کا حصہ ہیں۔ سانپ زہریلا ہے لیکن ایکو سسٹم کا حصہ ہے۔ کسی علاقے میں سانپ نہ ہوئے تو وہاں کا سسٹم ڈسٹرب ہو جاتا ہے۔ ایکو سسٹم میں ایک چیز دوسرے کی خوراک اور ایک چیز دوسرے کے بقاء کا ذریعہ ہوتا ہے۔ زمین کے اندر کیڑے مکوڑے رینگتے ہیں تو اس میں زرخیزی آتی ہے وہ مٹی کھاجاتے ہیں اور بطور فضلہ اسے نکالتے ہیں یہی وہ زرخیزی ہے۔ گائے گھاس کھاتی ہے ہمیں دودھ دیتی ہے ساتھ گوبر بھی۔ وہی گوبر ہم پھر کھیت میں ڈال دیتے ہیں اس سے گھاس کی نشوونما ہوتی ہے۔ اب گائے جو قدرتی طور پر دودھ دیتی ہے وہ صحت مند ہے لیکن اسے انجکشن لگا کے جو اضافی دودھ ہم نکالتے ہیں وہ تو اس کے بدن کے کیلشیم کو قبل از وقت تحلیل کر کے ہم پی لیتے ہیں تو اس سے گائے کا کیا حشر ہوتا ہے؟ اور ہمارے نظام انہضام کا کیا حشر ہوتا ہے؟ یہ باتیں سوچنے کی ہیں۔

بالفاظ دیگر ہم کائنات پر ظلم کرتے ہیں اور ظلم اثر کے بغیر نہیں گزرتا۔

''افلا تعقلون''

''افلا تعلمون''

کیونکہ یہ بھی ایکو سسٹم ہی کا حصہ ہے۔ یعنی مثبت یا منفی اثر اور نتیجہ یعنی کوئی بھی فعل و عمل بغیر مجازاۃ کے نہیں گزرتا۔ یہ علیحدہ بات ہے کہ اس کا اثر کب ظاہر ہو گا یہ بھی سسٹم ہی کا حصہ ہے اور اثر ظاہر ہو تو کیا ہمیں احساس بھی ہو گا؟

''وان کثیرا من الناس عن آیاتنا لغفلون''

کہ لوگوں کی اکثریت ہماری آیات سے غفلت برتنے والے ہیں۔

یعنی ان کے ہوش ٹھکانے نہیں لگتے۔

اب دنیا میں عواقب سوچے بغیر ٹیکنالوجی کی ایک دوڑ لگی ہوئی ہے۔ کبھی تو بظاہر وہ کچھ خیر کے لئے کرتے ہیں لیکن ان کو اس کے شر کا یا تو پتہ ہی نہیں ہوتا یا وہ کہتے ہیں چلو خیر کے ساتھ کچھ شر بھی اگر آئے تو برا نہیں۔ اور کبھی تو کرتے ہی ہیں شر کے لئے مثلاً (WMD) ویپن آف ماس ڈسٹرکشن تو ہے ہی تباہی کے لئے لیکن جب عقل ہوش کے بجائے ہوس کے پیچھے لگ جائے تو وہ تو صرف تباہی ہی ہے۔

آج کل یہ بات زیر بحث ہے کہ کیا کوروناوائرس قدرتی ہے یا مصنوعی ہے؟

اور اگر مصنوعی ہے تو کیا اسے ریسرچ کے لئے بنایا گیا جو غلطی سے نکل گیا یا اس مقصد ہی کے لئے بنایا گیا کہ مخالف کو نیچا دکھایا جائے؟ یا اسے پیغام دیا جائے کہ دیکھو ہمارے ساتھ مت چھیڑو۔

ہم اس فیلڈ کے ماہر نہیں یہ تو طبیعیات والے بہتر جانتے

ہونگے لیکن اگر ایسا ہے تو یہ درندگی کی انتہاء ہے۔ ایسے لوگوں کو انسان کہنا انسانیت کی توہین ہے۔

اس سے پہلے Mers وائرس جو بھی کرونا ہی کی ایک قسم ہے وہ آیا۔ یہ مخفف ہے (Middle East respiratory syndrome) مڈل ایسٹرن ریسپٹری سائنڈروم کا۔

پھر Sars سارس بھی آیا جو مخفف تھا (Severe Acute Respiratory Syndrome) سوئر اکیوٹ اسپریٹری سائنڈروم کا۔

اب یہ کووڈ 19 نوول کرونا آیا۔ خدا کرے جلد اس جلد اس کا خاتمہ ہو آمین۔ لیکن اگر واقعی کسی نے بنایا ہو جیسا کہ امریکہ اور چائنا ایک دوسرے پر الزام لگاتے ہیں لیکن تاحال تو الزامات ہی ہیں تو اب سوچنا یہ ہے کہ باقی دنیا کے پاس اس حماقت اور درندگی کا کیا توڑ

ہے؟ خصوصاً مسلم دنیا کے پاس جو ساٹھ کے قریب ممالک ہیں۔ یا وہ صرف خطابتوں کے ذریعے گلا پھاڑ پھاڑ کے اس کا توڑ کریں گے یہ تو داخل بھی ہوتا ہے گلے میں تو گلا ہی نہیں رہے گا۔

اب کے تو اس کا تدارک اولین ضرورت ہے اور بعد ازاں تحقیق کہ کیسے ہوا کیونکہ انہوں نے تو نہیں کرنا جس نے بنایا ہوگا اگر ایسا ہے تو۔ اور جب باقی ممالک یہ معلوم کر سکیں کہ کسی نے کیا ہے تو انسانیت کے ان دشمنوں کے ساتھ کیا کرنا ہے خدا نہ کرے کہ مصنوعی ہو۔ البتہ اب تو اولین ضرورت احتیاط اور تدابیر کی ہے اور پھر فوراً جلد از جلد علاج کی ضرورت ہے کہ اس کے قدرتی یا مصنوعی ہونے کے حوالے سے تا حال کنفیوژن ہے بلکہ پیدا کی جاتی ہے۔ جبکہ پولیو کے حوالے سے ماہرین کی تو کوئی دوسری رائے نہ تھی لیکن پھر بھی اس کے حوالے سے کچھ سادہ لوح یا پھر کچھ پیڈ لوگ کنفیوژن پیدا کرتے رہے تھے۔

܀܀܀܀܀܀܀

ایک نظر نہ آنے والے کیڑے نے سرپٹ دوڑنے والی زندگی کو بریک لگا دیے

یوں تو فطرت ارتقائی ہے۔ علم روز بروز بڑھتا جارہا ہے اور انسان تحقیق پر تحقیق اور ایجاد پر ایجاد کرتا جارہا ہے جس کی وجہ سے زندگی ایٹمی رفتار سے جارہی ہے اور رفتار بھی ایسی کہ کوئی کسی کو دیکھتا بھی نہیں اور نہ کبھی کسی نے اس پر سوچا کہ اس دوڑ کے منفی اثرات کیا کچھ ہیں یا ہونگے۔

اب فطرت تو اپنی ارتقاء کے ساتھ ساتھ وقتاً فوقتاً مختلف صورتوں میں تنبیہات بھی کرتی ہے لیکن سرپٹ دوڑنے والے انسان نے ان تنبیہات کو کبھی درخور اعتناء نہ سمجھا اگرچہ اس نے اس وجہ سے بہت سارے خسارے اور نقصانات بھی اٹھائے لیکن کوتاہ بینی اور کوتاہ نظری یہ اس سے جلدی ہی بھلا دیتی ہے اور وہ پھر اپنی دوڑ میں مگن ہو جاتا ہے۔

قدرتی آفات تنبیہات ہی تو ہیں

﴿لعلهم يرجعون﴾

تاکہ وہ یوٹرن لے لیں۔

لیکن انہوں نے یوٹرن تو کیا لینا انہوں نے تو مزید آگے جانا ہے اور مزید تیز دوڑنا ہے۔ اور وجہ ظاہر ہے زندگی کو فطری سے زیادہ مصنوعی بنانا اور زیادہ سے زیادہ سہولیات پیدا کرنا۔ لیکن کچھ سہولیات کی تو یہ مثال دی جاسکتی ہے جیسا کہ ایک بندہ کسی اونچے پہاڑ پر ہو اور نیچے آنا چاہتا ہو۔ اب وہاں سے راستے پر اترنا اس کا کافی وقت لے گا مثلاً دو گھنٹے یا تین گھنٹے۔ سو اس نے کہا کہ مجھے تو پانچ دس منٹ میں نیچے پہنچنا ہے سو اس نے جمپ لگائی کہ یوں جلدی پہنچ جاؤں گا تو نتیجہ تو ظاہر ہے یا تو وہ جان ہی سے ہاتھ دھو ڈالے گا یا کم از کم اپنے بدن کی ہڈیاں توڑ ڈالے گا اور مستقلاً معذوری کا شکار ہو جائے گا۔ تو کچھ آسانیاں تو اس قسم کے نتائج بھی لے آتے ہیں۔

سو عقل و فہم کا تقاضا یہ ہے کہ ہم سوچیں کہ ہم نے کون کون سی آسانیاں پیدا کرنی ہیں جو مفید اور نافع ہوں یا وہ جو تباہی کے پیش خیمہ ہوں؟ یہ سرپٹ دوڑنا از خود ایک بڑی تباہی اور بربادی ہے۔

اب جب ہم نے اس خوبصورت دنیا کو آلودہ کر دیا اور ہماری وجہ سے خلقِ خدا چرند پرند و کیڑے مکوڑے اور ایکو سسٹم تباہ ہو رہا تھا تو اس خوبصورت دنیا کے خالق نے از خود ایسا انتظام کیا کہ سرپٹ دوڑ کو ایک زبردست بریک لگا اور انسان اپنی اپنی جگہ پر دبک گئے، سہم گئے، گم سم ہو گئے۔ میل ملاپ اور حرکت سے رہ گئے اور یہ ایک نظر نہ آنے والے کیڑے کی وجہ سے۔

سو ایک تو اللہ نے پیغام دیا کہ ڈھیر ساری ترقیوں کے باوجود ساری دنیا ایک حقیر سی کیڑے کے سامنے بے بس ہے جبکہ چیلنج تو وہ کرتا ہے مجھے۔

اور دوسرا یہ کہ میں چاہوں تو ساری دنیا کو ایک ہی سیکنڈ میں اپنے در پر جھکاؤں لیکن ایمان واسلام فری وِل کی بات ہے جبر کی نہیں۔ اور یوں ان کو تربیت بھی دی کہ انسان بن کے صاف ستھرے رہو اور آج ساری دنیا صفائی ستھرائی کا وہ انتظام کر رہی ہے جو فطرت کا تقاضا ہے اور دین فطرت کا امر ہے۔ ساتھ ساتھ انسان انسان کا ہمدرد بھی بنتا جا رہا ہے کہ اس کو یہ تکلیف ہے اس کو محفوظ رکھوں تاکہ یہ مصیبت ہمارے اوپر نہ چڑھ دوڑے۔ ایسے میں پھر بھی کچھ بدبخت ایسے ہیں جو ذخیرہ اندوزی، چور بازاری اور استحصال کر کے پیسے بٹورنا چاہتے ہیں اور لوگوں کی مجبوریاں کیش کرنا چاہتے ہیں جیسا کہ وہ خود وائرس پروف ہے۔ حالانکہ وائرس نے تو حاکم و محکوم، امیر و غریب، ترقی یافتہ اور پسماندہ کو ایک ہی صف میں لا کھڑا کر دیا ہے ورنہ غریب غرباء تو دھڑا دھڑ دیگر امراض کی وجہ سے مرتے ہیں کبھی کسی نے نوٹس ہی نہیں لیا کہ ان کے متعلق ان کا رویہ "خس کم جہاں پاک" والا ہے۔ لیکن کورونا نے سب کو برابر کر دیا ہے اور مساوات کا عملی درس دیا ہے۔ اللہ تعالیٰ نے بتلایا کہ میں چاہوں تو سب کو ایک اور مساوی کر دوں لیکن امتحان و ابتلاء جو مقصود ہے۔

لیکن بد قسمتی یہ ہے کہ ایسے تازیانے عبرت کے ہوتے ہیں لیکن آج کا انسان عبرت لینے والا کاہے کا کہ اس نے تو مال بٹورنا ہے ،مال جمع کرنا ہے۔ کل کلاں خدا کرے یہ ختم ہو تو پھر سے وہی بے ڈھنگی زندگی اور وہی درندگی لوٹ آئے گی۔

کورونا نے یہ آشکارا کر دیا ہے کہ ساری دنیا کا خالق و متصرف ایک ہے اور یہ کہ سارے انسان انسان ہونے کے ناطے باہم گر برابر ہیں لہذا باہم گر ایسے رہیں کہ طبقاتی امتیازات تمہیں درندے نہ بنائیں اور ایک دوسرے کے دکھ درد میں شریک ہوں۔

آج کی عدم سماجیت کہ ایک دوسرے کے زیادہ قریب نہ آئیں ،نہ ہاتھ ملائیں چاہے وہ تمہارے بہت ہی قریب کے رشتہ دار یا دوست ہوں۔ شاید اس سے احساس دلانا مقصود ہو کہ جن کا کوئی نہ ہو اور ان کے قریب کوئی نہ آتا ہو ان کو عمر بھر یہ عدم سماجیت کیسے محسوس ہوتا ہے۔ اللہ تعالیٰ ہمارے حالت پر رحم فرمائے اور ساری دنیا کو اس عذاب اور مصیبت سے نجات دلائے آمین۔

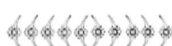

حاصل مطالعہ

سیاست دان، سائنس دان اور سازشی تھیوریز

بل گیٹس نے ۲۰۱۵ء میں ایک بیان میں کہا کہ دنیا کسی وبا کا مقابلہ کرنے کے لئے تیار نہیں جبکہ ابھی سے تیاری پکڑنی چاہئے اس لئے کہ وبائیں آتی رہتی ہیں اور اس کی تمہیدات پہلے سے دیکھی جاتی ہیں جس طرح کہ بارشوں وغیرہ کے لئے پیشن گوئیاں کی جاتی ہیں اور یہی باتیں غالب ظن پر کی جاتی ہیں جو اکثر صحیح ثابت ہوتی ہیں۔ البتہ بعض اوقات کسی یکدم طبیعی تبدیلی کی وجہ سے غلط بھی ہو جاتی ہیں۔ یعنی یہ کسی علم غیب یا الہام کا مسئلہ نہیں ایک خالص طبیعی اور تحقیقی مسئلہ ہے۔ اس طرح کسی بیماری کی خبر ایک خالص طبیعی، طبی اور تحقیقی مسئلہ ہے۔

تھیوری نمبر ا:

اب ویکسین کے مخالف بنیاد پرستوں نے اس بیان کے اساس پر کبھی تو کہا کہ وائرس ہی بل گیٹس فاؤنڈیشن نے بنایا تاکہ دنیا کی آبادی کم ہو۔ کبھی کہا کہ وائرس تو قدرتی ہے البتہ ویکسین بنا کے بل گیٹس آبادی کنٹرول کرنا چاہتا ہے یا ہیلتھ پروگرام کنٹرول کرنا چاہتا ہے یا ارب ہا کمانا چاہتا ہے۔ حالانکہ دوسری جانب بل گیٹس فاؤنڈیشن پسماندہ ممالک میں پبلک ہیلتھ کے لئے سالانہ تین ارب ڈالر عطیہ کرتا ہے، بچوں کا ویکسین بھی عطیہ کرتا ہے۔ ٹیٹنس اور ہیپاٹائٹس بی اور ہوپنگ کف کے لئے بھی عطیات دیتا ہے جبکہ وہ پریذیڈنٹ ٹرمپ ورلڈ ہیلتھ آرگنائزیشن کی فنڈنگ روکنے کا سخت ناقد ہے اور جو خود ایک سو ملین ڈالر کوروناوائرس ویکسین کے لئے دے چکا ہے۔ اب سوچنا یہ ہے کہ کیا خود بل گیٹس پر یہ وائرس اثر نہیں کر سکتا اور پھر وہ یہ سارے عطیات کس لئے دیتا ہے اور جب عطیات کرتا ہے تو پھر مزید کمانے کی فکر میں کیوں ہے؟ اور وہ بھی انسانی جانوں کی قیمت پر؟ اور کیا اس نے ہمیشہ دنیا میں رہنا ہے؟ سوالات کے جوابات دنیا کو مطلوب ہیں۔ اور کہا گیا کہ بل گیٹس نے برطانیہ سے تیار کروایا تو کیا یہ برطانیہ کی حکومت کے

تعاون سے کیا۔ تو اگر ایسا ہے تو شہزادہ چارلس اور وزیر اعظم بورس جانسن کو نہیں معلوم تھا کہ وہ بھی شکار ہو گئے تھے ؟ اور اگر معلوم تھا تو وہ خود بھی خودکشی کا ارادہ کر چکے تھے اور کیا پوری دنیا نے معیشت و معاشرت اور سیاست کا بیڑا غرق کرنے کا بھی عزم کیا ہوا ہے جبکہ معیشت اور سیاست تو اولین ترجیح ہے۔ بل گیٹس نے ابھی تک میڈیکل سامان کے لئے ایک سو پچاس ملین اور تحقیق و ویکسین کے لئے سو ملین ڈالرز عطیہ کیے ہیں۔

تھیوری نمبر ۲:

فائیو جی سیلولر فون ٹاور حیاتیات کے لئے مہلک اور کورونا وائرس کا سبب ہے یہ وائلڈ لائف ختم کر دے گا اور انسانی پھیپھڑوں کو ناقابل تلافی نقصان پہنچائے گا۔ یورپ میں یہ پروپیگنڈا کیا گیا اور برطانیہ میں ساٹھ کے قریب ٹاورز کو جلایا گیا۔ یوٹیوب اور فیس بک نے اس قسم کے پروپیگنڈے کو بلاک کیا ہے۔ اگر ایسا ہے تو کیا بنانے والوں کے پھیپھڑے سٹیل کے بنے ہیں یا انہوں نے پھیپھڑوں کو کیمو فلاج کیا ہے ؟ اور کیا ان کو نہیں پتہ کہ وائلڈ لائف ختم ہو تو دنیا ختم ۔ کہ دنیا ایکو سسٹم پر چل رہا ہے یعنی مخلوقات سارے اللہ نے ایک دوسرے پر موقوف کیے ہیں۔

تھیوری نمبر:۳

امریکی سپاہی اس وائرس کو وہاں لے آئے، چائنیز فارن منسٹری کے سپوک مین نے بیان دیا اور کہا کہ امریکہ واضح کرے۔ امریکہ نے چین کے سفیر سے اس پر احتجاج کیا کہ ایسے بیان پر احتجاج کیے بغیر نہیں رہ سکتے۔

تھیوری نمبر ۴:

کورونا وائرس ایک بیالوجیکل ہتھیار ہے جو امریکہ میں چین مقابلے کی خاطر بنایا گیا۔

فروری کے آخر میں وینزویلا کے صدر نکولس مادورو نے سائنس دانوں کو منسوب کر کے ایسا کہا۔ اور کہا کہ آواز اٹھاؤ، گھنٹی بجاؤ، چوکنا ہو جاؤ۔

ٹرمپ ایڈمنسٹریشن مادوروکا اقتدار ختم کرناچاہتے ہیں سو اس نے بیان داغ دیا۔

تھیوری نمبر ۵:

ارب پتی فلتراپھسٹ جارج سوروس کے متعلق کہا گیا۔ ٹرمپ سپورٹر نے کہا کہ وہاں میں اس کی لیب ہے جس میں یہ وائرس بنادیا گیا(مارچ ۲۰۲۰)

یہ ساری تھیوریز سیاسی بنیادوں پر یا معاشی بنیادوں پر لانچ کی گئیں۔ ہم خود تو کوئی کیمیا اور طبیعیات کے ماہر نہیں البتہ خبر کی ساری مضامین کو مطالعہ کرتے ہیں۔ کبھی کبھی سمجھنے کے لئے کسی سے مکالمہ بھی کرتے ہیں اور بطور ایک طالب علم کے جو سمجھ پاتے ہیں وہ پیش کردیتے ہیں۔

سازشی تصورات سے یکسر لاتعلق ہوکے ان لوگوں کے مساعی کی تحسین کرنالازمی ہے جو ایک جانب تو اس وبا کی حالت میں فرنٹ لائن پر آکر اس کے خلاف لڑرہے ہیں جن میں اول الذکر تو طب کے پیشے اور ہیلتھ سے متعلق طبقہ ہے۔ ساتھ ان کے انتظامی طبقات ہیں جن میں آفیسرز اور مختلف فورسز اور رضاکار شامل ہیں حتی کہ فضلہ اٹھانے والے، سپرے کرنے والے ،بے روزگار ہونے والوں کی اعانت کرنے والے ،اس حوالے سے احتیاطی تدابیر سکھانے اور اپنانے والے ،اس کے لئے مہم چلانے والے اور وہ لوگ جو لیبارٹریز میں بیٹھ کر شب وروز ریاضت اور تحقیق ومراقبات کرنے والے جو اس کاتوڑ اور تدارک سوچ رہے ہیں۔ یعنی ہروہ طبقہ جو ایسے میں انسانیت بلکہ مخلوقات کی خیر کا سوچ رہے ہیں کیونکہ چمگادڑوں میں چھ قسم کے اور کوروناوائرس بھی دریافت ہوئے ہیں ان پر بھی تحقیق جاری ہے کہ کیاوہ انسان پر حملہ آور ہوسکتے ہیں؟اور اگر ایسا ہے تو یہ پھر کتنا خطرناک ہے اور یہ کہ قبل ازوقت اس کا تدارک کیا ہے؟

اب حاضر حالات میں کیا کرنا ہے؟

یہی کہ جو اجتماعی فیصلے ہیں ان کو اولیت وفوقیت دینااو رانفرادی رائے پر ڈٹ جانے سے اجتناب کرنا۔ اور جیسا کہ اس پر اہل فن کا اجماع ہے کہ سماجی فاصلے رکھنا اور میل جول سے اجتناب ہی فوری تدارک ہے اور اہل فن کا اجماع شرعی حجت ہے۔ لیکن ہم میں سے وہ بھی ہیں جو بچھو کو ہاتھ تو لگا نہیں سکتا لیکن ایسے میں تو ایسا دعویٰ کرتے ہیں جیسا کہ فنا فی اللہ یا بقاء باللہ کے رتبے تک جا پہنچا ہو۔ حالانکہ پکا اعتقاد رکھنے والا جو کہے کہ اسباب کا کوئی خیال نہ کرنا کہ ہمارا عقیدہ ہے مسبب پر۔ وہ لوگ کبھی نہ دعوی کرتے ہیں نہ اظہار کرتے ہیں اور جو ڈھول بجاتے ہیں یہ اس کا دلیل ہے کہ اس کا سرے سے یہ عقیدہ ہے نہیں تبھی تو اس کو دعوی کرنا پڑا ہے۔

بہر تقدیر اس وائرس کو مذہب زدہ نہیں کرنا نہ اسے سیاست زدہ کرنا ہے اور اسے سائنس زادہ یا زدہ بھی نہیں کرنا کہ سائنس نے پیدا کیا ہے یا اس پر غیر سیاسی لوگ سائنس سائنس کھیلے اور اپنے منہ میاں مٹھو قسم کے سائنس دان بنیں۔ بس اس کے علاج اور تدارک کو سائنس زادگان کے لئے چھوڑا جائے اور خود طبیعی انداز سے احتیاطی تدابیر اور روحانی اعتبار سے اللہ سے لگاؤ اور تلاوت واستغفار واوراد ووظائف کرکے روحانی قوت حاصل کریں کہ اس سے امیون سسٹم مضبوط ہو جاتا ہے۔ جب بندے کو روحانی سکون واطمینان حاصل ہو کہ توانائی تو روح سے آتی ہے۔

اللہ تعالیٰ اس وبا کا جلد از جلد خاتمہ کرے اور مخلوقات کو محفوظ بنادے آمین۔

خدمت کرنی ہے تو سیاست کو اس میں دخل نہ دیں

انسان اُنس سے ہے لہذا اس کی فطرت میں اللہ نے اُنس و الفت اور جُود بھی رکھا ہے اور اس طرح اس کی فطرت میں مواساۃ اور ہمدردی بھی رکھی ہے۔

لیکن مادی دنیا کے مادی غبار اور دھوئیں سے یہ چیزیں دُھندلا جاتی ہیں۔ اور پھر اگر کوئی زوردار جھونکا آئے یا جھٹکا لگ جائے تو کافی حد تک یہ دھواں اور غبار چھٹ جاتا ہے اور یوں اس غبار اور دھوئیں اور اس کے چھٹ جانے، پھر چھا جانے اور پھر چھٹ جانے کا یہ قصہ بہت پرانا ہے بلکہ اتنا پرانا ہے جتنا کہ انسان خود ہے کہ سب سے پہلے قابیل کی فطرت پر یہ غبار اور دھواں چھا گیا اور اس نے اپنے بھائی ہابیل کا خون کر دیا اور خون کرنے کے فوراً بعد اس کا غبار تھوڑا چھٹ گیا کہ بھائی ہونے کے ناطے اس کو کچھ نہ کچھ درد تو محسوس ہوا اور اس کو بعد از مرگ صحیح، کچھ نہ کچھ ہمدردی تو پیدا ہو گئی کہ اب اس لاش کا کیا کیا جائے۔ روایات میں ہے کہ اسے کندھے پر اٹھا کر گھوم پھر رہا تھا کسی نہ کسی حد تک ندامت ہوئی ہو گی جس کا ایک خفیف سا اشارہ

"فاصبح من النادمین"

میں نظر آتا ہے وگرنہ لاش کو ویرانے میں چھوڑ ہی دیتا۔

بہر تقدیر کہنے کا مقصد یہ ہے کہ چونکہ اُنس و الفت یا ہمدردی اللہ نے فطرت انسانی میں رکھی ہے تو کئی لوگوں میں تو یہ ہر وقت موجود رہتے ہیں اور یہی انسانیت کی معراج ہے۔ لیکن اکثریت میں وجوہ مذکورہ سے یہ دُھندلے ہو جاتے ہیں لیکن جھٹکے اور جھونکے سے انگڑائی لے لیتے ہیں، جاگ جاتے ہیں۔ آفات ناگہانی میں ہمیشہ یہ دیکھنے میں آتا ہے۔ سیلاب ہو، زلزلہ ہو یا اور کوئی حادثہ ہو جس طرح اب کے یہ کورونا وائرس ہے اور جس کی وجہ سے لاک ڈاؤن اور بے روزگاری جاری ہے اور غریب بلکہ متوسط طبقہ بھی حیران و پریشان اور محتاج بیٹھا ہے۔ ایسے میں کئی سارے لوگ انفرادی طور پر بہت سارے مقامی گروہ بنا کے آگے آئے ہیں اور بساط بھر کوشش کر رہے

ہیں کہ ان محتاج لوگوں کی داد رسی کی جائے اور ان کی ضروریات کا انتظام کیا جائے۔ مسلم بھی کر رہے ہیں اور غیر مسلم بھی۔ اور ہر دو کے لئے دست بدعا ہیں کہ اللہ ان کا بھلا کرے مسلمانوں کا بھلا ان کی مغفرت اور غیر مسلموں کا بھلا ان کی ہدایت ہے۔

اس طرح کئی ایک تنظیمیں بھی مختلف خطوں میں سرگرم عمل ہیں جو ویلفئیر تنظیمیں ہیں اور کافی کام کرتے ہیں۔ پاکستان میں سیلانی ٹرسٹ، ایدھی ٹرسٹ اور الخدمت کا نام اور کام بہت نظر آرہا ہے جو میڈیا کی نظروں میں ہے۔ کئی ایک اور بھی تنظیمیں ہونگی جو کام کرتی ہونگی لیکن شاید وہ اتنے وسیع پیمانہ پر نہ ہوں کہ وہ شاید اتنے منظم نہیں یا ان کے پاس اتنے وسائل نہیں۔ اب ایدھی اور اس طرح چھیپا تو ہمیشہ منظر پر ہوتے ہیں دھماکہ ہو جائے، ایکسیڈنٹ ہو جائے۔ اس طرح زلزلہ ہو یا سیلاب ہو اس طرح خیر کے کاموں میں سیلانی کا نام بھی فلوٹ کرتا ہے اور وہ ٹرسٹ اور ویلفئیر کے ادارے ہیں۔ لیکن الخدمت کے پیچھے تو ایک منظم سیاسی جماعت ہے اور ان کی تنظیم مثالی ہے۔ مجھے اس کے کہنے میں کوئی تحفظ نہیں کہ اس کے ذمہ داروں پر کبھی کسی مالی غبن کا الزام بھی نہیں لگا۔ اور وہ تنظیم تو اپنے خیرات وزکاۃ وصدقات الخدمت ہی کو دیتے رہتے ہیں لہذا ان کا ایک مضبوط بیت المال بھی ہے ساتھ ساتھ ان کے ہاں فوری طور پر عطیات جمع کرنے کا ایک میکانزم موجود ہے جو وہ کر جاتے ہیں اور ہمارے خیال میں اس میں سب سے زیادہ حصہ مرحوم نعمت اللہ خان صاحب کا ہے کہ اس نے اسے کماحقہ منظم کیا ہے۔ باقی سیاسی جماعتوں کے پاس تو یہ نظام موجود نہیں نہ ان کی توجہ ہے اس طرف۔ ہاں ممکن ہے بعض دیگر مذہبی جماعتوں کے پاس کچھ نظم ہو لیکن وہ ایسا منظم نہیں۔ ہاں ان کے کارکن یا مقامی ذمہ دار اپنے طور پر بہت کچھ کرتے ہونگے اللہ سب کو اجر دے آمین۔

لیکن میرے کہنے کا مقصد ایک تو تحسین کرنا ہے ہر اس فرد، گروہ یا جماعت کا جن کے اُنس والفت اور ہمدردی والی فطرت ایسے مواقع پر انگڑائی لے لیتے ہیں۔ البتہ یہ قدرتی آفات یا ناگہانی مصائب ایسی ہیں کہ نہ تو اس کو تشہیر کا ذریعہ بنایا جائے نہ جن افراد کی امداد ہو ان کی تصویر کشی کی

جائے کہ مجھے تو یہ کردار کشی یا انسانیت کشی معلوم ہوتی ہے۔ان چیزوں کو صرف خدا کے لئے اور انسانیت یا خلق خدا کے لئے کیا جائے۔ نیز اس کو سیاست کے لئے بھی استعمال نہ کیا جائے نہ ان لوگوں سے مقابلتاً تحسین وآفرین حاصل کرنے کے لئے۔

﴿انما نطعمکم لوجه الله لا نريد منكم جزاء ولا شكورا فوقاهم الله شر ذالك اليوم ولقاهم نضرة وسرورا﴾

تاکہ کرنے والے روز قیامت کی تازگی وفرحت اور خوشحالی کے مستحق ٹھہریں۔

ہاں اگر صرف اتنی اشاعت ہو کہ اوروں کو بھی ترغیب ملے تو اس میں کوئی قباحت نہیں۔

بہر تقدیر ایک بار پھر دست بدعا ہیں کہ اللہ کریم ان سب کا بھلا کرے اور خصوصاً میڈیکل سے متعلق حضرات حتی کہ صفائی کرنے والے اور ان کو کور دینے والے یا اس حالت پر نظر رکھنے والے فورسز کے لوگ اللہ ان کا بھی بھلا کرے آمین۔اور اللہ جلد از جلد اس وبا کا خاتمہ کرے آمین۔

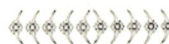

فطری قانونِ انضباط

اللہ تعالیٰ کائنات کا خالق ہے۔وہی فطرت کا خالق ہے۔فطری قوانین اس کے وضع کردہ ہیں اس نے فرمایا

﴿فطرة الله التی فطر الناس علیها جمیعا لا تبدیل لخلق الله﴾

کہ اللہ تعالیٰ کے فطرت میں کوئی تبدیلی نہیں آنے والی۔

اب یہ قوانین اللہ کے وضع کردہ ہیں اور اسی کے حکم سے ہموار چل رہے ہیں

﴿وما کنا عن الخلق غافلین﴾

اور ہم اپنی مخلوق سے غفلت نہیں برتنے والے۔

یعنی ہم اس سے لاتعلق نہیں ہوتے کیونکہ اللہ اگر ایک لمحے کے لئے بھی مخلوق سے لاتعلق ہوئے تو یہ سارا نظام آنکھ کی چھپک میں دھڑام سے گر جائے اور ختم ہو جائے گا۔

اللہ تعالیٰ کے اس نظام کو نہ چھیڑنا ہے اور نہ فطرت سے کھلواڑ کی کوشش کرنی ہے ورنہ اس کے نتائج تو پھر مخلوق نے بھگتنے ہیں۔یہ نظام اعتدال اور توازن سے چل رہا ہے لہذا ہم نے بھی ان کے توازن واعتدال کو خراب نہیں کرنا ہے اور جو ایسا کرتے ہیں تو اللہ تعالیٰ وقتاً فوقتاً تنبیہی تازیانے رسید کرتا ہے تاکہ لوگ ذرا رک کے چلیں اور اللہ کی دنیا پر رحم کریں۔کیونکہ جس انداز سے ہم اللہ کی دنیا کو استعمال کرتے ہیں یہ اس کا استعمال نہیں بلکہ اس کے ساتھ ظلم ہے۔فصلوں کے کیڑے مار دواؤں کا بے دریغ استعمال، فصلوں کے ہائی برڈ قسم کے بیج، پھر ان کو جلد از جلد پروان چڑھانے کے لئے مصنوعی کھادوں کا استعمال، گرین ہاوسز کا قیام، لیبارٹریز میں بنائے گئے چکن، صنعتوں کا پھیلاؤ، زہریلے گیسز کا اخراج، آبادی میں بے تحاشہ اضافہ۔یہ چند ایک امور ہیں جو اس نظام کے توازن میں خلل ڈال رہے ہیں بلکہ ڈال چکے ہیں۔اب جو تازیانے رسید کیے جارہے ہیں اگر ان کو درخور اعتناء نہ سمجھا جائے جیسا کہ ہم دیکھ رہے ہیں تو ایک مکمل تباہی ہو گی۔

﴿فلما نسوا ما ذكروا به فتحنا عليهم ابواب كل شئى حتى اذا فرحوا بما اوتوا اخذنا هم بغتة فاذا هم مبلسون﴾

کہ یکایک پھر اللہ مخلوق کو ایسی تھپڑ رسید کرتا ہے کہ ان کو کچھ بھی سمجھ نہیں آتا کہ کیا کریں۔

اب جو بے لگام سرگرمیاں ہیں اور ایک دوڑ لگی ہوئی ہے۔ یعنی انضباط مفقود ہے تو ایسے میں اللہ تعالیٰ کا فطری قانون انضباط حرکت میں آتا ہے تاکہ ان معاملات کو کنٹرول کیا جائے۔ تو کبھی سیلاب، کبھی زلزلہ اور کبھی وبائی امراض آتے ہیں جن سے وہ بوجھ کچھ ہلکا ہو جاتا ہے۔ اور اب کے جو بیماری آئی ہے یعنی کورونا وائرس جس کی وجہ سے ساری دنیا دبک گئی ہے اور اس کے حرکات کافی حد تک رک گئی ہیں اور جو آلودگی ایک تسلسل سے پھیل رہی تھی اس کو کسی حد تک ایک بریک لگ گیا ہے۔ صنعتیں بند ہو چکی ہیں، ٹریفک چاہے زمین پر ہو یا ہوا میں ہو یا کہ سمندر میں سب کافی حد تک رک گیا ہے کیونکہ ان حرکات کا سائیڈ ایفیکٹ جو ہم یا تو محسوس نہیں کر رہے یا اس کو کوئی اہمیت نہیں دے رہے لیکن ایفیکٹ تو ہوتے ہیں اور جب ہو جاتے ہیں تو پھر جب ہمیں احساس تو ہو جاتا ہے لیکن پھر پلوں کے نیچے سے بہت سارا پانی گزرا ہوا ہوتا ہے جس پر سوائے افسوس وحسرت کرنے اور آنسو بہانے کے اور کچھ نہیں ہوتا ہے۔

ثواب عذاب تو کچھ حشر پہ موقوف نہیں
زندگی خود بھی گناہوں کی سزا دیتی ہے

اب یہ جو بیماری زوروں پر ہے اور پوری دنیا سر جوڑ کے بیٹھی ہے کہ اس کا تدارک کیسے کیا جائے تو وہ تو ان شاء اللہ جلد یا بدیر ہو جائے گا اور خدا کرے کہ جلد از جلد ہو۔ لیکن کیا ہمارے ہوش ٹھکانے بھی لگ جائیں گے کہ اللہ کی دنیا پر رحم کھائیں کہ رحم کرنے والوں ہی پر اللہ رحم کھاتا ہے اور ہمارے کرتوتوں کی وجہ سے پوری دنیا کے مخلوقات ایک عذاب سے دوچار ہیں وہ

فریاد بھی نہیں کر سکتے۔ کرتے ہیں لیکن ہمیں نہ وہ نظر آرہا ہے نہ ہم اسے سن پارہے ہیں نہ اس کی سمجھ آرہی ہے۔ لیکن اللہ تو سارے عالم کا خالق ہے اور سارے مخلوقات کے حوالے رحیم و کریم ہے تو وہ اللہ تو سن لیتا ہے اور جن کے خلاف وہ فریاد کرتے ہیں ان کو ایسے حالات سے دوچار کرلیتا ہے کہ پھر وہ فریاد کرتے رہتے ہیں کہ خداوندا! ہم پر رحم فرما۔ تو یہ تو صحیح ہے کہ اور تو کوئی در رہے ہی نہیں جہاں فریاد کیا جائے لیکن اس سے پہلے ہم نے خلق خدا پر رحم کرنے کا نہیں سوچنا؟ تاکہ حالات اس نہج پر نہ پہنچیں۔

سو دلی دعا ہے کہ خدایا! ہماری حالت پر رحم فرما اور جلد از جلد اس مہلک بیماری سے سارے علم کو نجات دے آمین۔

وگرنہ جہاں جہاں اور جب جب ہم ضبط سے نکلیں گے وہاں پھر فطری قانون انضباط حرکت میں آئے گا۔

آفت، مصیبت یا وبا عذاب ہے یا ابتلاء؟

مغربی دنیا تو چونکہ طبیعیات اور طبعی علوم میں آگے بھی ہے اور اس سے متاثر بھی ہے۔ اور وہ اس لئے کہ اٹھارویں صدی میں مذہب سے جو بغاوت شروع ہوئی جس میں ایک جانب مذہب کو از کار رفتہ چیز اور رجعت پسندی قرار دیا گیا اور دوسری طرف سائنس نے ترقی شروع کی جس نے انسان کو سہولیات سے روشناس کیا اور اس ترقی نے صنعت کو بھی بہت آگے بڑھایا بلکہ آئے دن کی تحقیق و ریسرچ نے زراعت کو بھی بہت آگے کیا۔ اور وسائل و ذرائع اور اشیاء کے ساتھ دولت کی بھی بہتات ہوئی۔ تو انسان کہ جو خواہشات و مادیات سے جلد متاثر ہونے والا ہے وہ اتنا متاثر ہوا کہ مذہب پس منظر میں چلا گیا۔ گویا سائنس اور سرمایہ نے مذہب کی جگہ لے لیا اور ہر کام میں لوگ سائنس اور سرمایہ کو دیکھنے لگے۔ تو مغرب میں تو ہر چیز کے لئے صرف طبیعی سبب ڈھونڈنے کی جستجو ہوئی۔ اور ان کے عام بول چال میں یہی تصور ہوتا ہے کہ فطرت نے ایسا کیا، فطرت کا یہ تقاضا ہے، ہم نے فطرت کے ساتھ فحول کیا وغیرہ وغیرہ۔ یعنی وہ فطرت اور طبیعیات کو ہی خدا کا مقام دے چکے ہیں لہذا وہ اس بحث میں نہیں پڑتے کہ یہ مصیبت آئی یا وبا آیا تو یہ ہمارے اعمال کا نتیجہ ہے یا یہ اللہ کا عذاب ہے وغیرہ وغیرہ۔ بلکہ وہ اس کے طبیعی اسباب ڈھونڈنے لگ جاتے ہیں کہ

کہاں سے آیا؟

کیسے پھیلا؟

یا کیسے پھیل رہا ہے؟

تدارک کیا ہے؟

یا علاج و مداوا کیا ہے؟

ہاں ان میں بھی بعض مذہبی لوگ کبھی کبھار ایسا کہہ دیتے ہیں کہ گاڈ فادر ناراض ہوا ہے لیکن ان کو زیادہ توجہ نہیں دی جاتی۔

لیکن دوسری جانب ہم مسلمان ہیں۔ تو ہم ایک دوسرے انتہاء پر ہیں حتی کہ کسی بندے پر بھی کوئی ناگہانی مصیبت آجاتی ہے تو ہم کہتے ہیں کہ خدا کی گرفت ہے حالانکہ ہم دیکھتے ہیں کہ اس بندے میں کوئی اتنی برائیاں نہیں ہیں بلکہ اچھائیاں ہیں۔ جبکہ کہنے والے میں اس سے زیادہ خرابیاں ہیں۔ اس طرح کوئی عمومی آفت آئے تو بھی فوراً اسے عذاب پر لے جاتے ہیں حالانکہ افراد پر تکالیف بھی کبھی ابتلاء و آزمائش ہوتی ہے، کبھی رفع درجات کے لئے کسی کو تکلیف دی جاتی ہے اور کبھی وہ گرفت بھی ہو سکتا ہے۔ یہی معاملہ عمومی آفت کا بھی ہے اور یہ سارے امور نصوص سے ثابت ہیں۔ چونکہ ہمارا فہم ناقص ہوتا ہے تو ہم اس کو ایک ہی چیز کے ساتھ باندھ لیتے ہیں۔

رسول پاک ﷺ نے فرمایا

پانچ چیزیں ہیں جب تم ان میں مبتلا ہونگے اور میں اللہ کی پناہ مانگتا ہوں اس سے کہ تم ان میں مبتلا ہوں۔

ا۔ نہیں غالب ہوتا فاحشہ (فحش کاری) کسی قوم میں حتی کہ وہ اس کو علانیہ کرے بلکہ ان میں طاعون (ایک وبا) ہے پھیل جاتا ہے اور ایسے ارجاع (دردناک بیماریاں) جو ان کے اسلاف (یعنی ماضی کے لوگوں) میں نہیں گزری ہونگی۔

۲۔ اور نہیں خیانت کریں گے ناپ تول میں بلکہ ان کو پکڑا جائے گا قحط (تنگی رزق) سے بیروزگاری اور حکومتی ظلم کے ذریعے۔

۳۔ اور نہیں منع کریں گے زکوۃ بلکہ وہ (بروقت) بارش سے محروم کیے جائیں گے اور اگر حیوانات نہ ہوتے تو بارش ہوتی ہی نہ۔

۴۔اور نہیں توڑیں گے وہ اللہ اور رسول کے ساتھ کیا گیا عہد بلکہ مسلط کرے گا اللہ ان پر وہ جو ان کے ممتلکات کا کچھ حصہ لے لیں گے۔

۵۔اور نہیں کریں گے ان کے امام (حکمران) حکم اللہ کی کتاب اور رسول ﷺ کی سنت پر بلکہ اللہ ان کے آپس کے نزاعات (ومقاتلات) شدید کردے گا۔ (ابن ماجہ عن جابرؓ بن عبداللہ)

اب اس حدیث میں پانچ امور ذکر ہیں۔

اول الذکر دو کا تعلق سارے انسانوں سے ہے اور سارے اللہ کے مخلوق اور مملوک ہیں۔اور جو چیز اللہ کو پسند نہیں اس پر کسی کو پکڑے یہ اس کا اختیار ہے چاہے وہ لوگ اس کو مانیں یا نہ مانیں۔وہ اس کے دین کو مانیں یا نہ مانیں ان کے ماننے یا نہ ماننے سے اللہ کے اختیار و قدرت میں تو کوئی فرق نہیں پڑتا۔تو اس پہلے والے میں فاحشہ ،بدکاری اور بے حیائی کے کام کا ذکر ہے کہ اس سے طاعون اور دردناک بیماریاں پیدا ہونگی۔تو روحانی ترتب یا سزا کو ایک جانب رکھیں چھوت کی بیماریاں تو ٹچ سے بھی پھیلتی ہیں اور کئی ایک اگر ٹچ سے نہ بھی پھیلیں تو سکس سے تو پھیلتی رہتی ہیں جیسا کہ ایڈز۔اور یہ اللہ کے دین کو ماننے اور نہ ماننے والوں دونوں میں اس طرح پھیلتی ہیں تو اس طرح اگر کچھ بیماریوں کے پھیلنے کا روحانی پہلو ہو جو کوتاہ بینوں کے فہم وادراک سے ماوراء ہے تو اس میں ناشدنی بات کیا ہے سوائے ان کوتاہ بینوں کے کوتاہ بینی کے۔تو کیا ان کی کوتاہ بینی حجت اور دلیل ہے اور اللہ کے برگزیدہ

رسول ﷺ کا فرمان دلیل نہیں۔اس میں بدعقیدگی کا بھی دخل ہے۔

حاصل اس کا یہ ہے کہ فحاشی اور بے حیائی پر اللہ ناراض ہوتا ہے اور ناراضگی پر وہ بعض اوقات سزا بھی دیتا ہے۔لیکن ہے تو وہ کریم و رحیم تو اکثر اوقات ڈھیل دیتا ہے۔ورنہ فرماتا ہے کہ

﴿وَلَوْ يُؤَاخِذُ اللّٰهُ النَّاسَ بِظُلْمِهِمْ مَا تَرَكَ عَلَيْهَا مِنْ دَآبَّةٍ وَّلٰكِنْ يُّؤَخِّرُهُمْ اِلٰى

اَجَلٍ مُّسَمًّى ۚ فَاِذَا جَآءَ اَجَلُهُمْ لَا يَسْتَاْخِرُوْنَ سَاعَةً وَّلَا يَسْتَقْدِمُوْنَ (النحل ۶۱)﴾

اور اگر اللہ پکڑتا انسانوں کو ان کے ظلم پر (فوراً یا اس دنیا میں کلاً کاملاً) تو وہ نہ چھوڑا ہوتا اس دنیا میں کوئی بھی زندہ سر لیکن وہ موئخر کرتا ہے ان کو وقت مقررہ تک اور پھر جب ان کا مقررہ وقت آئے تو وہ طلب تاخیر نہ کر سکیں گے ایک گھنٹہ کے لئے نہ طلب تقدیم کر سکیں گے۔

اور کرے بھی تو اس کا کوئی حاصل نہیں۔

دوسری جگہ فرمایا

﴿وَلَوْ يُؤَاخِذُ اللّٰهُ النَّاسَ بِمَا كَسَبُوْا مَا تَرَكَ عَلٰى ظَهْرِهَا مِنْ دَآبَّةٍ وَّلٰكِنْ يُّؤَخِّرُهُمْ اِلٰٓى اَجَلٍ مُّسَمًّى ۚ فَاِذَا جَآءَ اَجَلُهُمْ فَاِنَّ اللّٰهَ كَانَ بِعِبَادِهٖ بَصِيْرًا (فاطر ۴۵)﴾

اور اگر اللہ پکڑتا انسانوں کو ان کے کرنے پر تو نہ چھوڑا ہوتا اس کی پیٹھ پر کوئی بھی زندہ سر لیکن وہ موئخر کرتا ہے ان کو وقت مقررہ تک اور جب ان کا وقت مقررہ آئے گا تو پھر اللہ تو اپنے بندوں سے خبردار اور ان کو دیکھنے والا ہے۔

اب یہ وقت مقرر کیا ہے؟

یہ اللہ کو معلوم ہے کہ دنیا میں کوئی وقت مقرر کیا ہے یا پھر آخرت مراد ہے۔

۲۔ دوسری نمبر والی بات کے حوالے سے یہ تو ہر کسی کو معلوم ہے کہ ناپ تول، حقوق اور معاملات میں خیانت اور دھوکہ معاشرے کی معاشی حالت کو دگرگوں کر دیتی ہے اور بالعاقبت اقتصادی طور پر وہ معاشرہ تباہ حالی کا شکار ہو جاتی ہے اور یوں پھر دنگہ فساد، مقاتلات اور خون خرابہ ہوتا رہتا ہے۔ اور یہ تو ہر ایک جانتا ہے۔

باقی تین امور کا تعلق تو مسلمانوں سے ہے لہذا انہیں چھوڑ دیتے ہیں کہ اس وقت مسئلہ اس کورونا وبا کا ہے جس پر دانش وروں یا بزعم خویش دانش وروں نے بحث و تمحیص کا ایک بازار گرم کر رکھا ہے۔ اب جو خالص سائنس دان ہیں وہ تو اپنے میدان میں لگے ہوئے ہیں کہ وہ تو طبیعیات

کے صوفیاء اور سالکین ہیں۔

اور اہل صفا و سلوک جو روحانیات کے ہیں ان کا سوچ بھی مثبت ہوتا ہے۔ وہ منفی سوچتے ہی نہیں وہ ہمیشہ اپنے کو کمتر سمجھتے ہیں ان کی نظر اپنی کوتاہیوں پر ہوتی ہے اور اپنے کام میں لگے رہتے ہیں جو نفس کا تزکیہ واصلاح ہے تاکہ اللہ کی طرف ان کا سفر جاری رہے۔ اس طرح طبیعیات کے صوفیاء بھی ہمیشہ مثبت سوچتے ہیں اپنے کام میں پوری یک سوئی اور انہماک سے لگے رہتے ہیں، مادہ پر تحقیق کرتے رہتے ہیں تا آنکہ انہیں مادی معراج مل جائے یعنی کوئی ایجاد کر جائے۔

یہ بحث ہمیشہ وہ لوگ کرتے رہتے ہیں جو فیلڈ کے لوگ نہیں ہوتے یعنی کام کے نہیں صرف نام کے ہوتے ہیں۔ ہاں مغرب میں اس حوالے سے صرف یہ زیر بحث ہے اور وہ بھی دوسرے تیسرے درجے کے سائنس والے لوگوں کا جن کا کہ ایجادات سے کچھ لینا دینا نہیں، تھیوری والے ہیں تو ان میں سے بعض کہتے ہیں کہ مصنوعی اگر نہیں بھی تو اس پر ریسرچ ہو رہا تھا اور کسی کی غفلت سے وہ اس کا کیریئر بنا اور اسے باہر لے آیا۔ اب ہم تو لیبارٹریز اور ان کی حفاظتوں سے زیادہ واقف نہیں تو اس لئے اس پر کچھ کہتے بھی نہیں۔

بہر تقدیر جو ہم جیسے میدان سے کوسوں دور بیٹھے ہوئے لوگ ہیں کوشش میں ہیں کہ یا سائنس کے وکیل بنیں یا پھر خدا کے وکیل بنیں۔ تو ایک تو ہماری اوقات کیا ہیں کہ وکیل بنیں۔ یعنی سائنس سے ہمارا تعلق اور ہمیں اس کا فہم کتنا ہے؟ دوسرا یہ کہ اللہ سے ہمارا تعلق اور اس پر ہمارا عقیدہ کتنا مضبوط ہے؟ یہ کام ہم یا تو بحث برائے بحث کے لئے کر رہے ہیں کہ سین پر اپنی موجودگی کا احساس دلائیں کہ ہم بھی ہیں اور یا پھر فریق مخالف سے بغض رکھتے ہیں اور اس کا یوں اظہار کرتے ہیں۔ مجھے تو ایسا کہنا بھی اچھا نہیں لگتا کہ بیان یا تحریر میں کہا یا لکھا جائے میرے پروردگار نے ایسا کیا میرے نبی نے ایسا فرمایا۔ ایسا کہنے کا مقصد درحقیقت شیخی بگھارنا ہوتا ہے کہ یا تو میرا تعلق اوروں سے زیادہ مضبوط ہے یا وہ مجھے اوروں سے زیادہ پسند کرتے ہیں۔ پروردگار بھی صرف سارے انسانوں کا نہیں سارے عالم کا ہے ''رب العالمین'' اور نبی بھی سارے عالم کی

رحمت اور سارے انسانوں کا نبی ہے ''رحمۃ للعالمین'' اور ''کافۃ للناس بشیرا ونذیرا'' ایسا کہنے میں تقوی کا زعم ہوتا ہے اللہ بچائے رکھے۔ ایسے میں بندے کو اپنے عظیم ہونے کا احساس ہوتا ہے

﴿اللهم اجعلنی فی عینی صغیرا وفی اعین الناس کبیرا﴾

اولیاء کی دعا کہ خداوندا! مجھے میری آنکھوں میں کمتر بنادے اور لوگوں کی آنکھوں میں برتر بنادے۔

ہمارا معاملہ الٹا ہو رہا ہے اللہ تعالیٰ حفاظت فرمائے آمین۔

دوسری جانب بزعم خویش سائنس اور طبیعیات کے ترجمان حضرات چڑھ دوڑتے ہیں اور وہ پھر اپنی دانش بیچنا چاہتے ہیں کہ یہ کیا بات ہوئی کہ بے حیائی سے وبائیں آتی ہیں۔ بھائی اس بندے نے حدیث کے تناظر میں ایک بات کی شاید اسلوب اور پیرایہ غلط ہوا ہو اس نے تو نہ سنا نہ پڑھا لیکن جورد کرنے والوں کے لکھنے سے معلوم ہوا کہ شاید اس کی بات سے مترشح ہوتا ہو کہ عورتیں بے حیاء ہوئیں ہیں۔ تو مسئلہ یہ ہے کہ انسان کا ایک جسم اور مادی وجود ہے اور دوسرا جب وہ معاشرتی اور معاشی حیوان ہے اور ایک دوسرے کے ساتھ مل جل کر رہتے بھی ہیں اور گھلتے ملتے بھی ہیں تو ان کے ایک دوسرے کے حوالے سے کچھ حقوق وفرائض بھی ہوتے ہیں اور ان کے ایسا رہنے کے حوالے سے کچھ آداب اور اخلاق بھی ہوتے ہیں اور جہاں جہاں حقوق وفرائض میں کوتاہی ہو تو بھی اس کا نتیجہ معاشرہ میں ظاہر ہو گا اور جہاں پر آداب واخلاق کی پامالی ہو تو بھی معاشرہ میں ابتری پھیلے گی۔

اب کسی معاشرہ میں ایک چھوت کی بیماری پھیلے جیسا کہ پھیل چکی ہے تو معاشرہ پر اس کا اثر ہوا ہے، سماجی فاصلوں اور دوریوں کی شکل میں، معاشرے پر اس کا اثر ہوا ہے لاک ڈاؤن کی شکل میں، جہاں صرف زندگی کی ریل پیل نہیں معیشت بھی متاثر ہوئی ہے، لوگ بے روزگار ہو گئے

ہیں یعنی معاشرت اور معیشت دونوں پر اس نے اثر ڈالے ہیں بلکہ عالمی سیاست کو متاثر کر دیا ہے۔ یہ تو جب بادل چھٹ جائیں گے تو پھر پتہ لگ جائے گا کہ دنیا میں کیا اتار چڑھاؤ آیا ہے؟ سیاست کہاں کھڑی ہے اور کیسی ہے؟ معیشت کی کیا حالت ہے اور معاشرت کس حال میں ہے؟

ایڈز کے حوالے سے تو یہ ہر کسی کو معلوم ہے کہ اساسی طور پر یہ سکس اور شہوت رانیوں سے پھیلا ہے اور پھیل رہا ہے اس طرح کاروبار و معاملات میں جھوٹ، دغابازی، فریب، چور بازاری، ذخیرہ اندوزی اور استحصال کا دور دورہ ہو اور یہ چیزیں اقدار بن جائیں تو معاشرہ تباہ و برباد ہو جاتا ہے۔ معاشرہ کی اجتماعی معاملات اجتماعی اخلاقیات پر اثر انداز ہوتے ہیں اور اسی طرح اجتماعی اخلاقیات اجتماعی معاملات پر اثر ڈالتے ہیں۔ تو پتہ لگ گیا کہ انسان کے مادی وجود کے ساتھ ایک ہے اس کا اخلاقی وجود۔ اور مادی وجود اگر بعض چیزوں سے متاثر ہوتا ہے تو اخلاقی وجود بھی متاثر ہوتا ہے۔ جس طرح مادی وجود کی حفاظت کرنا ایک طبعی اور شرعی امر ہے اسی طرح اخلاقی وجود کی حفاظت بھی لازم ہے۔ سو اخلاقی اقدار محفوظ رکھنا ضروری ہیں۔ اخلاقی اقدار کی تباہی مادی وجود کو بھی تباہ کر دیتی ہے۔

ہاں ایک بات ہے کہ کون سی چیز اخلاقی قدر ہے؟ اور یہ کہ کیا حیاء بھی اخلاقی قدر ہے کہ نہیں؟

تو جہاں تک اخلاقی اقدار کا تعلق ہے اس کے اصل وجود سے تو کوئی بھی انکاری نہیں تبھی تو ایک بے دین، ملحد اور زندیق بندے کے نزدیک بھی جو چیز اخلاقی قدر ہے اگر کوئی اس کا خلاف کرے تو وہ ملحد اس کا انکار کرتا ہے کہ شرم نہیں آتی کیا آپ انسان ہیں؟

اب جنسی تسکین کیسے ہو؟ جنسی رویہ کیسے ہو؟

یہ قدر تو ہے کہ سب اس کو مانتے ہیں۔ البتہ ان کا اختلاف اس میں ہے کہ کیا یہ قدر گلوبل ہے یا کہ مقامی ہے؟ یعنی یہ تہذیب ہے یا کہ ثقافت ہے؟ تہذیب عالمی ہوتا ہے اور ثقافت علاقائی ہوتا ہے۔ جو لوگ اخلاقی اقدار کو مقامی مانتے ہیں وہ Moral Relativists کہلاتے ہیں۔ اور

جو اس کو عالمگیر کہتے ہیں وہ MoralObjectivists کہلائے جاتے ہیں۔اور ہر دو اس پر متفق ہیں کہ جنسی رویئے اخلاقی اقدار کے تابع ہونے لازمی ہیں۔

اب یہ اخلاقی قدر مذہب کے حوالے سے یہ ہے کہ مرد وزن کا آزادانہ اختلاط نہ ہو اس پر پابندی کو لازم قرار دیتے ہیں کہ جبلت کا تقاضا ہے ایک دوسرے کو مائل ہونا۔ پھر اس سے آگے جانا اور یوں پھر اخلاقی فساد پیدا ہو گا اور دین و مذہب کا کام ہے جبلت کو مہذب بنانا کہ نفس تو اللہ کا دیا ہوا ہے اس کے تقاضے بھی ہیں اور وہ جبلی ہیں تو مذہب تو تقاضوں کو ختم نہیں کرتا ورنہ پھر تو خصاء یعنی خصی ہونے کا حکم دیتا اور عثمان بن مظعونؓ فرماتے ہیں

"ولو اذن لاختصینا"

اگر حضور پاک ﷺ ہمیں اجازت دیتے تو ہم اپنے آپ کو خصی کر دیتے۔

شریعت اس تقاضے کی تہذیب کرتا ہے تبھی تو نکاح کے لئے اتنے قیود وحدود اور احکام و قوانین رکھے ہیں تاکہ معاشرہ میں انارکی نہ پیدا ہو جو اخلاقی فساد سے پیدا ہوتی ہے اور انارکی کے معاشرتی اثرات بھی ہوتے ہیں، معاشی بھی ہوتے ہیں اور اخلاقی بھی ہوتے ہیں کہ وہ معاشرہ نصرت ورحمت خداوندی سے محروم ہو جاتا ہے اور سزا کا مستحق بن جاتا ہے۔جو معاشرہ بحیثیت مجموعی یعنی ان کی اکثریت اخلاقی طہارت سے محروم ہوتا ہے پھر ان سے جب رحمت نے منہ موڑ لیا تو مصائب و آفات ان کو آلے گا اور وہ صرف اسباب کو دیکھیں گے کہ ان کا اپروچ یہی ہے وہ تکیہ بھی کریں گے اس کے مداوے کے حوالے سے صرف اسباب پر۔اور جو لوگ اخلاقی طہارت رکھتے ہیں وہ ایسے میں اسباب پر نظر رکھیں گے لیکن اس حوالے سے کہ یہ مسبب نے پیدا کیے ہیں ۔اور اگر معاشرہ بحیثیت مجموعی اخلاقی طہارت کا حامل ہو تو مسبب ان کو کاملاً اسباب کے حوالے نہیں کرتا۔وہ ان کی آواز کو سنتا ہے اگرچہ ساتھ ساتھ اس کا حکم ہے کہ اسباب بھی تو میرے پیدا کردہ ہیں، یہ طبیعی قوانین بھی میرے قائم کردہ ہیں تو ان کی بھی طلب کرو۔سو ایسے میں، تدابیر، تدارک اور علاج بھی ہو گا اور اللہ کی طرف رجوع بھی کرنا ہو گا۔کہ انسان جسم طبیعی اور روح کی

آمیزش و مرکب ہے۔

سو یہ کہ جنسی رویے اخلاق واقدار کے تابع ہوں یہ متفقہ ہے لیکن کیا یہ اقدار عالمی ہیں یا کہ مقامی ہیں؟ تو اسلام تو چونکہ آفاقی اور عالمی دین ہے تو اس کے تو سارے احکام و قوانین بھی آفاقی اور عالمی ہیں تو جنسی تسکین کے لئے کیا کیا جائے وہ طریقہ بھی عالمی ہے۔ البتہ دیگر ان جو اقدار کو ثقافت یعنی مقامی کہتے ہیں ان میں بعض جگہوں پر کوئی عقد نکاح کا تصور تو ہے ان کے اپنے کلچر یا ثقافت کے مطابق بعض جگہوں پر بوائے اور گرل فرینڈ کا تصور ہے کوئی عقد وغیرہ نہیں۔ لیکن جب ایک بار یہ فرینڈ شپ قائم کرتے ہیں تو پھر ادھر ادھر منہ ماری کو اپنے مطابق غلط سمجھتے ہیں مرد ہو کہ عورت ہو اور پھر اسے فاحشہ کہتے ہیں، چیٹر Cheater کہتے ہیں وغیرہ وغیرہ۔

البتہ یہ بات کہ کیا حیاء بھی اخلاقی قدر ہے؟ اور اگر ہے تو کس حد تک؟

تو مذہب میں تو مرد عورت ایک دوسرے کو گھور کر دیکھے بھی تو یہ غلط ہے اور حیاء کے خلاف ہے حتی کہ میاں بیوی بھی کسی کے سامنے ایک دوسرے کو چوما نہیں کرتے کہ یہ حیاء کے خلاف ہے۔ لیکن مغرب میں تو جوڑا چاہے شادی والا ہو یا فرینڈ شپ والا وہ تو بازار میں بھی ایک دوسرے کو چومتے چاٹتے ہیں البتہ پبلک میں یا راستے میں سکس کرے تو یہ ان کے نزدیک اخلاقی قدر کے خلاف ہے بلکہ قابل دست اندازی پولیس ہے۔

البتہ یہ بات کہ یہ وبا عورتوں کی بے حیائی کی وجہ سے آئی ہے ہمارے نزدیک صحیح نہیں کہ بے حیائی اگر ہے تو وہ ایک جنس کے ساتھ خاص نہیں مردوں میں بھی ہوگی کہ یہ تو ون وے ٹریفک نہیں دو رویہ ہے تو بے حیا تو مرد بھی ہو سکتے ہیں۔ بے حیائی جو فاحشہ کہلاتا ہے قوم لوط کے حوالے سے تو لواطت کو کہا گیا

﴿انکم لتأتون الفاحشة﴾

اور یہ بے حیائی تو مرد کرتے رہے۔

اور یہ بات کہ کیا یہ وبا اس وجہ سے آئی ہے؟

یہ تو تب ممکن ہے کہ کہا جائے جب ہم اس کے متعلق یقین سے ہوں کہ یہ عذاب ہے۔ اب یہ ابتلاء بھی تو ہو سکتا ہے تا کہ کافر مسلمان بنیں اور مسلمان صالح بنیں۔ لیکن ہم نے تو بس یا اپنی بات منوانی ہے کہ مجھے حرف آخر اور عقل کل مان لیا جائے یا پھر ہم نے کسی کی بات کو لے کر اس شخص کو یا وہ جس طبقے کو منسوب ہے اس کے حوالے سے بھڑاس نکالنی ہے یا دین کے حوالے سے جو خبث باطن ہے اس کے حوالے سے بات کرنی ہے۔ ابھی تک طبعیات والے اس پر واضح نہیں کہ مصنوعی ہے کہ قدرتی ہے اور اگر قدرتی ہے تو کیا واقعی حیوانات سے آیا ہے اور لگا ہے اور اب جب لگا ہے تو تدارک کیا ہے اور ہر دو قسم کے دانش وران اس میں لگے ہیں کہ وبا ہے یا کہ وبال ہے۔ یعنی ایک عام فطری چکر کی وجہ سے آیا ہے یا کہ عذاب ہے۔ اور کیا عذاب ہے بھی کہ ابتلاء ہے۔

تو اخلاق واقدار کو سارے انسان کسی نہ کسی حوالے سے مانتے ہیں۔ تفصیلات میں اختلاف ہے۔ ہاں البتہ جہاں صرف سرمایہ کی گردش ہی کو کل زندگی کہا جائے تو وہاں پھر معیشت میں کہیں پر جوا بھی قانونی بن جاتا ہے اور کہیں منشیات فروشی کو بھی جائز قرار دیا جاتا ہے۔ اس طرح اسلحہ فروشی کے لئے جنگوں کی چنگاریاں اڑا دیتے ہیں کہ وہاں مقصد صرف ہی صرف یہ ہے کہ سرمایہ گردش میں رہے۔

البتہ جنسی رویوں کے حوالے سے ابھی تک تصور ہے اخلاقی قدروں کا۔ البتہ دین سے لاتعلق لوگ اس کو اپنے انداز سے اپناتے ہیں تا کہ معاشرتی فساد نہ پیدا ہو جبکہ دین اس کے دروازے بھی بند رکھنا چاہتا ہے تا کہ نیت میں فتور نہ کرے پھر اخلاقی فساد نہ ہو کہ انسان کی شخصیت ہی تباہ ہو اور پھر معاشرہ میں انارکی اور فساد ہو۔

اللہ تعالیٰ اس وبا کا خاتمہ کرے آمین۔

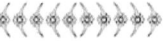

کورونا کا سبب؟

جہاں تک ہمارے ناقص علم اور معلومات کا تعلق ہے تو جب سے دنیا ہے تب سے یہ مخلوقات موجود ہیں۔ اللہ نے سارے مخلوقات زمین آسمان، پہاڑ، دریا، سمندر، اجرام فلکیہ، فرشتے اور جنات، چرند وپرند ودرند، کیڑے مکوڑے اور حشرات، درخت اور پودے اور وائرس وجراثیم اور بیکٹیریا کو جب پیدا کیا تو گویا سٹیج ہو گیا تھا تو پھر انسان کو پیدا کیا کہ یہ اس سٹیج کا مہمان خصوصی ہے اور یہی اشرف المخلوقات ہے۔ البتہ اس نے اپنے اس کرم اور شرف کو ثابت بھی کرنا ہے اور محفوظ بھی رکھنا ہے۔ اور یہ تب ہو سکتا ہے جب وہ اس خالق کا اطاعت گزار ہو جس نے اس سارے عالم کو پیدا کیا، اس کو بھی پیدا کیا اور اس سارے عالم کو اس کے لئے مسخر بھی کیا کہ یہ اسے استعمال کر رہا ہے۔

یہ اطاعت گزاری کیا ہو اور کیسی کی جائے؟

اس کے لئے اللہ تعالیٰ نے انبیاء ورسل بھجوائے جو معلمین بھی تھے اور عملی نمونہ بھی تھے کہ ان سے سیکھو بھی اور ان کو دیکھو بھی کہ یہ کیا کہہ رہے ہیں اور کیا کر رہے ہیں۔ اس طرح کیا کرو کامیاب وکامران ہو گے یہاں بھی اور آخرت میں بھی۔ اس کے لئے ان انبیاء کے نقل اور انسانی عقل دونوں کا اتباع کرو گے۔ مادیات اور طبیعیات کے لئے عقل ہے اور عملیات کے لئے نقل ہے۔ عقل میں سارے انسان شریک ہیں کالے، گورے، مرد وعورت، مسلم وغیر مسلم۔ البتہ ایک انسان کی عقل اور عقلی رسایعنی اپروچ کتنی ہے مادیات اور طبیعیات کا اور وہ کتنا علم رکھتا ہے۔ وہ اسی حد تک کر سکتا ہے اور چونکہ وہ انسان جو کلی ہے اس کا ایک جزئی بھی ہے لہذا جس بھی انسان نے اس میدان میں کچھ کیا وہ انسان نے کیا وہ سارے انسانوں کا کام تھا کہ ان میں سے کوئی کرے تو اس انسان نے کیا اور اس کو مقام ومرتبہ اور اعزاز واکرام مل گیا۔ بالکل اسی طرح جیسے شریعت میں فرض کفایہ ہوتا ہے کہ فرض تو ہے وہ ساری امت پر، لیکن فرض عین

فرض ہوتا ہے ہر مکلف پر اور فرض کفایہ مکلفین پر بحیثیت مجموعی فرض ہے ۔اول الذکر کو ہر مکلف کرے گا اور مؤخر الذکر کو کوئی مکلف کر جائے گا۔اول الذکر کو کسی مکلف نے نہ کیا تو وہ ماخوذ ہے اور موئخر الذکر کو کسی بھی مکلف نے نہ کیا تو سارے ماخوذ ہیں اور اگر کسی ایک نے بھی ادا کیا تو ساروں کا ذمہ فارغ ہو گیا۔ البتہ ثواب اس کرنے والے کا حق ٹھہرا۔بعینہٖ اس طرح ہے یہ طبیعیات کا نظام کہ جس کسی نے بھی کیا ذمہ سب کا فارغ ہو گیا البتہ مقام واعزاز کرنے والے کو مل گیا۔ اب جس کسی نے کورونا کا ویکسین یا علاج دریافت کیا تو کام تو سب کا ہو گیا البتہ اعزاز کرنے والے کو ملا۔ خدا کرے جلد از جلد اس کا علاج وویکسین دریافت ہو لیکن اولین دعا یہ ہے کہ خداوندا! اس بلا اور وبا کا خاتمہ کرے۔

اب حالات ناگفتہ بہ ہوں تو لوگ تو خوف میں بھی مبتلا ہوتے ہیں اور خوف میں صرف بدنی نہیں ذہنی تناؤ بھی پیدا ہوتا ہے تو بندہ صحیح سوچ بھی نہیں سکتا اور صحیح بول اور لکھ بھی نہیں سکتا ۔اس لئے تو کورونا کے حوالے سے دسیوں نہیں ہزاروں اور لاکھوں تھیوریز فلوٹ کر رہی ہیں ۔البتہ ان کا خلاصہ ہے دو چیزیں۔

ا۔ایک مکتبہ فکر کا موٗقف ہے خالص طبیعیاتی مسئلہ ہے۔

۲۔ جبکہ دوسرے کہتے ہیں کہ خالص روحانی مسئلہ ہے۔

جبکہ ہمارے ناقص علم میں طبیعیات اور روحانیت کبھی یک جا بھی ہوتے ہیں۔ شوٹنگ سٹارز یا شہاب ثاقب کی ایک وجہ ہوتی ہے طبیعیاتی جو سائنس دان ذکر کرتے ہیں کہ یہ اس وجہ سے پیدا ہوتا ہے۔ لیکن ساتھ یہ بھی ہے کہ شاید ہر وقت نہیں بلکہ بسا اوقات یہ سرکش شیطانوں کو مارنے کے لئے بھی شوٹ کیا جاتا ہے

﴿فاتبعہ شھاب ثاقب﴾

اب شوٹ کیسے ہوتا ہے تو اس کے لئے سبب ہے اور وہ ہے طبیعی ۔اور بسا اوقات یا بعض اوقات شوٹ کیا جاتا ہے کس لئے تو وہاں پر مقصد ہوتا ہے سرکش شیطان کو بھگانا۔ بندوق گولی

کیسے نکالتا ہے ٹریگر دبانے سے لیکن گولی نکالی جاتی ہے کس مقصد کے لئے تو یا تو ویسے تفریح کے لئے جو بعض لوگ کرتے ہیں یا کسی ہدف کو مارنے کے لئے۔ تو ان دو میں تضاد کہاں ہیں؟

تو دنیا عذاب میں مبتلا ہے اور ہمیں موقع ملا ہے اپنے علم بگھارنے کا تو کوئی کہتا ہے فلاں جگہ پر ظلم ہوتا ہے مسلمانوں پر تو یہ عذاب آیا۔ تو کیا اللہ کافروں پر ظلم روا رکھتا ہے؟ ظلم تو ظلم ہے اور اس کے درجات ہوتے ہیں۔ امام بخاریؒ نے تو باب باندھا ہے

﴿ظلم دون ظلم﴾

کہ مراتب ہوتے ہیں۔

کیا کسی درخت، پودے، کیڑے یا پرندے پر ظلم جائز ہے؟

کوئی کہتا ہے بے حیائی اور فحاشی ہو رہی ہے اور واقعی بہت بری چیز ہے لیکن یہ جو خیانت، چور بازاری، حرام خوری، ذخیرہ اندوزی، رشوت، ناپ تول میں کمی اور ملاوٹ ہوتی ہے یہ کوئی کم ظلم ہے یا یہ ظلم نہیں ہے؟

اللہ نے قوم لوط کو بے حیائی پر ہلاک کیا تھا لیکن قوم شعیب کو مالی خیانتوں پر ہلاک کیا تھا۔

تو یوں کہا جائے کہ انسانی دنیا میں انسان مختلف قسم کے ظلم کر رہے ہیں۔

تو ایک ہوگا وائرس کا سبب کہ طبعی ہے۔ دوسرا ہوگا اس کا مقصد کہ شاید انسانوں کو ان کے مختلف قسم کے ظلم کی وجہ سے اس کا سامنا کرنا پڑ رہا ہے اور اگر اس دوسری بات کا اس سے کچھ بھی لینا دینا نہیں تو پھر چین کا سوشلسٹ صدر مساجد میں کیا کر رہا تھا جو سفید ٹوپی اوڑھ کے قرآن کریم کے نسخے تقسیم کر رہا تھا۔ اور روسی صدر جو اساساً کمیونسٹ ہے یہ دونوں مسلمانوں اور دیگر مذاہب والوں سے اپیل کیوں کر رہے تھے کہ دعائیں کرو کہ خدا یہ وبا ختم کرے۔ ٹرمپ جو امریکی صدر ہے وہ سارے مذاہب والوں سے کیا اپیل کر رہا تھا اور لوگوں پر زور دیا جب وبا شروع ہوا کہ عبادت خانوں میں جا کر دعائیں کرو۔ یہ سب بھی جو بڑی طبیعی اور مادی قوتوں کے مالک ہیں ان کے تحت الشعور میں یہ ہے کہ اس قسم کے آفات کے صرف مادی اور طبیعی اسباب نہیں

ہوتے بلکہ کچھ روحانی بھی ہوتے ہیں اور مغرب میں طبیعیات کے دانش وراس تصور کا اگر اعتراف نہیں بھی کرتے تو اس کی نفی بھی نہیں کرتے وہ سرے اس پہلو پر بولتے نہیں۔

لیکن بدقسمتی سے مسلمان ممالک اور خصوصاً پاکستان میں کچھ دانش وران ایسے ہیں جو اس بارے میں خدا کے دخل دینے کے قائل نہیں یا اس سے جاہل ہیں۔اگر کسی مذہبی آدمی نے کوئی بات کہی کہ اس وجہ سے ہوا ہے تو یہ اس کے پیچھے لگ جاتے ہیں کہ یہ جہالت کی بات ہے۔ہاں یہ ہے کہ بعض مذہبی لوگ اللہ کے پیدا کردہ طبیعیات اور اس کے نظام کو کما حقہ سمجھے نہیں تو وہ بس ایک حتمی رائے قائم کرتے ہیں کہ بس یہی ہے اس کے علاوہ اگر کسی نے کوئی بات کہی تو وہ ملحد ہے ،زندیق ہے وغیرہ وغیرہ یہ فتوے لگ جاتے ہیں۔ حالانکہ جیسا کہ اس کو طبیعیات کی سمجھ نہیں اس طرح اس دوسرے کو روحانیات کا نہیں معلوم۔تو ہر دو افراط و تفریط کے شکار ہیں اور دونوں کا اپنا اپنا کام ہے وہ اس میں اپنی اہلیت ثابت کرنا چاہتا ہے تو دوسرے کے کام اور میدان پر بالواسطہ یا بلاواسطہ ضرب لگالیتا ہے حالانکہ اس کے ساتھ اس کے وجود وزندگی اس کی حیثیت یا روزی روٹی لگی ہوئی ہے۔تو کیا ہم بات ایسا نہیں کر سکتے کہ اس کی ایک وجہ فلاں جگہ یہ بھی ہو سکتی ہے اور فلاں جگہ یہ بھی ہو سکتی ہے؟اور یہ میرا خیال ہے تو نہ جھگڑا پیدا ہو گا نہ تلخیاں پیدا ہونگی نہ عزتیں تار تار ہونگی نہ معافیاں اور معذرتیں پیش کرنی پڑینگی۔

انسان اس سٹیج کا مہمان خصوصی ہے۔انسان ایک کلی ہے اور سارے انسان اس کے جزئی ہیں یوں انسانی دنیا میں باہمد گر افہام و تفہیم کی فضاء پیدا ہو گی۔ایک وبا ہے آئی ہے اس سے پہلے بھی وائرس آئے تو روس اور امریکہ کے سائنس دانوں نے اکٹھے ہو کر ویکسین بنالی۔ لیکن اس وقت اتہامات کی وجہ سے پولرائزیشن کی ایسی فضاء قائم ہوئی کہ ان کا اتفاق نہیں ہو رہا تو بھینسوں کی لڑائی میں مینڈکوں کی شامت آجاتی ہے۔اللہ تعالیٰ اپنی مخلوق پر رحم کرے اور اس وبا کا خاتمہ کرے آمین یارب العالمین۔

اب تو بس علاج کی ضرورت ہے اللہ تعالیٰ شافی اور کافی ہے۔ تو کبھی ایک ہی کام کے مختلف یا متنوع اسباب بھی ہوتے ہیں البتہ اصلاح تو ہر وقت مطلوب ہے اور ہر ایک کی مطلوب ہے۔ اب ایک بندے نے جوش خطابت میں کہہ دیا کہ ہم خواتین کو نچار ہے ہیں تو عذاب آیا لیکن لوگ تو اس کے پیچھے پڑ گئے۔ اب بے حیائی جس کے تصورات مختلف لوگوں میں مختلف ہونگے۔ ہے بری چیز البتہ وائرس کے لئے کسی ایک بات کا بطور سبب متعین کرنا صحیح نہیں لیکن اس مولانا کو ذلیل کرنا بھی نہیں ہے۔

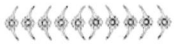

کرونا یا کس کس کا رونا

اللہ کی دنیا مختلف اجناس، انواع، اقسام اور اصناف مخلوقات پر مشتمل ہے۔ ان سب میں وجود ایک مشترک صفت ہے۔ پھر ہر ہر جنس دوسرے جنس سے اور ہر نوع دوسرے نوع سے مختلف ہے اور پھر ہر نوع کے افراد ایک دوسرے سے مختلفات رکھتے ہیں اور اس لئے وہ ایک دوسرے سے ممتاز اور ہر ایک کی ایک انفرادی حیثیت اور تشخص ہے۔ اور جس طرح ہر فرد ایک دوسرے سے صورتاً امتیاز رکھتا ہے اسی طرح خصوصیات کے حوالے سے بھی ایک دوسرے سے ممتاز ہیں۔ اور ان امتیازات ہی کی وجہ سے وہ ایک دوسرے کے محتاج بھی ہیں اور یوں بصورتے یا بدیگر ایک دوسرے سے جڑے ہوئے بھی ہیں۔ ان سب کا یہ اختلاف تعدد فائدہ کرتا ہے جبکہ اوپر وجود اور خلق کے درجے پر جا کر وہ ایک ہی مخلوق تصور کیے جاتے ہیں جو اس بات کی دلیل ہے کہ ان کا خالق ایک اور صرف ایک ہے اور پھر ان کھربوں پدموں مخلوقات کا ان سارے مختلفات کے باوجود اس دنیا میں رہنا، چلنا اور فنکشن کرنا اس کی دلیل ہے کہ کائنات کو چلانے والا اور اس میں تصرف کرنے والا بھی صرف ایک ہی ہے اور وہ ہے ان کا خالق۔

اب افراد کی مختلف خصوصیات کی وجہ سے ان کے استعدادات بھی مختلف ہیں جن میں ان کی فطرت اور پھر ان کے حاصل کردہ علم و فہم کا دخل ہے

نہ ہر زن زن است نہ ہر مرد مرد خدا پنج انگشت یک ساں نہ کرد

ایک ہی ماں باپ سے پیدا شدہ بچوں میں بھی ہر بچے کی صلاحیت اور استعداد مختلف ہوتا ہے یہی اس بات کی دلیل ہے کہ اصل متصرف اور موئثر اللہ ہے ہاں طبیعی قوانین کا اپنا ایک نظام ہے جو اللہ کا وضع کردہ ہے۔

اب کرونا وائرس جو آیا ہے تو ایک بار پھر دو قسم کے لوگ منظر پر آگئے ہیں۔

ا۔ ایک وہ جو صرف طبیعیات پر یقین رکھتے ہیں۔

۲۔اور دوسرے وہ جو طبیعیات کو بالکل معطل سمجھتے ہیں اور مافوق الطبیعیات بھی بات کرتے ہیں حالانکہ وہ یہ مانتے بھی ہیں کہ طبیعیات اور مابعد الطبیعیات دونوں کا خالق اللہ ہے اور عمومی طور پر تو طبیعیات کے قوانین روبہ عمل ہوتے ہیں جس کو قرآن وسنت تدبیر الٰہی کا نام دیتے ہیں

﴿امن یدبر السماوات والارض﴾

کہ اللہ ہی مدبر ہے۔

اور ساتھ یہ بھی اساسی عقیدہ ہے کہ اللہ تعالٰی قادر مطلق ہے۔

تو اول الذکر لوگ اپنی تقریر وتحریر میں بھی صراحتاً اور بسا اوقات دلالۃً مذہب کا مذاق اڑاتے ہیں۔اور اس میں ان کے غیر مذہبی فکر کا دخل ہے۔

جبکہ ثانی الذکر سائنس اور طبیعیات کو خاطر میں نہیں لاتے۔

گویا ہر دو نے ایک بار پھر سائنس اور مذہب کو ایک دوسرے کے مقابل لا کھڑا کر دیا ہے۔

؎ بریں عقل ودانش بباید گریست

اور

؎ عالم کو ہے پھر معرکۂ روح وبدن پیش تہذیب نے پھر اپنے درندوں کو ابھارا

(اقبالؒ)

حالانکہ سائنس اور مذہب کبھی ایک دوسرے کے مقابل ہیں نہیں۔ہاں رہے ہیں اور وہ اس لئے کہ زیادہ تر مذہب زدہ لوگوں نے اپنی ناسمجھی اور کم فہمی کی وجہ سے ان کو ایک دوسرے کا مقابل بننے کی نامشکور سعی کی ہے۔جو لوگ مذہب کے روح کو سمجھتے ہیں انہوں نے کبھی ایسا نہیں کیا۔

اس طرح سائنس دانوں نے بھی کبھی سائنس کو مذہب کا یا مذہب کو سائنس کا مقابل نہیں سمجھا کہ ان کا تو موضوع، مضمون اور میدان ہی مادہ اور اس پر تحقیق وریسرچ اور ایجادات ہیں

مذہب تو ان کا موضوع ہے ہی نہیں۔ہاں سائنس زدہ لوگوں نے یہ نامشکور سعی کی ہے۔یعنی اصل معاملہ اور مسئلہ نہ حقیقی مذہبی لوگوں سے ہے اور نہ حقیقی سائنس دانوں سے ہے بلکہ یہ معاملہ مذہب زدگان اور سائنس زدگان کی وجہ سے درپیش ہے۔

سائنس کہتا ہے کہ زمین پر 78 فیصد نائٹروجن اور 21 فیصد آکسیجن زندگی کا سبب ہے یہ اس طرح رہے تو زندگی رہے گی۔یعنی سائنس زندگی کا سبب بتادیتا ہے جبکہ مذہب ہمیں تعلیم دیتا ہے کہ زندگی گزارنی کیسی ہے تاکہ دنیاوآخرت دونوں میں آسودہ رہیں یعنی طرز زندگی جس سے مقصد زندگی حاصل ہو۔

نصیر الدین الطوسیؒ نے لکھا ہے

﴿واصل العلم هو العلم بالحال وطلب حسن المأل﴾

یعنی حال پر علم اور حسن عاقبت کی طلب۔

اب ہم جس دنیا میں خود رہ رہے ہیں یہ حال ہے اور اس حال کے تقاضے کیا ہیں؟

بقول شاہ ولی اللہ رحمہ اللہ ارتفاق یعنی زندگی کو آسان بنانے کی طلب جو مادیات کا علم حاصل کر کے تحقیق وریسرچ اور ایجادات سے ہی ممکن ہے۔

اور حسن المآل کی طلب کیسے کی جائے؟

بقول شاہ صاحبؒ اقتراب کے ذریعے کہ کس طرح اللہ اور رسول ﷺ کے قریب ہوسکتے ہو وہ طرز زندگی اپنانا۔

تو مذہب زدگان بہر خدا سائنس اور سائنس دانوں کو اپنا کام کرنے دیں کہ انہوں نے تو کبھی سائنس کو مذہب کے مقابلے میں نہیں کھڑا کیا یہ سائنس زدگان کرتے ہیں جن کو سائنس کی ہوا بھی نہیں لگی۔

اور یہ سائنس زدگان بہر خدا اپنے خبث باطن کی وجہ سے مذہب پہ حملے نہ کیا کریں کہ نہ تو مذہب نے اور نہ ہی مذہب کی روح کو سمجھنے والوں نے کبھی مذہب کو سائنس کا مخالف کہا ہے یہ

ان کی طرح کے زدگان کا معاملہ ہے کیونکہ سائنس اگر زندگی کو آسان بنانے اور اس کی مشکلات کا حل نکالتا ہے تو اس پر مذہب کو کیا اعتراض ہو سکتا ہے؟ اور اگر مذہب تمہیں زندگی کے اطوار وعادات سکھاتا ہے جس سے کہ تو انسان بنے تو اس پر سائنس کو کیا اعتراض ہو سکتا ہے؟ سائنس زدگان طعنے دیتے ہیں کہ چلو پھونک سے کوئی حل نکالو۔ تو انہیں کس نے کہا ہے کہ مذہب پھونک کا نام ہے؟ مذہب تو مہذب زندگی کے اطوار وعادات سکھانے سے عبارت ہے۔ جبکہ سائنس نے بھی تو پھونک نہیں مارنی ابھی تک تو انہوں نے ریسرچ کرنی ہے۔ جب کہ دوسری جانب مذہب زدگان طعنہ دیتے ہیں کہ اب سائنس کچھ کرے نا جب خدا نے یہ ایک غیر مرئی جرثومہ بھجوایا ۔وہ یہ اس طرح کہتے ہیں جیسا کہ سائنس اور سائنسی تحقیق نہ اللہ کی دنیا میں ہوتی ہے اور نہ یہ اللہ کی مخلوق کرتی ہے اور نہ یہ اللہ کی مخلوق پر کی جاتی ہے اور نہ اس میں اللہ کا کچھ دخل ہے معاذاللہ! یا وہ یہ اس انداز سے کہتے ہیں جیسا کہ یہ اللہ نے ان کی فرمائش پر بھجوایا ہے یا انہوں نے بھی اس کے بھجوانے میں اللہ کا ساتھ دیا ہے معاذاللہ!

سائنس کی بناء حواس اور عقل پر ہے اور وہ اللہ نے سارے انسانوں کو دئے ہیں اور دونوں اسباب علم ہیں۔ جبکہ مذہب کی اَساس وحی ہے جو اللہ کی بھیجی ہوئی ہے اور وہ تیسرا سببِ علم ہے ۔اب جو اہل وحی ہیں یعنی اس کے ماننے والے تو وہ ان سابقہ دو اسبابِ علم میں شریک ہیں۔ یہ علیحدہ بات ہے کہ کس کے حواس اور عقل نے کوئی دریافت کی وہ انسان ہی ہو گا اور یہ علوم وفنون کسی مذہب یا اس کے ماننے والوں کی نہیں بلکہ انسان اور انسانیت کی میراث ہے تو اس میں مذہب اور سائنس کا مقابلہ کہاں سے آیا؟ جبکہ وحی تو ان مدرکات اور ان کے مدرکات سے آگے کی بات کرتا ہے تو پھر مقابلہ کیسے؟ کہ وحی نے نہ تو کبھی حواس کی نفی کی اور نہ عقل کی نفی کی بلکہ ان کے استعمال پر زور دیا اور فرمایا

﴿افلا تسمعون﴾ (القصص)

تو کیا تم سنتے نہیں۔

﴿افلا تبصرون﴾ (القصص)

تو کیا تم دیکھتے نہیں۔

﴿افلا تعقلون﴾

تو کیا تم عقل نہیں کرتے۔

اس سے معلوم ہوا کہ جو مفید چیز حواس اور عقل سے حاصل ہو اس کو لیا کریں اور جو چیز تأمل سے بالبداہۃ معلوم ہو یا حواس سے اور اس کے مقابلے میں کوئی روایت ہو جو سنداً صحیح ہو تو اس میں تاویل کرنا پڑتی ہے اس لئے تو رسول پاک ﷺ سے خلاف مشاہدہ یا خلاف عقل بات کا تو تصور ہی نہیں ہو سکتا کہ وہ اعقل العقلاء تھے علی الاطلاق۔

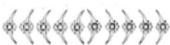

﴿ولو شاء ربك لجعل الناس امة واحدة﴾

اللہ کا ہر نبی اللہ کے مخلوق بالخصوص انسانوں کے حوالے سے بہت رحم کھانے والا ہوتا ہے۔
اور یہی وجہ ہے کہ یہ انبیاء سارے مدتوں جسمانی اور دماغی اذیتیں برداشت کرتے رہے لیکن پھر بھی مخلوق کے لئے ہدایت کی دعا بھی کیا کرتے تھے اور دعوت بھی دیا کرتے تھے۔ انہیں ان کے کرتوتوں کے سوء عاقبت کی وارننگ بھی دیتے رہے اور چاہتے تھے کہ سارے لوگ راہ حق پر آئیں۔ لیکن اللہ نے ہدایت اپنانے کو انسانوں کی فری ول پر رکھا ہے کہ آزمائش ہو اور پھر اس پر جزاو سزا کا ترتب ہو۔

رسول پاک ﷺ کا تقاضا بھی یہی ہوتا تھا کہ ساری انسانیت عذاب الٰہی سے محفوظ ہو جائیں اور راہ حق پر آئیں تو اللہ تعالی نے فرمایا کہ اگر اللہ چاہتے تو سارے انسانوں کو ایک امت بنادیتا

﴿ولا یزالون مختلفین﴾

اور وہ ہمیشہ (آپس میں) اختلاف کرنے والے ہونگے

﴿الا من رحم ربك﴾

مگر وہ کہ جن پر تمہارے رب نے رحم کیا ہو۔

اور اسی لئے اس نے ان کو پیدا کیا

﴿ولذلك خلقهم﴾

اور اس آیت سے پہلے فرمایا

﴿وما كان ربك ليهلك القرى واهلها مصلحون﴾

یعنی وہ اصلاح والوں کو عمومی انداز سے ہلاک نہیں کرتے۔

اور متعلقہ آیت کے بعد فرمایا

﴿وتمت کلمۃ ربك لاملئن جهنم من الجنۃ والناس اجمعین﴾

اور تام (ثابت) ہو چکا ہے تمہارے رب کا قول (فیصلہ) کہ یقیناً میں بھر وادوں گا جہنم کو جن اور انس سب سے۔

اب ہم یہ نہیں کہتے کہ کرونا وائرس عذاب ہے یا پھر ہر ایک کے لئے عذاب ہے۔ ایسی چیز بعض کے لئے عذاب ہوتا ہے اگر وہ باغی ہوں اور اس سے بھی ان کی اصلاح نہ ہو۔ بعض کے لئے اصلاح کا ذریعہ ہوتا ہے اگر ان کی حالت میں بہتری آئے اور بعض کے رفع درجات کا ذریعہ یا بعض کردہ گناہوں کا کفارہ ہو گا جنکی حالت عمومی طور پر صالح اور اصلاح والی ہو۔

بہر تقدیر اللہ جل شانہ وقتاً فوقتاً تذکیر اور یاد دہانی کرواتا رہتا ہے جب وہ بہت زیادہ بے لگام ہو جاتے ہیں اور خدا کی عظمت اور فطرت کے قوانین کو بھی خاطر میں نہیں لاتے تو پھر اللہ تعالیٰ تازیانہ لگادیتے ہیں۔ البتہ اللہ کا تازیانہ عموماً عمومی آتا ہے جس کی حکمتیں وہ خود جانتے ہیں کہ ایسے ماحول میں ہر بندہ کا کچھ نہ کچھ حصہ تو ہوتا ہے کہ انسانوں کی ظلم وبربریت پر خاموش رہنا یا دل میں بھی برا نہ سمجھنا برائی کی تائید اور اس کا ارتکاب تو ہے۔

اب اللہ اگر تکوینی انداز سے چاہے تو لوگوں کو اکٹھ میں لا سکتا ہے۔ ایک ہی جرثومے کے ذریعے کیسے ساری دنیا کے انسانوں کو ایک کر دیا۔ ان کو ایک دوسرے کا خاص حد تک ہمدرد بھی بنادیا لیکن اس چاہت کے ساتھ ساتھ ان کو ایک دوسرے سے دور بھی کر دیا کہ فاصلہ رکھو تاکہ ایک دوسرے کے صحیح معنوں میں قریب آنے کی احساس ہو جائے چاہت ہو جائے۔ اور یہی انسانیت ہے یعنی انسانوں میں مساوات اور مواساۃ ہونے چاہئیں۔

مساوات تو معلوم ہے اور مواساۃ کا معنی ہے ہمدردی اور وہ بھی زبانی بیانی نہیں بلکہ عملی انداز سے۔ البتہ اس چیز کو اللہ تعالیٰ نے ابتلاء کے لئے انسانوں کی مرضی پر چھوڑ دیا ہے۔ اس ایک باریک اور نظر نہ آنے والے جرثومے سے اللہ تعالیٰ نے سائنسی اور معاشی ترقی پر اترانے والے انسانوں کو جنجھوڑ کے رکھ دیا کہ کہاں ہے معیشت اور معاشی ترقی؟ کہاں ہے سائنس اور

ٹیکنالوجی؟اور کہاں ہے جنگی اور دفاعی سازوسامان؟اور یہ سب کچھ کس کام کا؟لیکن ایسے میں حسرت ہے ان لوگوں پر جو یا تو سنجیدہ ہی نہیں ہو رہے یا اس کو مذاق بنا رہے ہیں یا اسے اوروں کا مذاق اڑانے کا ذریعہ بنا رہے ہیں۔ پتہ نہیں ایسے لوگوں کے عقل چھٹی کر چکے ہیں یا ان کو کیا ہو گیا ہے؟اور بعض ایسے ہیں جو اپنے کو بڑا قوی مسلمان ثابت کرنے میں لگے ہوئے ہیں جبکہ قوی ایمان والے اس قوت کے متعلق بولتے نہیں جو ایسا کرتے رہتے ہیں اور ایسا بولتے رہتے ہیں۔ یہ ان کے کھوکھلے دعوے کی غماز ہے۔ایسا کرنے والے لوگوں کو اللہ کے پیدا کردہ تدابیر سے غافل کر دیتے ہیں جس کا ان کے اوپر وبال ہو گا۔ حضرت علیؓ نے فرمایا

''خدائی عالم وہ ہے جو بندوں کا اللہ پر عقیدہ مضبوط کرے اور انہیں نہ تقدیر سے منکر بنائے اور نہ تدبیر سے غافل کرے کہ یہ سب کچھ دین اور شریعت کا تقاضا ہے''

خدا کرے یہ آزمائش جلد از جلد ختم ہو اور خدا کرے کہ انسان انسان بنے۔اس قسم کی آفتوں کے بعد کی دنیا میں کچھ مثبت تبدیلیاں بھی نظر آجاتی ہیں۔ اللہ تعالیٰ اپنی خلقت پر رحم فرمائے آمین۔

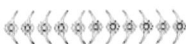

کورونا، تبدیلی اور ویکسین

دنیا میں دیکھا گیا ہے کہ قحط بھی آئے، جنگیں بھی ہوئیں اور وبائیں بھی آئیں۔ ہر تین اپنے ساتھ تباہیاں لے آئیں اور دنیا، وقت اور زمان کے مطابق اپنی مہارت اور قوت کے باوجود بے بس دیکھتی رہی۔ اس لئے کہ یہ چیزیں تو اللہ کی قضاء وقدر سے آتی ہیں اور اللہ کی قضاء صرف اللہ کو معلوم ہے کہ کس وقت آئے، کسی صورت میں آئے اور کیسی آئے؟ تو انسان تو صرف تدبیر کر سکتا ہے۔ لیکن چونکہ اسے قضاء کا علم تو نہیں قبل اس کے کہ وہ واقع ہو جائے۔ لہذا وہ نامعلوم کے لئے کیا تدبیر کرے اور کرے بھی تو ضروری نہیں کہ وہ کافی ہو جائے اس لئے کہ کافی تدبیر کے لئے اس چیز پر محیط علم کا ہونا ضروری ہے جو انسان کا ہے نہیں اور ہو بھی نہیں سکتا کہ ہر چیز کا علم اللہ کو ہے اور اللہ کے علم کے حوالے سے اس کے لئے ماضی، حال اور مستقبل ہر تین برابر ہیں مثلاً آج یہ کورونا وائرس جو آیا ہے اللہ تعالیٰ جلد از جلد اس کا ازالہ فرمائے آمین اور دنیا کو محفوظ بنائے آمین۔ تو دنیا ماہرین سے بھری ہے، سائنس، ٹیکنالوجی اور مختلف علوم وفنون میں حددرجہ مہارت حاصل کر چکی ہے لیکن اب کے اس وائرس کے حوالے سے کسی کو کچھ نہیں سوجھتا کہ کیا کرے۔ وجہ یہ ہے کہ طبیعیات کی مہارت اکثر امور میں ان کے واقع ہونے کے بعد کام آتی ہے کہ پہلے سے تو ان کو نہ تو سبب کا پتہ ہوتا ہے کہ اس امر کا سبب کیا تھا اور نہ ان کو یہ معلوم ہوتا ہے کہ اس امر کی حقیقت کیا ہے۔ کیونکہ جب تک سبب کا نہیں پتہ اور حقیقت کا نہیں پتا تو نہ تو ادویہ مانعہ یعنی ویکسین تیار ہو سکتا ہے اور نہ ادویہ معالجہ ومصلحہ یعنی علاج معلوم ہوتا ہے۔ اب خدا کرے جلد از جلد ویکسین بھی وجود میں آئے اور علاج بھی آمین۔

اور ضرور بالضرور ہر دو آئیں گے کہ ماہرین تحقیق میں لگے ہیں کہ وہ اسے اپنی پیشہ ورانہ ذمہ داری سمجھتے ہیں۔ انہوں نے اس کا حلف اٹھایا ہوتا ہے اور ان میں سے اگر کسی پر ثابت ہوتا ہے کہ وہ پیشہ ورانہ ذمہ داری سے جی چراتا ہے تو یہ جرم تصور ہوتا ہے اور ڈس کریڈٹ ہو جاتا ہے۔ اور

کوئی بھی نہیں چاہتا کہ اپنی حیثیت عرفی اور پیشہ ورانہ حیثیت پر لات مارے کیونکہ یہی تو اس کی پہچان ہے اور اسی سے اس کی عزت ہے تو کون بے وقوف اپنی پہچان ختم کرنے کے درپے ہو گا یا اپنی عزت کا بدست خویش جنازہ نکالتا ہو گا۔ ایسا تو صرف ایک پاگل یا نفسیاتی مریض کر سکتا ہے کیونکہ یہ اس کے لئے خودکشی کے مترادف ہے اور خودکشی تو یا پاگل پن کی وجہ سے ہوتی ہے یا نفسیاتی بیماری کی وجہ سے۔ ہاں بعض اور بہت تھوڑے مستثنیات ہو سکتے ہیں۔

سو ویکسین آنے اور علاج دریافت ہونے تک بھی اور اس کے بعد بھی ہم نے دعائیں ہی کرنی ہیں کیونکہ جہاں اسباب نہ ہوں تو بھی مسبب کو رجوع کیا جاتا ہے اور جب اسباب مہیا ہوں تو پھر بھی اسباب کا مزاولہ کیا جاتا ہے لیکن پھر بھی مسبب ہی سے مطلوبہ نتیجہ مانگا جاتا ہے کہ موثر حقیقی تو وہی ہے ورنہ تو سبب اور دوا مخالفانہ اثر کر جائے گا۔ خوراک بھوک ختم کرنے کے بجائے پوائزنگ کر کے مروا دے گا، پنسلین اور کلوروکوین دل کی حرکت کو بڑھا کر ہارٹ اٹیک کروائے گا، انٹی بیوٹک جگر یا گردے کا ناکارہ کر کے مروا دے گا وغیرہ وغیرہ۔ البتہ یہ ہے کہ

اس وبا کے بعد کی زندگی کیسی ہو گی؟

تو کم از کم جو اس سے پہلے تھی ویسے تو نہیں ہو گی لیکن کیا ہمیشہ کے لئے ایسی نہیں ہو گی یا ایک طویل مدت تک ایسی نہیں ہو گی جو معاشرتی اور معاشی تبدیلیاں اب پریکٹس ہو رہی ہیں ان میں معاشرتی رویوں اور رسوم میں بھی تبدیلیاں ہونگی اور معیشت کو جو دھچکا لگا وہ بھی مدتوں بعد سنبھلے گا۔

لیکن کیا ہماری شخصی رویوں میں بھی تبدیلی آئے گی؟

کیا انسانی حرص وبخل واستحصال کو کچھ تھوڑا سا بریک لگ جائے گا؟

کیا بے کسوں کے ساتھ ہمدردی کا یہ عارضی لہر جو آیا ہے یہ قائم رہ سکے گا؟

اس طرح ریاستوں کے حوالے سے یہ استحصال واستغلال کے لئے جو خون کی ہولی کھیلی جاتی ہے اور لاکھوں انسان کسی مقہور خطے کے قدرتی وسائل یا تزویراتی حیثیت پر قبضہ کے لئے جو

ایندھن بنائے جاتے ہیں تو کیا زور آور انسان ہونے کے ناطے اوروں کو بھی انسان تسلیم کریں گے ؟

اور جو کہا جارہا ہے کہ در حقیقت اس چیز کو مذہبی اجتماعات رکوانے کے لئے بطور ایک حربہ کے استعمال کیا گیا تو کیا لوگوں کو کسی نادیدہ چیز کا خوف دلا کر مذہبی اجتماعات سے دور رکھا جاسکے گا؟

جب بھی چاہیں یا کوئی ایک طاقت ویکسین یا علاج پر اجارہ داری قائم کرکے اوروں کو اس کے اساس پر غلام بناسکے گی کہ وہ اس کے دست نگر رہیں ؟

یا کیا کوئی ایسا ویکسین تیار ہو گا جو ہر بندے کی نقل وحرکت کو کسی متعین مرکز تک جاپہنچائے گا؟ اور یوں وہ سب اس مرکز کے رحم

وکرم پر زندگی گزاریں گے ؟

یا کیا اب تعلیم زومنگ وغیرہ پر ہو گا؟ یعنی ٹیکنالوجی کے ذریعے۔

اور کیا اب انسان سوشل گیدرنگ کے قابل نہیں رہیں گے ؟ ایک دوسرے کے قریب نہیں آئیں گے ؟

یہ اور اس قسم کی ڈھیر سارے امور جو نا قابل شمار ہیں اور آئے دن اس پر لکھا جارہا ہے۔

ہم سے کسی نے پوچھا کہ اس آفت کے کچھ مثبت اثرات بھی ہونگے ؟

ہم نے کہا ہونگے تو لیکن اللہ ہی بہتر جانتا ہے البتہ ایک فوری مثبت اثر اس کا یہ تو ہوا کہ کورنٹائن نے خلوت دی اور میڈیا نے تشہیر سے ہم جیسے بہت ساروں کو ایکسپرٹ بنادیا کہ سائنس پر لکھیں، مذہب پر لکھیں، معیشت پر لکھیں یا معاشرت پر لکھیں۔ تو زندگی تو نام ہے معلومات حاصل کرنے کا لیکن ہم متعلقہ فیلڈ کے ماہر نہ ہونے کے باوجود جو کچھ ہم سمجھ چکے ہیں اس کو حرف آخر منوانے کی بیماری میں پھنس چکے ہیں اور اس کا فوری منفی اثر یہ ہوا ہے کہ بہت سارے لوگ نفسیاتی عارضے کا شکار ہو گئے یا تو اس کی خوف سے یا پھر اس وجہ سے کہ اس کی معاشی حالت

دگر گوں ہوئی ہے یا ہو گی ۔تو اس خوف کی وجہ سے بلکہ بہت سارے امیر اور مالدار بھی اس عارضے کے شکار ہیں کہ یا تو اتنا اب کما نہیں رہے یا پھر کما نہ سکیں گے ۔تو دعا ہے اللہ تعالیٰ سارے انسانوں کو ان منفی اثرات سے محفوظ رکھے کہ گلوبل ویلج ہونے کے ناطے دنیا کے سارے انسان اب ایک دوسرے پر انحصار کرتے ہیں۔اگر کوئی کہے کہ نہیں کرنا تو یہ یا تو ویسے نا سمجھی ہے یا پھر اناڑی پن ہے اور بعض تو اولیاء ہونے کے زعم میں ہوتے ہیں تو ایسا کہتے ہیں کہ ہم نے کافروں پر انحصار نہیں کرنا۔تو بھائی ہم کافروں اور مسلمانوں کی بات نہیں کر رہے انسانوں کی بات کر رہے ہیں ۔تمہاری ولایت سر بچشم تسلیم لیکن ولی ہونے کے ناطے آپ یہ تو چاہیں گے کم از کم کہ اللہ کے گھر جائیں تو اللہ کے گھر جانے کے لئے تو یا بحری جہاز درکار ہو گا یا پھر ہوائی جہاز۔تو ہم تو کہتے ہیں کہ وہ انسانوں کی ایجاد ہے انسانوں کے لئے لیکن تمہارے تصور کو لیں تو وہ تو کفار کی ایجادات ہیں تو کیا اس کی وجہ سے آپ بیت اللہ جانا ناپسند کریں گے ؟ کہ اب تو نہ گھوڑے کی اجازت ہے نہ اونٹ کی اور نہ ہی بادبانی کشتیوں کی۔

یہ باتیں معاذ اللہ میں کوئی طنز نہیں کر رہا۔اللہ تعالیٰ بچائے رکھے صرف اپنے محدود علم ، مشاہدے اور تجربے کے اساس پر جو حقائق معلوم ہوتے ہیں ان کا تذکرہ کر رہا ہوں ۔تو بھائی میرے! یہ ممکنات کی دنیا ہے اور یہ انسانوں کو دعوت عمل و تحقیق دیتا ہے۔اب بعض انسان اس کی دعوت پر لبیک کہہ دیتے ہیں اور ان کو سپورٹ بھی مل جاتا ہے اہل خیر کی طرف سے بھی اور حکومات کی طرف سے بھی۔تو وہ کچھ کر جاتے ہیں جس سے پھر سارے انسان قطع نظر اس کے کہ وہ مسلمان ہیں یا کہ غیر مسلم ہیں فائدہ اٹھاتے ہیں جیسا کہ ساری ایجادات ہیں ۔یعنی انجن اور مشین گاڑیاں ہیں کہ کمپیوٹرز ہیں یا کہ ٹیلی فونز ہیں۔یوٹیوب ہے کہ یا فیس بک ہے کہ زومنگ ہے۔

یہ نہیں کہ اہل اسلام بانجھ ہو چکے ہیں لیکن ان کے حکمرانوں نے قسم اٹھائی ہے کہ سوائے مال جمع کرنے ،لوٹنے اور عیاشیاں کرنے کے اور کچھ کرنا ہی نہیں۔ آج بھی مغربی دنیا میں بہت سارے مسلمان ڈاکٹرز ، انجینئرز ، سائنٹسٹ ہیں جو اپنی فیلڈز میں صرف ماہر نہیں اتھارٹی مانے

جاتے ہیں لیکن یہی لوگ اگر واپس اپنے ممالک جائیں تو حکومتوں کی ذمہ دار ان کو سپورٹ تو کیا دیں گے ان کا جینا دو بھر کر دیں گے۔

پروفیسر عبد الکلام مسلمان تھے اور ڈاکٹر عبد القدیر بھی مسلمان ہیں ان دونوں کو اپنی اپنی حکومتوں نے بطور ریاست کے سپورٹ دیا تو انہوں نے کر کے دکھایا اور اپنے اپنے ملک کو ایٹمی طاقت بنوایا۔ اب اس قسم کے کام کرنے والوں نے کبھی اسلام اور مسلمان کا مذاق نہیں اڑایا۔ یہ کام وہی لوگ کرتے ہیں جو اس میدان کے الف، ب سے بھی واقف نہیں اور کوس رہے ہیں تو کس کو کوس رہے ہیں۔ خود اپنے آپ کو

بریں عقل و دانش بیباید گریست

اس تفصیل کے باوجود اب سے جھگڑا اس پر ہے کہ ویکسین پر کس کا حق زیادہ ہو گا؟ یہ بات مجھے حماقت معلوم ہوتی ہے اس لئے کہ یہی وائرس پوری دنیا میں ایک ساتھ تو نہیں ظاہر ہوا بلکہ وقت کے ساتھ ساتھ اسفار کے ذریعے، مسافروں کے ساتھ پھیلتا گیا اس لئے تو اس کو ائیر بارن کہا گیا۔ تو کیا اب ہر ملک نے اپنی باونڈریز بند کرنی ہیں، اسفار نہیں کرنی۔ اگر ایسا ہے تو پھر تو ٹھیک ہے کوئی ایک ملک ویکسین پر قبضہ کرے اور اس کے لوگ ٹھیک ہوں اور وہ اپنے ملک کے حصار ہی میں رہیں وہاں پر یہ وائرس اگر دوبارہ ظاہر بھی ہو تو ویکسین تو مانع ہے انفیکشن کے لئے تو پھر ان کو زیادہ مسئلہ پیدا نہیں پیدا ہو گا۔ لیکن کیا کورونا کے نئے اقسام کے لئے بھی وہی ویکسین کافی ہو گا؟ ایسا تو بالکل نہیں اور نئے اقسام پیدا ہونے کا راستہ تو نہیں بند کیا جا سکتا۔

اور دوسرا یہ کہ جب تک اسفار ہوں اور کسی ایک بھی جگہ کوئی ایک بھی بندہ ہو جس کو کورونا ہو یا تو اس کو مستقلاً بارہ ضرب آٹھ فٹ کے کمرے میں محبوس رکھنا ہے ورنہ پھر تو کسی کا بھی اس سے کلوز کانٹکٹ ہو تو اس کو لگے گا اور وہ سفر کریں گے تو اس کو ساتھ پھیلاتے رہیں گے۔ تو پتہ نہیں کہ اللہ نے ہمیں انسان پیدا کیا ہے تو ہم انسان بنتے کیوں نہیں؟ اور انسانوں کی طرح سوچتے کیوں نہیں؟

سو عقل کی بات یہ ہے کہ ویکسین ہو اور سب کے لئے ہو اور سارے حکومات اس کا اہتمام کریں، سارے شہریوں کے لئے تاکہ دنیا محفوظ ہو جائے۔

۔۔۔۔۔۔۔۔۔۔

آسمانی آفت اور رجوع الی اللہ

شعراء، خطباء اور حکماء ہمیشہ سے کسی نسبتاً مغلق بات کو مثال سے واضح کرتے ہیں۔ کبھی یہ مثال قصہ کی صورت ہوا کرتا ہے۔ اور قصہ کبھی حقیقی ہوا کرتا ہے اور کبھی تمثیلی ہوا کرتا ہے۔ قرآن کریم میں بھی ایک سے زیادہ جگہ ہم ذکر کر جاتے ہیں کہ یہ قصہ جو بیان کیا گیا ہے بعض کے نزدیک حقیقی ہے کہ ایسا ہوا تھا اور بعض کے ہاں تمثیلی ہے کہ یہ بطور مثال بیان کیا گیا ہے تاکہ وہ بات جو ذرا مشکل تھی عام فہم پر اس کا سمجھنا آسان ہو جائے۔ جیسا کہ سورۃ الکھف آیت نمبر ۳۲ سے آیت نمبر ۴۳ تک دو ساتھیوں کا قصہ ہے کہ ایک مالدار زمیندار تھا، دو باغات کا مالک تھا اور وہ اس پر افتخار کرتا کہ اس دوسرے ساتھی کو نیچا دکھاتا اور وہ خدا اور قیامت کا انکاری تھا۔ اس کے ساتھی نے اس سے کہا کہ کہ خالق سے انکار؟ عجیب بات ہے اگر تمہاری حالت اچھی ہے تو اس کو اللہ کا احسان سمجھ کر ماشاء اللہ لا قوۃ الا باللہ کیوں نہیں کہتے۔ اور میں اگرچہ یہاں دنیا میں مال واولاد کم رکھتا ہوں تو عین ممکن ہے کہ مجھے اللہ آخرت میں بہتر دے اور تمہارے ان باغات کو وہ خاکستر کردے یا اس کا پانی ختم کردے۔ اور پھر ایسا ہی ہوا اور پھر حسرت کے طور پر ہاتھ مروڑ رہا تھا ایک ہاتھ کو دوسرے پر مل رہا تھا۔ اور اس وقت اس کا کوئی یار و مددگار نہیں تھا نہ وہ خود کچھ کرنے کے قابل تھا کہ یا اس کا تدارک کرتا یا کرنے والے سے انتقام لے سکتا۔

تو قحط اور وبائیں وغیرہ دنیا میں آتی رہتی ہیں۔ اب خالق سارے کائنات کا تو اللہ ہی ہے اور کائنات کے لئے طبعی اصول و قوانین بھی اس نے وضع کیے ہیں اور رسول پاک ﷺ نے فرمایا کہ اللہ نے کوئی بھی بیماری نہیں نازل فرمائی بلکہ اس کے لئے دوا بھی نازل فرمایا۔ تو تحقیق اور ریسرچ کا میدان کھل گیا اور جہاں جس علاقہ میں اس قسم کی بیماری آجاتی ہے تو ایک تو اس کی دوا بھی اللہ نے وہاں ہی پر پیدا کی ہے البتہ ماہرین اس کو پانے کے لئے لگ جاتے ہیں۔

اور دوسرا یہ کہ جہاں پر بیماری ہے تو دوا اور علاج کے لئے بھی تو وہاں کے لوگ اور ماہرین

تگ و دو شروع کرتے ہیں۔ وبائی علاقے سے نہ نکلنے کا فرمان رسول پاک ﷺ اس حکمت کی بھی غماز ہے کہ آپ وہاں سے نہ نکلیں کہ وہاں کے ماہرین اس کا علاج ڈھونڈنے میں لگے ہوئے ہیں۔اور یہ دنیا طبیعیات کی دنیا ہے ممکنات کی دنیا ہے اللہ نے اس انداز سے پیدا کی ہے تو ایسا نہ ہو کہ تم کہیں اور چلے جاؤ جہاں نہ کسی کو اس بیماری کا پتہ ہے اور نہ وہاں کوئی تحقیق ہو رہی ہے تو اگر مصیبت زدہ علاقے میں دوا نکل آئی تو تم تو محروم رہ جاؤ گے اور بیماری تمہیں ناکارہ بنا دے گی۔اب بیماری کا یقیناً کوئی طبیعی سبب تو ہو گا لیکن لانے والا تو اللہ ہے اور پھر وہ بیماری بھی جب وبائی ہو۔

خلیفہ ہارون رشید کے دور میں قحط پڑا تو اس نے خزانوں اور گوداموں کے منہ کھول دئے کہ یہ سب کچھ تو ہوتا ہیعوام کے لئے ہے۔ لیکن قحط طول پکڑتا گیا اور وہ ہمت ہارنے کی طرف گامزن ہوتا گیا۔ سونے پر جا کر تھوڑی دیر سوجاتا تو یکایک اٹھ جاتا کہ خداوندا! کیا ہو گا؟ وہ بے چین تھا۔اپنے مربی اتالیق یحیٰی بن خالد برمکی جو اس کا وزیر اعظم بھی تھا،اسے بلایا اور عرض کیا کہ بہت بے چین ہوں، نیند نہیں آتی حتی کہ عبادات میں یکسوئی بھی نہیں نصیب ہوتی کہ مخلوق کا کیا ہو گا؟ تو مجھے کوئی ایسی کہانی سنادو جو ذرا سکون واطمینان دے۔ یحیٰی بن خالد برمکی نے کہا کہ جنگل کی ایک بندر کو سفر درپیش ہوا، سفر طویل تھا اور اس کے ساتھ چھوٹا بچہ تھا۔اب وہ اس بچے کو ساتھ نہ لے جاسکتی تھی کہ سفر طویل تھا اور سوچتی رہی کہ کس کے سپرد کروں۔ کافی غور وخوض کے بعد اس کے ذہن میں آیا کہ شیر کے پاس جا کر اس سے درخواست کرتی ہوں کہ میرے آنے تک وہ اس کے بچے کا خیال رکھے۔ شیر مان گیا اور اس نے کماحقہ اس چھوٹے سے بچے کا خیال رکھا۔ جہاں جاتا تو اسے پیٹھ پر اٹھا لیتا۔ایک دن اس بچے پر ایک چیل کی نظر پڑی کہ شیر کی پیٹھ پر اٹکھیلیاں کر رہا ہے وہ جھپٹ کے نیچے آیا اور بچے کو پنجوں میں اٹھا کر اڑ گیا اور نظروں سے اوجھل ہو گیا۔ اب شیر اڑ تو نہیں سکتا تھا۔ حیران وپریشان بیٹھا رہا کہ ساری عزت خاک میں مل گئی کہ یا تو مجھ پر خیانت کا الزام لگے گا یا جنگل کا بادشاہ ہونے کے باوجود بے بس ہونے کا۔اور ہر دو اس کے لئے عار اور شرم ہیں۔ خیر بندر واپس آگئی۔ سیدھا شیر کے پاس چلی گئی اور اپنے بچے کا تقاضا

کیا۔ شیر نے قصہ سنایا کہ میں نے تو اپنے تئیں کوئی کوتاہی نہیں کی تھی لیکن کہیں سے ایک بدبخت چیل آ جھپٹا اور بچے کو اچک کر لے گیا۔ بندر نے وہی کہا کہ جنگل کا بادشاہ اور اتنا بے بس کہ میرے بچے کو نہ بچا سکے۔ اس نے کہا بی بی میں جنگل کا بادشاہ ہوں اور جنگل زمین پر ہوتا ہے اب اگر کوئی مصیبت و آفت زمین سے آتی تو میں اس کا دفاع کر سکتا لیکن تمہارے بچے پر آفت تو آسمان سے آئی اور آسمان سے آنے والی آفت کو صرف آسمان والا ہی روک سکتا ہے۔

یحییٰ برمکی نے کہا امیر المومنین! اب آپ جو کر سکتے ہیں کرتے رہیں لیکن قحط والی مصیبت و آفت تو آسمان کی طرف سے ہے تو اسے تو صرف آسمان والا ہی روک سکتا ہے یا ختم کر سکتا ہے۔

ہارون رشید نے کہا تو اب تجویز دیں کہ کیا کروں؟

اس نے کہا تم زمین پر بادشاہ ہو زمینی آفات کو روکنے کے اسباب تمہارے پاس ہیں جو اللہ کے عطا کردہ ہیں تو اس کے لئے آپ پر لازم ہے سارے اسباب و وسائل بروئے کار لانا۔ البتہ آسمان کی طرف سے آنے والی آفت میں تمہاری حیثیت بادشاہ کی نہیں ایک گدا اور فقیر کی ہے تو اس کے لئے تمہیں بھی اور دیگر ان کو بھی فقیر بن کے سوال کرنا ہوگا۔ یعنی اللہ کو راضی کرنا ہوگا کہ آسمان کی آفات آسمان والے کو راضی کرنے سے رک سکتی ہیں۔ تو کہا کہ گناہ تو سب کرتے ہیں پر توبہ کا دروازہ بند نہیں ہوتا۔ اور طاعات تو انسانوں کے بس میں ہیں تو کردہ گناہوں سے توبہ، اللہ کے سامنے گڑگڑانا اور اس کے سامنے ماتھا رگڑنا یہ بہت کم وقت لیتا ہے اور کام ہو جاتا ہے۔

ہم کہتے ہیں کہ اللہ کے ماننے والے اگر یہ کام کریں اور اللہ راضی ہو تو عین اس وقت ریسرچ کرنے والوں کے ذہن میں اللہ کلک کرے گا اور وہ دوا اور ویکسین تک پہنچ جائیں گے کہ دنیا تو ساری اللہ کی ہے، مخلوق بھی ساری اللہ کی ہے اور خدا کا تصور تو انسانوں کی اکثریت کے ہاں مسلّم ہے منکرین تو بہت تھوڑے ہوتے ہیں، ان کے بھی تحت الشعور اور وجدان میں خدا کا تصور تو فطری طور پر موجود ہے پھنس کے وہ بھی اوہ خدایا! یا اوہ مائی گاڈ! کہہ دیتے ہیں۔ اور چونکہ مشکل تو ساری انسانیت کا ہے تو ان میں سے اگر ایک انسان کا گریہ بھی اللہ کو پسند آیا تو رحم پھر وہ پوری

انسانیت پر کرے گا کہ نوع ایک ہے اور نوع متحقق ہوتا ہے ایک فرد کے ضمن میں یہ منطق کا قاعدہ ہے تو جزئی کو پسند کیا اس کے گریہ کی وجہ سے اور رحم کیا کلی پر تو اس کلی کی تعریف جس جس پر صادق ہے انہی پر رحم کرے گا اور دوا یا ویکسین کا پانا بھی اس کے رحم سے ممکن ہے ورنہ پھر تو سارے بھٹکتے رہیں گے اور عقدہ نہیں کھلے گا۔

اللھم یا احل المشکلات یا کافی المھمات یا قاضی الحاجات یا مجیب الدعوات یا غیاث المستغیثین ویا ارحم الراحمین یا شافی المرضیٰ ویا رافع البلاء والوباء والبلیات ارحم علی خلقک آمین۔

٭٭٭٭٭٭٭٭٭

جذباتیت، اشتعال اور رد عمل

اللہ تعالیٰ نے جو بھی مخلوق پیدا کیا اور اس کو جس بھی حکمت کے لئے پیدا فرمایا تو اس میں وہ صلاحیتیں پیدا فرمائیں جس سے وہ حکمت پورا ہو اور کوئی ایک ذرہ بھی اللہ کے کائنات میں بغیر حکمت کے ہے نہیں۔ یہ تو جب وہ ذرہ مفقود ہو جاتا ہے یا وہ مخلوق ناپید ہو جاتا ہے اور اس کے نہ ہونے سے جو مشکلات پیش آجاتی ہیں تو پھر انسان کو پتہ لگ جاتا ہے کہ کائنات کے اس نظام میں اس کے وجود یا عمل کا ایک خاطر خواہ حصہ تھا۔

اگرچہ بظاہر اس کے وجود کا یا اس کے عمل کا وہ نتیجہ ہمیں نظر نہیں آرہا تھا یا اس سے زیادہ اس کے وجود یا عمل سے کوئی ظاہر منفی اثر جو تھا وہ ہمیں نظر آرہا تھا اور ہم صرف اس کو مضر ہی سمجھتے تھے حالانکہ ہر مضر چیز کا ایک نافع پہلو بھی ہوتا ہے اور بعض وہ چیز جس کو ہم صرف نافع سمجھتے ہیں اس کا بھی کچھ مضر پہلو بھی ہوتا ہے۔ لیکن وجود اور عمل ہر دو کا نظام کائنات کے لئے ضروری ہے۔ حتی کہ شریعت اسلامی جو بعض اعمال کا حکم دیتا ہے اور بعض دیگر سے منع کرتا ہے ان میں بھی جو مامورات ہیں ان میں خیر اور نفع کا پہلو غالب ہوتا ہے تو شریعت نے اس کے کرنے کا حکم دیا اور منہیات میں شر اور مضرت کا پہلو غالب ہوتا ہے تو شریعت نے اس سے منع فرمایا۔ یعنی مصالح زیادہ تھے تو حکم دیا اور مضرات زیادہ تھے تو منع فرمایا۔

﴿ویسئلونك عن الخمر والمیسر قل فیهما اثم کبیر ومنافع للناس واثمهما اکبر من نفعهما﴾

اور پوچھتے ہیں لوگ آپ سے شراب اور جوئے کے متعلق۔ کہو (ان سے) کہ ان دونوں میں بڑا گناہ ہے اور بعض منفعتیں بھی ہیں لوگوں کے لئے اور گناہ ان دونوں کا بہت بڑا ہے ان کے نفع سے۔

اب یہاں گناہ کو اَساساًفی نفسہ تو کبیر کہا کہ بڑا ہے پھر بعض منافع کا ذکر کیا کہ ان میں بعض منافع بھی ہیں لیکن چونکہ منہیات میں تو فرمایا کہ ان کا گناہ ان کے نفع سے اکبر یعنی بہت بڑا ہے ۔اور عقل بھی یہی کہتا ہے کہ نفع صغیر ہو اور گناہ جو مضرت ہے وہ فی نفسہ کبیر اور بہ نسبت اس نفع کے اکبر ہو تو پھر تو اس کا چھوڑنا ہی معقول ہے ۔اس پر سارے مامورات و منہیات قیاس کریں سب میں یہی فلسفہ کارفرما ہے۔

نماز جو دین کی عماد یعنی مرکزی ستون یا شہتیر ہے اور مامور ہے، دین ہے بلکہ اہم ترین اور اول مامور ہے اس میں کچھ ظاہری مضرات تو ہیں مثلاً فجر کی نماز کہ بندہ سویا ہوا ہے اور اس کو وہ نفع بھی سمجھتا ہے کہ طبیعت کو اچھا لگتا ہے۔اسی حوالے سے اٹھنا تو مضر ہے لیکن نماز کے پڑھنے کی منفعت بہت بڑی ہے تو اس کو کرنے کا حکم ہے اور اسے کرنا ہی ہے۔

اس طرح روزہ ہے۔کون بھوک اور پیاس کو تکلیف نہیں سمجھتا لیکن روزے کی منفعت اس سے بہت بڑی ہے تو روزہ رکھتا ہے۔

چوری کرنا اگر فوراًدس ہزار ڈالر مل جائیں تو ظاہراًتو نفع ہے لیکن اس کی مضرت اس نفع سے بہت بڑی ہے۔

بہر تقدیر اس قسم کا مسئلہ آج کل لاک ڈاؤن کے حوالہ سے اور خصوصاًعبادت خانوں یا مساجد کے حوالے سے درپیش ہے۔اور یہ تو چونکہ عقیدے کا مسئلہ ہے تو اس پر بندے کا جذباتی ہونا بھی فطری ہے۔اور پھر خصوصاً جب ایک فرقے کو جلوس کی اجازت ملے اور باقی لوگوں کو مسجد آنے سے منع کیا جائے تو وہاں تو پھر اشتعال بھی پیدا ہوتا ہے اور شبہات بھی جنم لیتے ہیں کہ یا تو یہ وائرس کا پروپیگنڈا ہی غلط ہے کہ وہ تو نہ سنی ہے نہ شیعہ ہے کہ حملہ کرے گا تو صرف سنی پر کرے گا یا صرف شیعہ پر کرے گا۔یا پھر یہ کہا یک طبقے کے خلاف یہ کوئی سازش ہے جبکہ دوسرے کو اجازت دیدی گئی۔لہٰذا وہ ایک طبقہ ضرور جذباتی بھی ہوگا اور ان میں اشتعال بھی آئے گا۔

لیکن ہمیں دیکھنا ہو گا کہ کیا یہ مسئلہ صرف مسلمانوں کے عبادت خانوں کا ہے یا اوروں کا بھی ہے۔ تو ہمارے ہاں امریکہ میں تو سب کا ہے اور یہاں تو کوئی حکم کا خلاف اس لئے بھی نہیں کرتا کہ ان کا لائسنس منسوخ ہو جائے گا پھر تو ان کو اجازت ملنی ہی نہیں تو بجائے اس کے کہ ہمیشہ کے لئے عبادت خانے سے محروم ہوں بہتر یہ ہے کہ جب تک حکومت کہے تو بند رکھیں۔ لیکن یہاں تو نظام بھی مستحکم ہے اور قانون بھی۔ اور لوگ بھی زیادہ تر قانون کے اندر رہنے کے عادی ہو چکے ہیں کہ پھر انہیں بھگتنا پڑتا ہے ورنہ موقع ملے تو انسانوں کو قانون توڑنے میں لذت آتی ہے لیکن قانون کی سختی کا کیا کرے۔

لیکن تھرڈ ورلڈ میں جہاں حکومات کمزور ہیں سیاسی اعتبار سے بھی اور معاشی اعتبار سے بھی ،اور کہنے کو وہاں جمہوریت بھی ہے تو وہاں پر وہ کسی گروہ سے ڈر کے کمپرومائز کر جاتے ہیں۔ کہ اب اگر نکل جائیں اجازت کے بغیر تو پھر تو ان پر لاٹھی چارج کیا جائے یا فائر کیا جائے اور کچھ لوگوں کو گرفتار بھی کیا جائے۔ ایسے میں ان کو تحفظات ہوتے ہیں کہ انسانی حقوق کے حوالے سے آواز اٹھے گی ،دنیا سے فنڈز اور پابندیوں کی بات ہو گی ، گرے یا بلیک لسٹ میں ڈالا جائے گا اور سب سے بڑھ کر یہ کہ ہنگامہ اگر بڑھ گیا تو حکومت چلی جائے گی وغیرہ وغیرہ۔

لیکن مسئلہ پھر وہی پر آجاتا ہے جو ایس۔او۔پیز کی بات ہے۔

تو کیا وہ انتظامی بات ہے یعنی حکومت ویسے اپنی رٹ دکھانے کے لئے ایسا کر رہی ہے؟ تو اگر ایسا ہے تو پھر تو دوسرے طبقے نے بھی سٹینڈ لینا ہے کہ ہم بھی نہیں فالو کریں گے۔ یہ تو آپ لوگ ایک طبقے یا گروہ کو پولیس مین بنانا چاہتے ہیں۔

اور اگر بات انتظامی نہیں بلکہ طبی ہے تو پھر ان کی بات کو لینا ہو گا کہ یہاں پر تو مضرت سے بچنا ہے اور شریعت بھی دفع مضرت کو جلب منفعت سے اولیٰ اور مقدم سمجھتا ہے کہ اگر ایک گروہ نے خودکشی کا عزم کیا ہے اور حکومت بھی نہ تو ان کو قائع کر سکی ہے کہ یہ کام تمہارے لئے مضر ہے اور نہ حکومت میں اتنا دم خم ہے کہ قانون اور قوت کے ذریعے ان کو منع کیا جائے تو ایسے

میں دوسرے طبقے کا جذبات اور اشتعال میں آنا ہمارے خیال میں عقل مندی نہیں ہے کہ ایک کی خودکشی کرنا دوسرے کے لئے جواز کا راستہ تو نہیں پیدا کرتی۔

لیکن یہ سب کچھ جو ہو رہا ہے حکمرانوں کی تذبذب اور کوئی واضح پالیسی نہ ہونے کی وجہ سے ہے کہ شکوک وشبہات پید اہو رہے ہیں۔ دراصل قائدانہ صلاحیتوں کا فقدان ہے۔ جن میں صلاحیت ہو وہ قیادت بھی کرتا ہے اور منیج بھی کرتا ہے۔ بدقسمتی سے ہم نہ کیڈر بن سکے اور نہ اچھے منیجر بن سکے۔ فقر اور غربت بھی بری بلا ہے لیکن اس سے بڑھ کر بلا واضح لائحہ عمل نہ ہونا ہے، قوت فیصلہ سے محرومی یا اس کی کمزوری ہے۔ خدشات ایسے ہیں کہ یک سوئی نہیں ہو سکتی اور مذبذب اور مضطرب لیڈر شپ کا تو خود اپنے آپ پر اعتماد نہیں ہوتا تو قوم ان پر کیا اعتماد کرے ۔اور پھر جب امور مملکت وحکومت سے نابلد مشیر ہوں۔ امور خانہ داری سے نابلد خاتون تو دو تین بندوں کے خاندان کو ٹھیک نہیں رکھ سکتی تو امور مملکت سے نابلد حکمران مختلف الخیال فرقوں ،قوموں، گروہوں وغیرہ کو کیسے مطمئن کر سکے گی؟

لیکن بہر تقدیر اس معاملے میں نہ تو مسلک کے ضد کا شکار ہونا ہے نہ جذباتیت کا اور نہ اشتعال کا۔ بلکہ عقل وفہم سے کام لینا ہے اور میدان کے ماہرین کی رائے کو فوقیت دینی ہے کہ وہ کیا کہتے ہیں۔

﴿واللہ یقول الحق وھو یھدی السبیل﴾

معاشرت، معیشت اور سیاست میں تبدیلی آئے گی

کورونا تو آگیا ہے اور ابھی تک نہ اس کا علاج دریافت ہوا اور نہ ویکسین اور خدا کرے جلد از جلد دونوں دریافت ہوں تاکہ خلق خدا اس مصیبت سے نکل آئے ورنہ اس قسم کی مصیبت جو انسانوں کو یکایک غیر سماجی بنادے کہ ایک دوسرے کے زیادہ قریب بھی نہ ہوں، ہاتھ بھی نہ ملاؤ اور معانقہ تو بالکل بھی نہ کرو۔ سفر اور زیادہ میل جول سے بھی اجتناب کرو اور اجتماعات سے تو یکسر لاتعلق ہوں تو یہ بند شیں نفسیاتی الجھنیں اور نفسیاتی بیماریاں پیدا کرتی ہیں اور پھر وہ بیماری عمر کے ساتھ چلتی ہے جس سے متعلقہ مریض تقریباً عضو معطل بن جاتا ہے تو اللہ تعالیٰ انسانوں پر رحم فرمائے آمین۔

اب ایک مدت تک عدم سماجیت کا یہ عمل کچھ ذہنی تبدیلیاں بھی لے آئے گا۔ افراد کی ذہنیت بھی بدلے گی اور معاشرے کی ذہنیت میں بھی کچھ تبدیلی آئے گی تو بعد از کورونا دنیا میں معاشرت، معیشت اور سیاست ہر تین ایک نیا رخ اختیار کریں گے۔ یعنی ہر تین کی ایک نئی تشکیل ہو گی کیونکہ ان تینوں کا آپس میں جولی دامن کا ساتھ ہے۔ یہ ایک دوسرے پر اثر انداز ہوتے ہیں ،مقامی ہوں کہ عالمی ہوں کہ ویسے بھی آزادانہ نقل و حمل کے ذرائع اور پھر ٹیکنالوجی نے دنیا کو ایک ہی

گاؤں یا شہر بنادیا ہے۔

دنیائے انسانیت میں سیاست کسی نہ کسی نظریئے، نظام اور پروگرام کے تحت چلتی ہے اور ان تینوں پر بھی معاشرت اور معیشت کا اثر ہوتا ہے یہ ایک دوسرے پر ان ساروں کا اثر انداز ہونا ،ایک دوسرے پر اس انداز سے کہ حکماء بحث کرتے ہیں کہ معاشرت، سیاست اور معیشت پر اثر انداز ہوا کہ سیاست، معاشرت اور معیشت پر اثر ڈال گیا یا معیشت، سیاست اور معاشرت پر اثر انداز ہو۔ البتہ جن نظریات کے اساس پر کہیں کہیں جو نظام استوار ہوا اور اس کے حاملین

بر سر اقتدار آئے اور بعد میں اس نظریئے کے اساس پر آنے والا اقتدار ختم ہو گیا بھی تو نظریہ بطور ایک فلسفہ، سائنس، علم اور ادب کے پھر بھی بحث و تمحیص کے میدان میں رہتا ہے۔ مثلاً سوشلزم جس کا طوطی روس اور چین میں بولتا تھا جبکہ اب وہاں اس کو سرمایہ دارانہ نظام کا پانی دیا گیا ہے لیکن سوشلزم تو اب بھی تعلیمی نصاب میں بطور ایک سائنس و علم اور فلسفہ وادب کے پڑھایا جاتا ہے۔ یہی حال سرمایہ دارانہ نظام کا بھی ہے۔ یہی صورت حال فاشزم کا بھی ہے۔ اور وجہ یہ ہے کہ ان چیزوں کو ایک طویل ریسرچ کے بعد ایک سائنس یا فلسفے کی شکل دی گئی ہے اور اس کے بعض اصول لوگوں کو بھاتے بھی

ہیں کہ انسانی ذہن و دماغ کی تخلیق ہیں۔

ہر ایک چیز کے تجزیئے کے لئے سماجی مرکبات کا فہم حاصل کرنا اولین زینہ ہے اس لئے کہ سماج اور معاشرہ اپنی ثقافت رکھتا ہے، افراد سماج کی اتباع کرتے ہیں۔ فطرت کی طرح سماج کے بھی قوانین ہوتے ہیں۔ جس طرح فطرت کے قوانین کو تبدیل نہیں کیا جاسکتا اسی طرح سماج کے قوانین سے بھی یک دم تو صرف نظر نہیں کیا جاسکتا۔ اس کو یکسر مسترد کرنے سے اشتعال پیدا ہوتا ہے۔ ہاں ان قوانین میں تبدیلی لائی جاسکتی ہے لیکن اس کے لئے طریقہ کار ہوتا ہے اور وہ وقت چاہتا ہے۔

اب جس طرح ایک فرد فطرت کے قوانین کے مطابق آگے بڑھتا اور تبدیل ہوتا ہے اس طرح سماج بھی ہے۔ کسی ملک و قوم کی ترقی بھی وہاں کے مذہب، اخلاقیات اور نظام زندگی کو مد نظر رکھتے ہوئے آگے بڑھا جاتا ہے۔ لیکن وبائیں اور جنگیں بعض اوقات جلدی تبدیلیاں لے آتی ہیں۔

اب کورونا کے اس وبا کے بعد معاشرت کی صورت حال کیا ہو گی؟

ضرور تبدیلی آئے گی کہ ابھی سے آئی بھی ہے۔ معیشت تو ہم دیکھ رہے ہیں کہ پسماندہ اور ترقی پذیر ممالک کی تو بات ہی کیا ترقی یافتہ ممالک کی معیشت بھی ہچکولے کھا رہی ہے اور اصل اثر

تو کئی مہینے بعد ظاہر ہو گا۔ کیا اس قسم کا اور اس سطح کا سفر ہو گا، ہوائی جہازوں کی بھرمار ہو گی جو کورونا سے پہلے تھا۔ تو ہمارے خیال میں اس کا تو امکان نہیں۔ اور اس قسم کا سفر نہ ہو گا تو ذرائع نقل و حمل کی معیشت، ساتھ ساتھ ہوٹل کا کاروبار کتنا متاثر ہو گا۔ اور یہ نقل و حمل اور اسفار تو زیادہ تر تجارت اور جابز کے لئے ہوتا ہے تو تجارت کی کیفیت کیا ہو گی؟ اور اگر ان سب پر زد آئے گا تو کتنے کروڑوں لوگ ہر جگہ بے روزگار ہونگے اور دولت کی فراوانی کی جو دوڑ ہے اس پر زبردست اثر پڑے گا افراد کے حوالے سے بھی اور ممالک کے حوالے سے بھی۔ اور ابھی سے ممالک نے اپنے اپنے پلان بنانے ہونگے کیونکہ جنگ یہ ہے کہ سرمایہ کاری، تجارت اور عالمی منڈیوں پر کس کا کنٹرول ہو اس کے لئے وہ ذرائع پیداوار پر قبضہ میں مصروف رہے ہیں اور رہیں گے۔

کارل مارکس نے کہا تھا کہ ذرائع پیداوار ہی تہذیبی رویوں کی تشکیل کرتے ہیں۔ اور اگر بڑی بڑی قوتوں کے معاشی حالات اچھے نہ ہوں تو پسماندہ ممالک یا ترقی پذیر ممالک جو زیادہ تر ان پر تکیہ کرتے ہیں ان کو یہ کیا دے سکیں گے۔ وہ مالیاتی نظام جو جنگ عظیم دوم کے بعد تشکیل دیا گیا تھا ہمارے خیال میں تو سسکیاں لے رہا ہے۔ تیل کی دولت جو دنیا کی معیشت کے لئے ریڑھ کی ہڈی کی حیثیت رکھتا تھا اس کا بیرل تو خرچہ بھی پورا نہیں کرتا تو اسلحہ پیدا کرنے والے ممالک جو اس قسم ممالک کو نہ صرف یہ کہ اسلحہ فروخت کرتے بلکہ مارکیٹنگ کے لئے ان کو ایک دوسرے پر ڈالتے بھی تھے وہ تو اس پوزیشن میں رہیں گے نہیں کہ اسلحہ خریدیں تو وہ ان کو ایک دوسرے پر ڈالیں گے کس لئے؟ اس اَساس پر تو بلاک بنا کرتے تھے اور اسی اَساس پر تعلقات بنا دئے جاتے۔

اب بہت سارے لوگوں نے گھر سے کام شروع کر دیا ہے جس سے آمدورفت کا خرچہ، آفسز کا خرچہ کم ہو گا بلکہ بہت سارے وہ لوگ جو آفس چلانے کے لئے درکار تھے وہ بے روزگار ہو جائیں گے۔ زیادہ تر کام انٹرنیٹ اور ٹیکنالوجی سے ہو گا اور اس میں ترقی ہو گی اور جن کی ترقی ہو گی لوگ ان کے رویہ کو قبول کریں گے کہ یہی تو انسان کا مزاج ہے کیونکہ دیگر ممالک بھی اسی

ٹیکنالوجی کو اپنائیں گے لیکن رائلٹی تو ہر جگہ سے پہلے والے کو ملے گی۔ تو لگتا تو ایسا ہے کہ ہر خطے کی زندگی مختلف ہوگی اور ہر ملک و قوم شاید اپنی افرادی قوت، ذہنی استعداد اور جو وسائل ان کے پاس ہیں اس کے مطابق زندگی گزارنے کا طریقہ اپنائیں گے۔ شاید تجارات بھی اب عالمی کے بجائے علاقائی ہونگے۔ اور یوں رویوں میں بھی تبدیلی آئے گی اور سٹریٹیجک حکمت عملی بھی تبدیل ہوگی۔ ایک جگہ ایک حکمت عملی کارگر ہوگی لیکن دوسری جگہ وہ ناکام ہوگی۔

اور اب شاید جنگیں بھی واپس اپنے اصل پر چلی جائیں گی یعنی ڈرونز وغیرہ نہیں سیدھا سیدھا جنگ جیسے پہلے ہوا کرتا تھا۔ ویسے بھی شاید اب مدتوں کسی ایک دوسرے کا ملک فتح کرنے کا نشہ نہیں چڑھے گا اور پھر یہ کہ ان بموں سے آپ تباہی تو پھیر سکتے ہیں ملک کو تو نہیں فتح کر سکتے۔ تو یہ جو اربوں ڈالرز کا ماڈرن اسلحہ فروخت ہوتا رہتا ہے شاید اب اس کی ضرورت نہ رہے۔

ان ساری چیزوں کو مد نظر رکھتے ہوئے تو یہی کہا جا سکتا ہے کہ شاید کچھ خیر کی تبدیلیاں آئے۔ البتہ اس نے دنیا کو احساس دلایا کہ اصل کام تعلیم اور صحت کا میدان ہے جس میں کہ ترقی پذیر ممالک اور پسماندہ ممالک بہت پیچھے ہیں بلکہ کورونا نے تو ترقی یافتہ ممالک کو بھی صحت کے میدان میں دکھادیا کہ

''ابھی عشق کے امتحان اور بھی ہیں''

کہ تم بھی بہت پیچھے ہو۔

یہ بطور ایک طالب علم کے جو کچھ پڑھتا رہتا ہوں اس سے جو کچھ فکر و ذہن میں آجاتا ہے اسے ایک خالص نیت سے صفحہ قرطاس پر اپنے ذہن کے تختے سے نقل کرتا ہوں اور دست بدعا ہوں کہ اللہ اس آفت کا جلد از جلد خاتمہ کرے اور اسے انسانوں کو انسان بنانے کا ذریعہ بنادے آمین۔

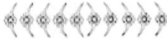

جس کا کام اسی کو ساجھے

جب سے کورونا وائرس آیا ہے مختلف قسم کے دانش وران نے اپنے اپنے دانش کدے کھول دیے ہیں اور بے دریغ تبصرے، تجزیے، تجاویز اور ساتھ ساتھ طنز آمیز طعنہ زنی یا طعنہ زن طنز کیے جارہے ہیں اور یوں عامۃ الناس تو درکنار اچھے خاصے پڑھے لکھے لوگ بھی نفسیاتی کنفیوژن کے شکار ہو چکے ہیں۔

طنز اور طعنوں میں کم ہی جہالت کار فرما ہے۔ زیادہ تر یہ بغض و نفرت، بدنیتی اور بدطینیتی کے شاخسانے ہوتے ہیں۔ کیونکہ جہالت میں صرف بات کی جاتی ہے اور وہ بھی زیادہ تر کسی چیز سے انکار کی صورت ہوتی ہے کہ

''ہم نہیں مانتے کہ ایسا کچھ ہے بس ایک پروپیگنڈا ہے''

اس سے زیادہ اگر کہا جائے تو یہ کہ

''مبالغہ کیا جارہا ہے ورنہ ہمیں کوئی بتائے کہ کون کورونا کا شکار ہو گیا ہے یا کون اس سے مر گیا ہے وغیرہ وغیرہ''

جبکہ زیادہ تر طعن اور طنز بغض و عناد، نفرت و بدنیتی اور بدطینیتی کے مظہر ہیں اور پھر اس انداز سے طعن و طنز مذہب کے حوالے سے کیے جاتے ہیں۔ اور ایسے لوگوں کا مقصد مذہبی طبقہ نہیں بلکہ

مذہب ہی کو نیچا دکھانا ہے ولا فعلہا اللہ۔

اور یہ بیماری دیگر ممالک کی بہ نسبت پاکستان اور پاکستانی میڈیا پر بہت ہے جس ایک وجہ تو یہ ہو سکتی ہے کہ وہاں پر میڈیا چینلز اور اخبارات بہت زیادہ ہیں کہ انڈسٹری ہے، کاروبار ہے۔ 72 سال میں حکومات تو اور کسی انڈسٹری کو زیادہ ترقی نہ دے سکے جس سے ملک و قوم کی ترقی ہو تو بس دو ہی انڈسٹریز زیادہ ترقی کر گئیں۔

میڈیا:

ا۔ایک میڈیا کہ اس میں اہلیت وصلاحیت ،اخلاق واقدار اور صدق ودیانت والے بھی بہت سارے لوگ ہیں لیکن اس میں ہمارے جیسے واجبی سا سمجھ رکھنے والوں اور صدق ودیانت سے زیادہ سروکار نہ رکھنے والوں کی بھی بہتات ہے۔

"ایک مچھلی سارے تالاب کو گندہ کر دیتی ہے"

اور جب ایسی مچھلیاں بہت ساری ہوں تو پھر تو شاید اس گندگی سے کوئی بچے الاماشاء اللہ۔

پرائیوٹ تعلیمی ادارے:

۲۔اور دوسری انڈسٹری ہے پرائیوٹ تعلیمی ادارے۔جن میں زیادہ تر اداروں کا تعلیمی تدریسی لیول تو بس ہے جو ہے البتہ کاروبار ہونے کی وجہ سے نسبتاً ڈسپلن ہوتی ہے تو لوگ متاثر ہوتے ہیں اور پھر مقابلے میں سرکاری تعلیمی ادارے ہیں تو وہ تو حکومت کی ترجیحات نہیں۔اور پھر یہ پرائیویٹ ادارے تو امتحانات میں کہتے ہیں بورڈز خرید لیتے ہیں تو امتحان میں ان کے طلباء پوزیشن لے لے کر اوروں کو بھی راغب کر دیتے ہیں جبکہ وہاں حکومتی اداروں میں تو نہیں، ان پرائیویٹ اداروں میں بھی کوئی تخلیقی انداز فکر نہیں پیدا ہوتی بس تقلید اور تقلیدی رٹے ہوتے ہیں،حافظے کا باکس بھروادیا جاتا ہے۔حالانکہ یہ عصری تعلیمی ادارے اور خصوصاً آج کی دنیا میں جہاں اپلائیڈ سائنسز کا دور دورہ ہے وہاں تو تخلیق، تجدید اور ایجاد کی طرف آگے بڑھنا ہی تعلیم ہے ورنہ بے سود۔

یاد رہے کہ دین کا سورس اور ماخذ قدیم ہے لہذا دینی تصورات میں قِدم کمال ہے یعنی قدیم بات۔

جبکہ سائنسز کا سورس ہے مادہ ،مادیات اور طبیعیات یا بالفاظ دیگر فطرت۔اور فطرت ارتقائی ہے سو اس میں تغیرات آتے رہتے ہیں۔سو سائنس میں جدت کمال ہے یعنی نئے آئیڈیاز اور نئے ایجادات۔

ہم سائنس سے زیادہ متاثر ہونے کی وجہ سے دین اور مذہب کو بھی اس پر قیاس کرنا چاہتے ہیں یعنی دین کے قدیم تصورات جو اس کی اساس ہیں ان کو تبدیل کرنا چاہتے ہیں یا ان میں جدت پیدا کرنا چاہتے ہیں۔ تو کیا ہم کہہ سکتے ہیں معاذاللہ کہ پہلے دین کا تصور تھا کہ خدا ایک ہے اور اب کہیں کہ دنیا بہت ترقی بھی کر چکی ہے، ہزاروں لاکھوں رنگینیاں آئی ہیں ،زندگی میں شعبہ ہائے حیات ہزاروں ،لاکھوں تک جا پہنچی ہے اب یہ دنیا چلانا ایک خدا کے بس کی بات نہیں (معاذاللہ) تو دو یا اس سے زیادہ خدا ہونے چاہییں۔

یا یہ کہ دنیا بہت پھیل چکی ہے تو اب ایک ہی پیغمبر کے جو گزر بھی چکے ہیں کی تعلیمات کفایت نہیں کرتی آٹھ، دس اور ہونے چاہیئں؟

یا یہ کہ سائنس بہت ترقی کر چکی ہے اور بقول نوح ہراری اب صرف موت کا علاج کر کے اسے دیس نکالا کرنا باقی ہے تو موت اور بعث بعد الموت کا تصور اب ختم ہو وغیرہ وغیرہ۔

اگرچہ ایک نظر نہ آنے والے جرثومے نے اس کے بھی ہوش ٹھکانے لگا دیے کہ ساری ترقی اور سائنس و ٹیکنالوجی بے بس۔

تو معلوم ہوا کہ انسان ناقابل تسخیر نہیں اور نہ اس نے سب کچھ حاصل کیا ہے اور نہ کر سکتا ہے یہ مسخر ہے اور مسخر رہے گا۔ اللہ فرماتے ہیں

﴿فَلَوْلَآ اِذَا بَلَغَتِ الْحُلْقُوْمَ وَ اَنْتُمْ حِيْنَىِٕذٍ تَنْظُرُوْنَ وَ نَحْنُ اَقْرَبُ اِلَيْهِ مِنْكُمْ وَ لٰكِنْ لَّا تُبْصِرُوْنَ فَلَوْلَآ اِنْ كُنْتُمْ غَيْرَ مَدِيْنِيْنَ تَرْجِعُوْنَهَآ اِنْ كُنْتُمْ صٰدِقِيْنَ (الواقعہ)﴾

تو کیوں نہ جب روح پہنچ جاتا ہے گلے تک (مرتے دم) اور آپ (ارد گرد بیٹھے) اس وقت دیکھتے بھی رہتے ہیں (کہ یہ میرا قریبی بندہ مر رہا ہے) اور ہم ہی آپ سے زیادہ اس (مرتے بندے) کے قریب ہوتے ہیں (کہ ہم ہی روح نکالتے ہیں اور فرشتہ ہمارا اس کے بدن کے اندر لگا

ہوا ہے روح نکالنے پر) لیکن تم دیکھ نہیں پاتے (نہ ہمیں اور نہ ہمارے فرشتے کو) سو اگر تم مدین (مسخر نہ ہوتے اللہ اور اس کے قانون کو) تو لوٹا دیتے (وہ روح اس کے بدن کو) اگر تم سچے ہو (اس تصور میں کہ ہم کسی کو مسخر نہیں)۔

بہر تقدیر ان حالات میں جبکہ تاحال جرثومے کی اصلیت میں ابہام ہے اور ابہام خیالی گھوڑے دوڑانے کے لئے اور خیالی پلاؤ پکانے کے لئے ایک وسیع فضا پیدا کرتا ہے کہ جب تک حقیقت آشکارانہ ہو اور مداوانہ ڈھونڈا گیا ہو تو سازشی تھیوریز، جھوٹ، پروپیگنڈا اور طعن و تشنیع کا دور دورہ رہے گا۔ اور ساتھ ساتھ جب چیز بھی خطرناک ہو تو یہ دو آتشہ بن کر چڑچڑاپن بھی پیدا کر دیتا ہے اور ایسے میں چڑاچڑا ہو کر جن سے نفرت ہے یا جس چیز سے نفرت ہے اس پر طعن کرنا کوئی ناشدنی بات نہیں بلکہ نفسیاتی الجھن کی پیداوار ہے۔ اور خصوصاً ایسے لوگوں کے لئے جو ہمیشہ سے دنیاداری میں لگے ہوئے ہیں بزعم خود اعلیٰ تعلیم یافتہ ہیں اگرچہ مسلمان ہونے کے دعویدار ہونے کے باوجود اس کو سورۃ الاخلاص پڑھنا بھی نہیں آتا ہے۔ اور ظاہر بات ہے کہ سورۃ الفاتحہ اور ساتھ کم از کم سورۃ الاخلاص پڑھنا تو پنج وقتہ فریضہ نماز ادا کرنے کے لئے بھی لازم ہے۔ تو ظاہر بات ہے کہ ایسے بندے کو نماز پڑھنا بھی نہیں آتا کبھی کبھار پھنس کر سیاسی طور پر نماز پڑھتے ہونگے کہ ووٹ بھیمسلمانوں سے مانگنا پڑتا ہے تو لبادہ تو ہونا چاہئے یا کلائنٹس مسلمان ہوتے ہیں تو ان کو بھی ایکسپلائٹ کرنا ہے کہ نماز پڑھ کے انہیں یہ ذہن میں آئے کہ یہ بندہ ایمان دار ہے۔

ہمارا تو یہ مزاج نہیں کسی پر طنز کرنا اللہ بچائے رکھے کہ ہم احترام انسانیت کے قائل ہیں لیکن کسی کی انسانیت بدنیتی بدطینتی بلکہ بے دینی کے زہر سے آلودہ ہو تو اس سے بچنا بچانا بھی تو ایک عقلی فریضہ ہے۔ تو اس قسم کے ایک صاحب جو مختلف ادوار میں مختلف اہم وزارتوں پر فائز رہے ہیں سیاست سیاست کھیل رہے ہیں جبکہ اس کی روزی روٹی کا اصل میدان تو وکالت ہے لیکن بزعم خویش روشن خیال بننے کی جدوجہد میں لگے ہوئے ہیں تاکہ مذہب اور مذہبی لوگوں پر اگر طنز کر کے مغربی آقاؤں کی نظر میں آجاؤں کہ یہ بندہ کام کا ہے ہمارے کام آسکتا ہے، نوکری کر سکتا

ہے ایمان کی قیمت پر بھی، دین کی قیمت پر بھی اور ملک و قوم کی قیمت پر بھی۔ کیونکہ بندہ اگر عقیدہ فروخت کر سکتا ہے تو کیا ملک و قوم جو اس سے کم اہمیت کے ہیں انہیں نہیں فروخت کرے گا۔ تو ایک بار تو کہا کہ ایک داڑھی والا مولوی جس نے پگڑی بھی باندھی ہو اگر وہ وزیر اعظم یا صدر بنے تو ہم دنیا کو کیا پیغام دینا چاہتے ہیں؟ اس سے اس کی خبث باطن کا اظہار ہو گیا کہ وہ دین سے متنفر ہے۔ وگرنہ جمہوریت تو جو آج کل ہے وہ تو ووٹ کا نام ہے چاہے وہ زیادہ تعداد میں داڑھی پگڑی والے کو ملیں یا بغیر داڑھی والے کو۔ پھر تو واضح کہہ دیں کہ داڑھی پگڑی ہو تو اس کی انسانیت اور حقوق انسانی ختم۔ جمہوریت میں اس کا کوئی حق نہیں۔ یہی وہ اصل چیز ہے جو وہ گھما پھرا کے کرنا چاہتے ہیں لیکن کر نہیں پاتے اور کبھی بھی نہ کر سکیں گے۔

ستیزہ کار رہا ہے ازل سے تا امروز

چراغ مصطفوی سے شرار بولہبی

لیکن نہ فتنے رکیں گے اور نہ اس کے تدارک کرنے والے کہیں جانے والے ہیں۔ یہ اس طرح ہی ہاتھ ملتے رہیں گے چاہیں اس قسم کی باتیں کر کر کے مغرب کو خوش کرنے کی کوشش کرے یا بطور وزیر اور ذمہ دار سکھوں کے لسٹ انڈیا کو فراہم کرتا رہے۔

ایک دو بار کسی ٹاک شو میں اس نے کہا بلکہ ایک بار ایک مولوی صاحب جو اس شو میں تھے اس سے کہا کہ گزشتہ آٹھ سو سالوں میں مسلمانوں نے کون سی نئی ایجاد کی ہے؟ اور یہی بات کئی ایک اینکرز بھی کہتے رہتے ہیں۔ تو اصل میں تو انہوں نے مسلمانوں کو نہیں اسلام کو نیچا دکھانا ہے۔ لیکن پہلے تو اس سے اپنا تعارف پوچھوانا ہے کہ ہم تو سمجھتے ہیں کہ تم مسلمان ہو۔ لیکن بات سے تو ایسا معلوم ہوتا ہے کہ آپکا یہ دعویٰ نہیں۔ تو اگر نہیں تو پھر آپ کیا ہیں؟ اور اگر آپ مسلمان ہیں تو آپ یہ سوال خود اپنے آپ سے کیوں نہیں پوچھتے؟ آپ جرنلسٹ یا وکیل بننے کے بجائے سائنس دان بھی تو بن سکتے تھے۔ نہ بنے تو یا تو آپ میں وہ اہلیت نہیں تھی یا سائنس دان بننا جان جوکھوں میں ڈالنا ہے۔ سائنس دان دنیا دار اور حریص نہیں ہوتا وہ کام کا دھنی ہوتا ہے، دن

رات ایک کر کے ریسرچ میں لگا رہتا ہے، اسے روٹی کی فکر بھی نہیں ہوتی۔ سو آپ نے آسان راستہ اپنایا کہ یہاں تو نہ کوئی ریسرچ کرنی ہے نہ ایجاد کرنی ہے۔ بس کالم مار لیا یا کیس مار لیا یا کیس والا مارا۔ تمہارا معاوضہ اور فیس تو کہیں نہیں جاتا۔ تو جب آپ مسلمانوں کو کوستے ہیں تو پہلا پتھر اپنے منہ پر ماریں بلکہ دو ماریں کہ آپ حکومتوں میں رہے ہیں اور ذمہ دار پوسٹوں پر اور سائنسی تحقیقات کرتے تو ہیں اشخاص و افراد لیکن ان کو مواقع فراہم کرنا حکومتوں کا کام ہوتا ہے۔ تو جب تک مسلمان حکومات یہ مواقع اور سہولیات فراہم کرتی رہیں تو مسلمان علماء ایجادات کرتے رہے۔ وہاں پر حکومتوں کے ذمہ دار بھی داڑھی پگڑی والے اور نمازی پرہیز گار تھے اور سائنس دان بھی داڑھی پگڑی والے علماء تھے۔ پھر جب حکومتوں والے تعیشات میں پڑے اور تخلیقی کاموں اور تخلیق کاروں سے لاتعلق ہوئے تو ہمیں یہ دن دیکھنا پڑے کہ ایک وکیل یا ایک اینکر مسلمان ہونے کا دعویدار ہونے کے باوجود اسلام کو نیچا دکھانے کے درپے ہے کیونکہ انہوں نے کب سے دین کے ایک مولوی کو دین کا ٹھیکدار سمجھ رکھا ہے کہ دین اس کا ہے ہمارا نہیں۔ حالانکہ یہی مولوی جب دین کے خلاف کسی حرکت پر بولے تو یہی لوگ کہتے ہیں کہ تم کون ہوتے ہو دین کے ٹھیکدار؟ جب کہ یہاں وہ خود مولوی کو یہ ٹھیکہ دینا چاہتا ہے تاکہ اس انداز سے پھر دین پر حملہ آور ہو۔

تو خدارا بات کرتے وقت سوچ لیا کریں کہ کہیں میں اپنا ایمان تو داؤ پر نہیں لگا رہا۔ ہاں اگر تمہیں ایمان کا دعویٰ نہیں تو پھر تو مسئلے کا انداز ہی تبدیل ہو گیا اور پھر ہم کہیں گے کہ آپ پھر کیا ہیں؟ ہندو ہیں یا سکھ ہیں؟ تو پھر بتائیں کہ انہوں نے کیا تیر مارا ہے سائنس کے میدان میں؟ ان کا تو ایٹم بم بھی ایک مسلمان سائنس دان نے بنایا کہ اس کو ان کی حکومت نے سہولیات فراہم کیں جیسا کہ پاکستانی حکومت نے ڈاکٹر عبد القدیر خان صاحب کو موقع فراہم کیا۔ یہ دونوں مسلمان ہیں۔ ڈاکٹر عبد الکلام کا تو مجھے زیادہ پتہ نہیں لیکن ڈاکٹر عبد القدیر خان صاحب تو پریکٹس کرنے والا مسلمان ہے۔ اور اگر تم عیسائی یا یہودی ہو اور انہوں نے ایجادات کئے ہیں تو اس میں تمہاری کیا

کنٹری بیوشن ہے؟

اور پھر یہ کہ طبیعی علوم اور سائنسی ایجادات کا مذہب سے نہیں انسانیت سے تعلق ہے کہ کائنات کی تسخیر انسانوں کے لئے ہے اور طبیعیات کے قانون کے تحت جو بھی انسان کام کرے گا وہ دریافت بھی کر سکے گا اور ایجاد بھی کر سکے گا۔

تو ایک ہی گزارش ہے کہ خواہ مخواہ کی دین سے نفرت دل سے نکالیں۔ اگر دین کا نام لینے والے مولوی یا مولویوں سے نفرت ہو چکی ہے تو ان کی جس بات سے نفرت ہے اس پر دلیل سے بات کرو اور بس۔

ساتھ ساتھ میں مولوی حضرات سے بھی عرض کروں گا کہ جن چیزوں کا ادراک اور علم نہیں تم لوگ بھی ان میں ویسے ٹانگ اڑانے کی کوشش نہ کیا کرو۔ کہتے ہیں

''جس کا کام اسی کو ساجھے باقی کریں تو ڈینگے باجے''

سو ہر طبقہ اپنے کام سے کام رکھے۔ یہ ہم نے کیا مذہب اور سائنس کو مقابلے پر لا کھڑا کر دیا ہے۔ یہ تو ایسی حماقت ہے جیسا کہ ایک جانب میدان میں سٹک سمیت ہاکی کا ٹیم اتارا جائے۔ اور دوسری طرف بیٹ سمیت کرکٹ کا ٹیم کہ آؤ مقابلہ کرو میچ ہے۔

او بھائی! ہاکی علیحدہ کھیل ہے، اس کے علیحدہ رولز، میدان اور طریق کار ہے اور کرکٹ کے اپنے رولز، میدان اور طریق کار ہے۔ دو علیحدہ میدانوں اور دو علیحدہ کھیلوں کے ٹیموں کے مقابلے کا کیا تصور ہے؟

کیا کسی ڈاکٹر سے جو جتنا بھی فیلڈ کا ماہر ہو اس سے پل کا سٹرکچر یا ڈیم کا سٹرکچر ڈیزائن کرنے یا بنانے کا تقاضا کیا جا سکتا ہے؟ یا کسی سول انجینئر سے ویکسین ایجاد کرنے کا مطالبہ کیا جائے تو کیسے لگے گا؟

ہماری مراد نہ کسی کی دل آزاری ہے نہ تحقیر و تذلیل۔ بس ایک دکھ تھا جو شیئر کر دیا۔

شاید کہ اتر جائے تیرے دل میں میری بات

تو کیا کورونا عذاب ہے یا اور بھی بہت سارے عذاب ہیں؟

بولنے والے بولتے ہیں اور لکھنے والے لکھتے ہیں لیکن کم ہی لوگوں کو احساس ہوتا ہے کہ ہر حرکت اور عمل کی طرح ہر لفظ کے لئے جو لکھا یا بولا جائے جوابدہ ہونا پڑے گا۔ اور اگر یہ احساس زندہ ہو تو واقعتاً پھر لوگ بولیں گے اور لکھیں گے بھی کم، اور جو بھی لکھیں گے یا بولیں گے تو بہت ہی سوچ بچار کے بعد اور پوری احتیاط سے بولیں گے یا لکھیں گے۔

کسی معاملے میں ابہام بھی ہو اور وہ خطرناک اور مہیب بھی ہو تو وہاں پر بولنے اور لکھنے کے لئے وسیع میدان پیدا ہو جاتا ہے اور ہر کوئی اس پر بولتا اور لکھتا بھی ہے، اس کے حوالے سے سوچتا بھی ہے اور جو کچھ وہ سنے یا اس کے سوچ میں آئے اس کو تقریباً حتمی انداز سے بول لیتے ہیں یا لکھ لیتے ہیں۔ اور یوں ایک بحث شروع ہو جاتا ہے اور متضاد آراء کے بہت سارے مفت کے وکیل اور اٹارنی پیدا ہو جاتے ہیں جو نہ صرف اپنی رائے کی وکالت کرتا رہتا ہے ساتھ ساتھ وہ مخالف کا جواب اور اس کی تغلیط بھی کرتا ہے بلکہ طعن و تشنیع کرتا رہتا ہے۔ وجہ یہ ہے کہ اس کو زعم ہو جاتا ہے کہ میری ساری رائے حتمی اور آخری ہے حالانکہ اس کے پاس اس کی دلیل ہی نہیں ہوتی لیکن اس کی رائے پر اپیل بھی نہیں ہوتی کہ وہ سنتا ہی نہیں حالانکہ اس کی رائے کسی کو اپیل بھی اگر نہ کرتی ہو تو پھر بھی وہ ڈٹا رہتا ہے اور یہی ان تین مہلکات میں سے ایک ہے جو رسول پاک ﷺ نے فرمایا

''واعجاب کل ذی رای ءرایہ''

کہ ہر ایک کو صرف اپنی رائے ہی جچتی ہے۔

وہ اپنی رائے پر خود ہی عُجب یعنی خود پسندی کا شکار ہوتا ہے۔ خود رائی اور خود پسندی خود فریبی ہوتی ہے اللہ تعالیٰ بچائے رکھے آمین۔

امت کے عظیم ترین مجتہد امام ابو حنیفہؒ اجتہاد سے کوئی مسئلہ بیان کرتے تو فرماتے

''ھذا ما نراہ ولو جاءنا احد بافضل منہ اخذناہ''

یہ جو ہم دیکھتے ہیں یعنی ہماری رائے ہے اور اگر کوئی (دوسرا مجتہد) اس سے افضل رائے لے آئے تو ہم اسے قبول کر لیں گے۔

اور امام مالکؒ فقیہ دارالہجرۃ ایسے فرماتے

﴿ان نظن الا ظنا وما نحن بمستیقنین﴾

ہم نہیں کرتے بلکہ ایک ظن (کہ رائے دی جاتی ہے ظن غالب پر) اور نہیں ہم اپنی رائے کو یقینی سمجھنے والے۔

یعنی کہ بس یہی حق ہے یا حق اس میں حصر ہے کیونکہ امور مجتہدہ میں تو ہمیشہ ایک سے زیادہ رائے ہوتی ہیں اور وہ بھی اہل الرائ یعنی مجتہدین کی۔ تو ایسے تو ان میں سے کسی کی بھی رائے افضل اور اصح ہو سکتی ہے تو اپنی رائے میں حق کو حصر کرنا تو اجتہاد کے روح ہی کے خلاف ہے کہ پھر تو مسئلہ اجتہادی نہیں رہا کہ حق متعین ہو گیا اور حق تو متعین ہوتا ہے وحی سے جو قطعی الثبوت اور قطعی الدلیل ہو یا ظنی الثبوت قطعی الدلالۃ ہو۔

اور پھر کسی مہم امر میں خطرے کی گھنٹی بھی بجتی ہو تو ایسے میں تو اوسان خطا ہو جاتے ہیں اور پھر تو فکر کا بھی ارتکاز نہیں ہوتا کہ اس کی لائٹ اور روشنی ایک ہی نکتہ پر پڑے اور وہ نکتہ روشن اور واضح ہو جائے۔ایسے میں تو فکر کی روشنی میں اضطراب پیدا ہوتا ہے لہذا وہاں تو چیز کا اصل وجود صحیح نہیں نظر آتا چہ جائیکہ اس کی حقیقت نظر آئے۔

کورونا کی وجہ سے ہماری کیفیت اس قسم کی ہے۔ لیکن رہی بات کہ بولنا تو ہم نے ہے اور لکھنا بھی ہے تو بس بولتے اور لکھتے رہتے ہیں۔ لیکن ایک بات جس نے ہمیں مضطرب کیا ہے وہ ہے اس حوالے سے سائنس اور مذہب کو ایک دوسرے کے مقابلے پر کھڑا کرنا۔ حالانکہ سائنس کا تعلق خالصتاً مادے ،مادیات اور طبیعیات سے ہے اور اس میں عقل کا صرف کرنا ہوتا ہے جبکہ دین

و مذہب تو اپنی اصل میں روحانی ہے یعنی عقیدہ جس کے اَساس پر اللہ سے تعلق پیدا ہو اور پھر یہ تعلق قائم بلکہ مستحکم رہے اور یوں اللہ کے مزید قریب ہو تا جائے۔ اس کے لئے پھر مذہب نے زندگی گزارنے کے اصول و قواعد بتلائے تاکہ زندگی کے کسی بھی میدان میں گندے اعمال کا مرتکب ہو کے نہ تو اس عقیدے کو آلودہ کرے نہ اس تعلق کو آلودہ کرے کہ پھر تو وہ قرب کا سفر رک جائے گا۔ بلکہ اگر آلودگی زیادہ ہو تو پھر ریورس پر آنا شروع ہو جاتا ہے۔ تو کسی نے اس کو خالصتاً عذاب قرار دیا اور نیچری لوگوں نے اسے خالصتاً طبیعیات میں حصر کر دیا۔ اول الذکر اپنے علم کے مطابق ایسی بات کرتے ہیں کہ ان کا طبیعیات سے تعلق ہی نہیں ہوتا اور ثانی الذکر لوگ دین کے ساتھ شاید اتنا گہرا تعلق نہیں رکھتے یا ان کے نزدیک دین کا کائنات اور زندگی سے تعلق ہی نہیں ہوتا تو کہہ دیتے ہیں اور اپنی بات کو اپنے اپروچ کے مطابق دینی رنگ دیتے ہیں کہ عذاب تو اللہ تب دیتا ہے جب دنیا کفر و معصیت اور ظلم سے بھر جائے تو اللہ تعالیٰ نبی کو بھجوا دیتا ہے تاکہ ان پر اتمام حجت ہو اور جب اتمام حجت ہو جائے تو پھر اللہ اس قوم کو ہلاک کر دیتا ہے یہ ان کا اپروچ ہے اور ٹرینڈ ہے اللہ تعالیٰ بچائے رکھے آمین۔

یہ صحیح ہے کہ اللہ تعالیٰ نے فرمایا

﴿وما کنا معذبین حتی نبعث رسولا﴾

اور نہیں ہم عذاب کرنے والے کسی قوم کے مگر بعد ازاں کہ ہم کسی رسول کو بھجوائیں۔

تو یہ صحیح ہے کہ دنیا کفر و ظلم سے بھر جاتی ہے تو اللہ نبی بھجواتے اس لئے نبی کو اصلاً نذیر کہا گیا یعنی وارننگ دینے والا، اور وارننگ دیا جاتا ہے کسی کے اپنے کیے یا کرنے کے مہلک نتیجہ سے خبردار کرنے کو۔ وہ ان کو ان سارے اعمال کرنے کے مضر نتائج سے خبردار کر دیتا ہے۔ اور قیامت میں بھی ان سے پوچھا جائے گا

﴿الم یأتکم نذیر﴾

تو کیا تمہارے پاس نذیر نہیں آیا تھا۔

یا

﴿وجاءکم النذیر﴾

اور تمہارے ہاں تو نذیر آیا تھا۔

ہاں یہ ہے کہ اللہ نے کفر پر اقوام کو ہلاک نہیں کیا یا حتی کہ اس ظلم پر بھی نہیں ہلاک کیا جو وہ نبی کے آنے سے پہلے کرتے رہتے جیسا کہ مذکورہ آیت سے واضح ہے۔اور جب نبی آیا بھی تو عذاب ان کو تب دیا گیا جب انہوں نے نہ صرف یہ کہ نبی کی بھرپور تکذیب کی بلکہ اس کو دکھایا بہت۔تکذیب سے بھی اور دوسرے طریقوں سے بھی۔

حضرت نوح علیہ السلام کے قوم پر عذاب جو آیا اور ان کو ہلاک کیا گیا تو پھر اللہ نے فرمایا

﴿جزاء لمن کان کفر﴾

(ان کو عذاب دیا گیا) بطور بدلہ (اور انتقام) اس کے جو مکفور ہوا تھا (ان کی طرف سے)

یعنی حضرت نوح علیہ السلام کا انتقام تھا جس سے انکار کیا گیا اس انداز سے اس کا تمسخر اڑایا کہ اس کا دل بہت دکھا۔

اب پہلے تو نبی آتے تھے جبکہ اب تو رسول پاک ﷺ کے بعد کسی نبی نے نہیں آنا البتہ اصل تو وہی ہوگا لیکن کسی قوم کے لئے نہیں بحیثیت مجموعی بلکہ لوگوں کے لئے جو کسی اہل اللہ کو دکھائے۔

لیکن اہل اللہ کون ہیں؟

تو پہلی بات تو یہ ہے کہ اہل اللہ کبھی خود دعویٰ نہیں کرتا کہ وہ اہل اللہ ہے یا ولی ہے کیونکہ ایسا دعویٰ اس اہلیت اور ولایت کی نفی کرتی ہے۔البتہ اسے اس کے تقویٰ، عمل اور کردار کے حوالے سے پہچانا جاتا ہے۔اور اس کا عمل دین کا اہتمام کرنا حتی کہ مستحبات کا بھی اہتمام کرنا اور منہیات حتی کہ مکروہات و مباحات سے بھی بچنا اور نفس کو ضبط میں رکھ کر عجز و تواضع کا پیکر بننا

اور یہ کہ اس کے عجز و تواضع میں ریاکاری کا عنصر نہ ظاہر ہو ورنہ عجز ہی تکبر واستکبار بنے گا۔ تو اگر ایسے اہل اللہ پیدا ہوں اور ان کا دل دکھایا جائے تو پھر کبھی کبھار اس سنت کے مطابق متعلقہ لوگوں کو عذاب دے دیتا ہے۔ لیکن اس کے متعلق بھی حتمی طور پر نہیں کہا جا سکتا غالب الظن سے کہا جاتا ہے۔

ہیچ قومے راخدا رسوانہ کرد تادل صاحب دلے نامد بہ درد

کسی بھی قوم کو خدا ذلیل (تباہ) نہیں کیا جب تک کہ انہوں نے کسی دل والے کے دل کو نہ دکھایا۔

اب رسول پاک ﷺ کے بعد تو کسی نبی نے آنا ہی نہیں البتہ وہ خاتم النبیین ہیں تو اس کے دین کا کام چلانا اور دعوت دینا اس امت کا فریضہ ہے اور وہ کرتے بھی رہے ہیں اور کرتے بھی رہیں گے۔ جہاں تک عذاب کا معاملہ ہے تو

امام مسلمؒ نے حضرت ثوبان سے نقل کیا ہے کہ رسول پاک ﷺ نے فرمایا کہ اللہ نے میرے لئے زمین کو جمع کیا (یعنی اس کا ماڈل دکھایا اس کو اصل شکل میں مجھے دکھایا) تو میں نے اس کے مشارق اور مغارب دیکھے اور یقیناً میرے امت کا مُلک (یعنی دعوت اور اس دین کا پھیلاؤ) پہنچے گا ان جوانب تک جو مجھے دکھائے گئے اور میں نے اپنے رب سے مانگا کہ میری امت عمومی قحط سے ہلاک نہ کرے اور یہ کہ ان پر سوائے ان کے اپنے آپ کے کوئی دشمن مسلط نہ کرے کہ وہ اس کے "بیضہ" (اعراض واہلاک نفوس) کو پامال کرے۔ اور میرے رب نے فرمایا اے محمدؐ! میں جب فیصلہ کر جاؤں تو وہ تو پھر واپس نہیں کیا جاتا اور میں نے دیا (قبول کیا) آپ کے لئے کہ میں ان کو عمومی قحط سے نہیں ہلاک کروں گا اور یہ کہ میں ان پر کوئی ایسا دشمن نہیں مسلط کروں گا جو کے "بیضہ" کی "اباحت" کرے اگرچہ وہ ان پر سارے جوانب سے یلغار کریں۔ بلکہ وہ خود ایک دوسرے کو ہلاک بھی کریں گے اور ایک دوسرے کو قیدی بھی بنائیں گے۔ (مسلم شریف)

حدیث شریف سے معلوم ہوا کہ ساری امت عمومی قحط سے ہلاک نہیں ہوگی ہاں کبھی ایک خطہ میں کبھی دوسرے میں قحط آئے وہ مواسم کی تبدیلی اور طبیعیات کا تقاضا ہوتا ہے مثلاً ٹڈی کسی خطہ پر حملہ آور ہو تو وہاں غذا کی قلت آجاتی ہے، مہنگائی آتی ہے لیکن ٹڈی کا وجود ایکو سسٹم کے لئے ضروری بھی ہے۔ حضرت عمرؓ تو کئی سال جب ٹڈی کو نہ دیکھ پائے تو افسردہ ہوگئے اور کچھ لوگوں کو شام اور کچھ کو یمن کی طرف بھجوایا کہ دیکھو ٹڈی موجود ہیں کہ نہیں۔ تو شام کی طرف جانے والے اس کے پاس کئی سارے ٹڈی لے آئے تو آپ نے الحمد للہ کہا اور فرمایا کہ رسول پاک ﷺ نے فرمایا تھا کہ قیامت کے نشانیوں میں سے ہے کہ ٹڈی ختم ہو جائیں گے۔

اور امام مسلمؒ نے ہی عامر بن سعدؓ سے نقل کیا ہے کہ میرے باپ سعدؓ نے رسول پاک ﷺ سے روایت کی کہ آپ ﷺ ایک دن عالیہ (عوالی المدینہ) سے آرہے تھے راستے میں بنی معاویہ کی مسجد میں داخل ہوکے دو رکعت نماز پڑھی اور ہم نے بھی ساتھ نماز پڑھی پھر آپ ﷺ نے فرمایا میں نے اپنے رب سے تین چیزیں مانگیں تو دو تو مجھے دیں اور ایک کو منع کیا۔ میں نے مانگا کہ میری امت عمومی قحط سے ہلاک نہ ہو تو یہ مجھے دیا یعنی قبول کیا۔ میں نے کہا کہ میری امت کو پانی میں غرق نہ کریں تو یہ بھی دیا اور میں نے مانگا کہ ان کے آپس میں خون خرابہ نہ ہو تو یہ منع کیا۔

اور امام نسائیؒ نے حباب بن الارتؓ سے روایت کی ہے کہ میں نے ایک رات (شاید بدر میں) ساری رات رسول پاک ﷺ کی نگرانی کی آپ ﷺ ساری رات نماز پڑھ رہے تھے فجر تک۔ جب سلام پھیرا تو میں نے عرض کیا یا رسول اللہ! آپ ﷺ تو رات بھر نماز پڑھتے رہے۔ آپ ﷺ نے فرمایا یہ رہبت و رغبت یعنی خوف اور امید کی نماز تھی جس میں میں نے اللہ سے تین چیزیں مانگیں تو ان میں سے دو تو مجھے دئے لیکن ایک کو منع کیا میں نے عرض کیا کہ میری امت کو ان چیزوں (انواع عذاب) سے ہلاک نہ کریں جن سے کہ سابقہ امتیں ہلاک کی گئیں۔ تو یہ مجھے دیا گیا۔ میں نے مانگا کہ میری امت پر (عمومی طور پر) کوئی دشمن غالب نہ ہو تو یہ بھی دیا گیا

اور میں نے مانگا کہ آپ لوگوں کو بھڑا نہ دے کہ ایک دوسرے کو طاقت کا مزہ چکھائیں تو اللہ نے یہ منع فرمایا۔

اور امام ابن ماجہؒ نے حضرت ثوبانؓ سے روایت کی ہے جو مضمون کے اعتبار سے تو وہی امام مسلمؒ والی روایت جیسی ہے لیکن اس میں یہ اضافہ ہے کہ جب ایک بار تلوار چل گئی میری امت میں تو پھر وہ قیامت تک نہیں اٹھائی جائے گی۔

ان احادیث سے معلوم ہوا کہ کوئی بھی عذاب جو سابقہ امتوں پر آیا اور ان کو بحیثیت مجموعی گھیر لیا ایسا تو اس امت پر نہیں آئے گا وہ امتیں تو ایک منطقہ میں ہوتیں جبکہ امت مرحومہ تو پوری دنیا میں ہے حتیٰ کہ بلاد غیر اسلامیہ میں بھی ہے اور عمومی عذاب کے لئے تو سنۃ اللہ یہ تھا کہ نبی اور اہل ایمان کو وہاں سے نکلنے کا حکم دے دیتے اور پھر عذاب باقیوں پر آ جاتا۔ اب تو یہ پوری دنیا ہے۔

پھر یہ کہ امت کے لئے یہ باہمی قتل و قتال کا عذاب کچھ کم ہے؟ البتہ سابقہ امتوں والے عذاب کے شکل و صورت کے حوادث تو آتے رہیں گے لیکن وہ مختلف اوقات میں مختلف منطقوں میں آئیں گے جیسا کہ زلزلہ ہو، سیلاب ہو، مہلک آندھی یعنی ٹورنیڈو ہے تو یہ آفات ہونگے جو طبیعی نظام کے حوالے سے آئیں گے تو ابتلاء تو وہ ہے اور خدا کرے اس میں ہم کامیاب ہوں لیکن آفت ہے تو دعا کرتے ہیں کہ خداوندا! ہم بہت ہی کمزور اور گناہ گار ہیں تو ہم پر آزمائش نہ کیا کریں اگرچہ آزمائش پر پورا اترنے سے درجات بلند ہوتے ہیں اور ممکن ہے کسی کے لئے عذاب بھی ہو کہ احادیث میں اس قسم کا تصور موجود ہے جیسا کہ ابن ماجہؒ نے حضرت جابرؓ سے نقل کیا ہے کہ جب کسی قوم میں فواحش کا غلبہ ہو جائے تو ان میں طاعون اور دیگر درد دینے ولے امراض پیدا ہونگے۔ تو یہ تو ان اعمال کا طبیعی نتیجہ بھی ہو سکتا ہے جیسا کہ ایڈز سیکس سے پھیلتا ہے اگر کسی میں ہو تو دوسرے کو لگ جائے گا اللہ بچائے رکھے آمین۔

اور فرمایا کہ ناپ تول یعنی اشیاء و حقوق میں خیانت ہو تو پھر قحط، تنگ دستی اور حکمرانوں کا ظلم ہو گا۔ تو یہ روحانی اثر بھی ہو سکتا ہے اور نتیجہ بھی کہ خیانت کی وجہ سے معاشرہ میں تنگ دستی تو آتی ہے کہ خائنین سب کچھ ہڑپ کر جاتے ہیں اور معاشرہ میں خیانتیں عام ہوں تو وہ اس لئے ہیں کہ وہاں کے حکمران ظالم ہیں وہ خود خیانتوں میں لگے ہیں تو اوروں کی خیانتوں کا کیا قلع قمع کریں گے اور وہاں قحط اس کا روحانی اثر بھی ہو سکتا ہے اور یہ دونوں معاملے انسانوں سے تعلق رکھتے ہیں صرف مسلمانوں سے نہیں۔

اور زکوٰۃ نہیں دیں گے تو (بروقت) بارش بند ہو گی ان سے اور اگر حیوانات نہ ہوتے تو بارش ہوتی بھی نہ۔ اور اللہ اور رسول ﷺ سے کیے گئے وعدے کو توڑیں گے تو ان پر وہ لوگ مسلط ہونگے جو ان سے ان کے ممتلکات کا معتد بہ حصہ اچک کے لے جائیں (یعنی کبھی چوری سے، ڈاکے سے، بھتے کے ذریعے یا بین الاقوامی مالیاتی ادارے سب کچھ لیتے رہیں گے) اور ان کے حکام کتاب اللہ اور سنت رسول ﷺ پر حکومت نہیں چلائیں گے تو اللہ ان کو آپس کی لڑائیوں اور قتل وغارت گری میں پھنسا دیں گے۔

یہ آخری تین کام مسلمانوں سے متعلق ہیں۔

اور ان غارت گریوں میں بڑا دخل حکومات کا ہے کہ وہ اپنے مفاد کے لئے لوگوں کے درمیان تقسیم اور نفرت پیدا کرتے ہیں جو دشمنیوں پر منتج ہوتے ہیں۔ اس میں حکومات اور سیاسی اکابر کا فائدہ ہوتا ہے کہ لوگ اکٹھے ہو کر ان پر نہ چڑھ دوڑیں کہ یہ کیا لوٹ مار اور اودھم مچا رکھا ہے۔ لہذا ان کو آپس میں الجھا کے رکھنا ہے تو ہم محفوظ رہیں گے۔ یہی گروہ ہماری دفاع کرتے رہیں گے اور ہم دھندے کرتے رہیں گے۔ اللہ تعالیٰ ہمیں اس قسم کے لوگوں سے نجات دے آمین۔ کیونکہ ایسے میں اقوام تو کیا بنیں ملک ختم ہو جاتے ہیں یا کم از کم معاشرے ٹوٹ پھوٹ کا شکار ہوتے ہیں اور دن بدن تنزل ہوتا رہتا ہے۔

کیجیئے نظارہ دور دور سے

سکول کالج کا زمانہ تو ایک خاص قسم کا اور لڑکپن کا زمانہ ہوتا ہے۔ کھیل کود، گانا بجانا اس کا لازمہ ہوتا ہے الا آنکہ کوئی مادر زاد ولی ہو۔ اور فطری طور پر ان چیزوں سے دور ہو۔ ہم تو نہ مادر زاد ولی تھے اور نہ اب کوئی ولی ہیں خدا کرے اگر ولی نہ بھی ہوں تو جو اللہ کو مطلوب ہے وہ مسلمان بن جائیں آمین۔

تو اس زمانے میں کسی کسی بندے کے پاس ٹرانسسٹر ریڈیو ہوتا اور اس پر دن بھر کا کسی کا مشغلہ ہوتا۔ پشتو، اردو گانے، کبھی کبھار خبریں، شام کو بی۔ بی۔ سی کی خبریں۔ لیکن زیادہ تر آکاش وانی سٹیشن سے انڈین گانے۔ اس وقت کے گویا بھی باوقار قسم کے لوگ ہوتے اور گانے اور غزلیات بھی کمال کے ہوتے جس کا کوئی تصور ہوتا جس کی سمجھ اب آتی ہے۔ اس وقت تو صرف ساز و آواز سنتے کبھی کبھار ساتھ گاتے بھی۔ لیکن اس دور کے شعراء کا کلام اس وقت سمجھ میں آنا ہر کسی کے بس کا روگ نہیں تھا۔ اسے آپ کلچر کہتے ہیں اور کہہ بھی سکتے ہیں۔ جبکہ آج کل تو لفظ کلچر سے ''کاف'' اڑ گیا ہے اور ''لچر'' بن گیا ہے۔

آج کل کے جس کے کچھ گلانسز کبھی خبریں سنتے وقت ٹی وی پر حادثۃً دیکھ پاتے ہیں مفہوم تو کم از کم ہم جیسے نا سمجھوں کی سمجھ میں نہیں آتا اور جو کچھ آتا بھی ہے وہ اخلاق و اقدار سے کوسوں دور ہوتا ہے اور ان گانوں میں جس کو پاپ کہتے ہیں الفاظ کم بولتے ہیں بدن کے حرکات اور اچھل کود بولتا رہتا ہے اور پھر یہ کہ صرف گانے والا نہیں سامعین و ناظرین، مرد و عورت، بڑے بوڑھے سارے اچھلتے کودتے ہیں تو ہم سوچ میں پڑ جاتے ہیں کے ان کے تماشائی کون ہیں جو ان کو دیکھتے ہیں یا سنتے ہیں یا کوئی کسی کو بھی نہ سنتا ہے نہ دیکھتا ہے یا ہر ایک ہر ایک کو دیکھتا سنتا ہے۔

بہر تقدیر یہ تو ہوا جملہ معترضہ لہذا فتویٰ لگانے سے اجتناب کیجئے کہ مجھے نہ اب پارسائی کا دعویٰ ہے نہ پہلے تھا۔ اور یہ تو زندگی کے مختلف مراحل تھے جو ہر بندے پر گزرتے ہیں۔ کسی

زمانے میں تو حضرت عمر رضی اللہ عنہ جیسے شاہکار بندے نے کئی بار حضور پاک ﷺ کے قتل کا ارادہ کیا تھا لیکن بعد میں تو امت بلکہ انسانیت کے لئے رول ماڈل بنا۔ یہ ہوتی ہے اللہ کی مرضی ۔اللہ ہمارے حق میں بھی خیر کے فیصلے فرمائے آمین۔

ہر ایک کا بچپنا کچھ ہوتا ہے، لڑکپن کچھ اور جوانی کچھ اور بڑھاپا کچھ۔ لیکن یہ مراحل اور ارتقائی سفر خوب سے خوب تر کی طرف ہو تو الحمد للہ والمنہ۔

ہر فرد کی طبیعت وفطرت کیسے بنتی ہے؟

توفلاسفہ کہتے ہیں کہ اس میں دو چیزوں کا اُساسی دخل ہوتا ہے۔

ا۔ایک ماں باپ کی جینز کا

۲۔اور دوسرا تربیت اور ماحول کا

جس طرح کہ بچوں میں مختلف اعضاء کی ساخت موقوف جینیاتی قوت پر ماں باپ سے مشابہت رکھتی ہے اور جس کے جینز زیادہ قوی ہوتی ہیں وہی رحم کے اندر اپنی کاپیاں زیادہ دیتار ہتا ہے اور یوں زیادہ مشابہت بھی اس سے ہوتی ہے۔ البتہ عام طور پر باہر کے لوگ تو مردوں کو دیکھتے ہیں تو انہیں کہنا پڑا کہ

''آثار الآباء تظهر في الابناء''

آباء کے آثار ابناء میں ظاہر ہوتے ہیں۔

یعنی ظاہری بھی اور باطنی بھی۔یعنی طبیعت میں بھی کوئی چیز باپ سے کوئی دادادادی سے کوئی پر دادا پر دادی سے اور اس طرح۔

اس طرح کوئی چیز ماں سے کوئی نانایانانی سے یاپرنانااور پر نانی سے۔

جیسا کہ مسند ابن عساکر میں حدیث ہے کہ رسول پاک ﷺ نے فرمایا

''اختاروالنطفكم فان النساء يلدن اشباه اخوانهن واخواتهن''

بہتر انتخاب کروا اپنے نطفوں کے لئے کہ عورتیں اپنے بھائیوں، بہنوں کے اشباہ جنم دیتی ہیں۔

یعنی بچوں میں ننھیال سے ظاہری یا باطنی مشابہت ہوگی۔

ہاں ماہرین اور قیافہ شناس اعضاء کی مشابہات سے پہچان پاتے ہیں مثلاً باپ سے مشابہت کے لئے کانوں کو زیادہ دیکھتے ہیں اور ننھیال سے مشابہت کے لئے پاؤں کی انگلیوں کے۔ جبکہ بعض اوقات یہ مشابہت بالعکس بھی ہوتی ہے۔

اسامہ بن زیدؓ کے نسب پر منافقین باتیں کرتے تھے۔ رسول پاک ﷺ کو بہت کوفت ہوتی تو ایک بار اسامہؓ اپنے باپ زید بن حارثہؓ کے ساتھ ایک کمبل میں لیٹے تھے۔ ان کے قدم کھلے تھے۔ اتفاقاً ایک عرب قیافہ شناس آئے ان قدموں کو دیکھا تو فوراً کہا

''ھذہ الاقدام بعضھا من بعض''

ان دونوں کے قدم ایک جیسے ہیں۔

حضور پاک ﷺ اس سے بہت خوش ہوئے کہ اب قیافہ شناس کے قول کے بعد ان کی باتوں کے لئے کوئی گنجائش باقی نہ رہی کہ وہ تو انساب کا فیصلہ اس پر کرتے جس طرح کہ آج کل ڈی۔ این۔ اے پر کیا جاتا ہے۔ اب قیافہ تو کبھی کبھار غلط بھی ہو سکتا ہے جبکہ ڈی۔ این۔ اے میں تو غلطی کا احتمال نہیں ہوتا جب صحیح انداز سے لیبارٹری سے گزارا جائے۔ غلطی تو تب ہوگی جب پراسیس میں غلطی ہو جائے گی جیسا کہ آج کل کورونا ٹیسٹ میں غلطیاں ہوتی رہتی ہیں کہ یا تو آلہ صحیح نہیں یا پراسیس صحیح نہیں یا پھر بندہ صحیح نہیں۔

اب بندے کی طبیعت میں دوسرا دخل ماحول اور تربیت کا ہوتا ہے۔ ایک بھائی کو ایک ماحول ملا وہ کچھ بنا اور دوسرے کو دوسرا ماحول ملا تو وہ کچھ اور بن گیا۔ ایک اخیار میں اور دوسرا اشرار میں۔

اس طرح عمر سے بھی مختلف تبدیلیاں آتی ہیں، بدنی ساخت میں بھی اور قویٰ اور طبیعت میں بھی۔ کچھ لوگ لڑکپن اور جوانی میں کمال کا حافظہ رکھتے ہیں جبکہ بڑھاپے میں ان کا شعور کمزور ہو جاتا ہے تو لاشعور اس کی جگہ لے لیتا ہے۔ تو ایک تو وہ پھر بولتا بہت ہے کہ اس کے لاشعور میں بہت کچھ ماضی سے ریکارڈ ہے۔ اس کے اظہار کو تو شعور نے کنٹرول کیا ہوا تھا۔ اب شعور کمزور ہو گیا تو لاشعور کو کون کنٹرول کرے اور لاشعور ماضی کی باتیں کرواتا ہے۔ یعنی لانگ ٹرم میموری جبکہ شعور کا کام شارٹ ٹرم میموری ہوتی ہے اور وہ کمزور ہو گیا ہے تو اب کی بات اسے پانچ دس منٹ بعد یاد نہیں رہتی وہ پھر پوچھتا ہے یا پھر بولتا ہے۔

محدثین کے نزدیک "مختلط" کی اصطلاح ایسے راویوں کے لئے ہے حالانکہ وہ تو ثقہ رواۃ تھے لیکن بعد میں حافظہ بہت ہی کمزور ہوا تو اختلاط سے پہلے والی روایات جب دیگر شرائط پر پوری اترتی ہوں وہ لیا جاتا ہے اور اختلاط کے وقت کے روایات کو پرکھتے ہیں۔ تبھی تو امام مالکؒ نے اپنے شیخ ہشام بن عروہ کے اختلاط کے دور کی روایت جب سنی جس میں وہ روایت کرتے ہیں اپنے والد سے جبکہ وہ حدیث اس نے والد کے شاگرد سے لیا تھا لیکن اختلاط کی وجہ سے امتیاز نہ کر سکا تو امام مالکؒ نے فرمایا

"کذب"

جس کا معنی ہے

"اخطأ او غلط"

البتہ چونکہ فی الحقیقت تو ایسا تھا نہیں تو اس لئے کذب فرمایا کہ اس کا یہ حدیث والد سے روایت کرنا جھوٹ ہے۔

اور یہ حافظہ کا ایسی عمر میں کمزور ہونا کبھی تو بدن کے داخلی کیمیکلز جن میں جینز کا بھی دخل ہو سکتا ہے اس وجہ سے آ جاتا ہے۔ کبھی کسی خارجی حادثے کی وجہ سے داخلی کیمیکلز ایسا ردعمل

دے دیتے ہیں۔ البتہ

﴿ومنکم من یرد الی ارذل العمر لکی لایعلم بعد علم شیئا﴾

اور آپ میں جو لوٹا دیا جاتا ہے کسی کو کمزور ترین عمر میں نتیجتاً وہ نہیں جانتا بعد جاننے کے کوئی اور چیز۔

تو علماء نے لکھا ہے کہ اہل علم میں یہ حالت بہت کم پر آتی ہے۔

اب اہل علم وہ ہیں جو ہمہ وقت دماغی کام میں لگے رہتے ہیں جس قسم کے علوم بھی ہوں کے۔ ان کے دماغ کے سیلز مصروف رہتے ہیں تو معطل ہونے سے بچے رہتے ہیں۔ نیز دماغی کام کی وجہ سے جیسا کہ بدنی کام سے پسینہ آتا ہے، دماغ پر بھی ایک قسم کا بھاپ اٹھتا ہے جو پھر پانی بن کر ناک کے راستے نکل آتا ہے اور یوں ایک اوور ہالنگ جاری رہتی ہے اور یوں اللہ ایسے بندوں کو بچا کے رکھتے ہیں کہ وہ مخلوقات کے لئے خیر کا ذریعہ ہیں۔ یعنی وہ اپنے لئے نہیں اوروں کے لئے ہیں اور اللہ تو نظام چلاتا ہے ایسے بندوں کے ذریعے۔

اب واپس عنوان پر کہ وہ ایک انڈین گانا تھا

؎ پاس نہیں آئیے ہاتھ نہ ملائیے

کیجئے نظارہ دور دور سے

کورونا وائرس نے یہ ماحول پیدا کر دیا ہے۔ یعنی سماجی فاصلے اور ہاتھ نہ ملانا۔

ہم ہاتھ تو کیا گردن بھی نہیں جس کو معانقہ کہتے ہیں کہ عنق ملتے ہیں لیکن ہم تو مصادرہ کرتے ہیں یعنی سینے ملاتے ہیں بلکہ ایک بار دو موٹے دوستوں کو معانقہ کرکے دیکھا تو از راہ تفنن کہا کہ مباطنہ ہو رہا ہے۔ یعنی صرف پیٹ مل رہے ہیں۔

اب مصادرہ اگر مقالبہ ہوتا کہ قلوب بھی ملے ہوتے تو اچھا ہوتا لیکن بظاہر مقالبہ ہوتا ہے فی الحقیقت تو مقابلہ ہوتا ہے کہ ایک دوسرے کے ساتھ کینہ بھی رکھتے تھے۔

اب وہ سب کچھ چلا گیا پوسٹ کورونا کیا ہو گا؟ بہت کچھ بدل چکا ہو گا کیونکہ عادات ہی کلچر بنتا ہے تو وہ کلچر جو مصافحہ اور معانقہ وغیرہ کا تھا، قریب قریب بیٹھنے کا تھا شاید اب بدل جائے۔ کلچر ز کی تبدیلی اس طرح آتی ہے۔ ہماری زندگی میں کلچر کی بہت ساری چیزیں بدل گئیں ہم ان کا تذکرہ نئی جزیشن سے کرتے رہتے ہیں ان کو ان کی سمجھ نہیں آتی کہ انہوں نے دیکھا ہی نہیں۔ تو خدا کرے یہ وبا جلد از جلد ختم ہو آمین۔ اور پوسٹ کورونا تبدیلی خیر کی ہو، انسانیت کی ہو، اُنس کی ہو، حرص کی نہ ہو، استحصال کی نہ ہو، فریب اور دھوکے کی نہ ہو، حرام خوری اور چور بازاری کی نہ ہو کہ معاشروں کو ان چیزوں نے انسانی چھوڑا ہی نہیں۔

﴿وعسیٰ ان تکرھوا شیئاً ویجعل اللہ فیہ خیراً کثیراً﴾

کہ ممکن ہے کسی چیز کو آپ برا سمجھتے ہوں گے لیکن اللہ نے اس میں خیر کثیر رکھا ہو۔

﴿﴿﴿﴿﴾﴾﴾﴾

''وَلَا تُلْقُوا بِاَيْدِيْكُمْ اِلَى التَّهْلُكَةِ'' (القرآن)

''اور نہ ڈالو اپنے آپ کو ہلاکت میں''

اور دوسرا ترجمہ ہو گا

''اور نہ ڈالو اپنے آپ کو اپنے ہاتھوں ہلاکت میں''

اس صورت میں ایک لفظ مقدر ماننا پڑے گا ''انفسکم'' یعنی

﴿ولا تلقوا انفسکم بایدیکم الی التھلکۃ﴾

حاصل دونوں کا ایک ہے۔

قرآن کریم اور احادیث نبویہ ﷺ نصوص اور قانون کے مآخذ ہیں۔ یعنی ایک ہی نص سے ایک سے زیادہ قوانین اخذ کئے جاتے ہیں۔ بعض عبارۃ النص سے، بعض اشارۃ النص سے، کچھ دلالۃ النص سے اور بعض اقتضاء النص سے۔ مجتہدین کرام یہی کر چکے ہیں رحمہم اللہ۔

اب مذکورہ بالا آیت انفاق میں وارد ہے

﴿وانفقوا فی سبیل اللہ ولا تلقوا بایدیکم الی التھلکۃ﴾

انفاق (خرچ) کرو اللہ کے راستے میں اور اپنے آپ کو ہلاکت میں نہ ڈالو۔

تو یہ حکم سورۃ البقرہ میں جہاد و قتال کے سیاق و سباق میں ذکر ہے کہ اگر تم جہاد و قتال کے لئے مال نہیں دو گے تو دشمن غالب آئے گا اور جب دشمن غالب آئے تو پھر تو مال کیا تم بھی نہیں رہو گے یا اگر رہو گے بھی تو ذلیل اور محقر رہو گے سو وہ رہنا کیا رہنا ہو گا؟

لیکن دلالۃً اس سے یہ بھی اخذ کیا گیا ہے کہ جب بھی اس کی ضرورت ہو اور تم نہیں خرچ کرو گے تو مارے جاؤ گے کہ آپ نے ایذاء کا پہنچنے سے پہلے راستہ نہیں رکوایا۔ اب اگر ضرورت مندوں کو نہ دیا جائے تو ایک وقت آئے گا جب وہ تم پر چڑھ دوڑیں گے اور تمہیں مار ڈالیں گے یا بچے اغواء کریں گے وغیرہ وغیرہ۔ اور یہ ہلاکت ہے۔

اور آیت کا جو حصہ ہم نے عنوان میں لکھا ہے وہ تو سیدھا سادہ حکم ہے کہ اپنے آپ کو خود ہلاکت کے حوالے نہ کرو۔

سو اب یہ وائرس کی وبا آئی ہے اللہ کریم جلد از جلد اس کا ازالہ فرمائے آمین

''نعوذ بکلمات اللہ التامۃ من کل شیطن وھامۃ ومن شر کل نفس وعین لامۃ''

بہت سارے لوگ جو روزانہ کی بنیاد پر کام کر کے کھاتے تھے لاک ڈاؤن سے ان کا کام رک گیا تو جن کا بس چلے ان کے ساتھ امداد کریں۔ چاروں ائمہ کے نزدیک زکاۃ قبل از وقت دینا جائز ہے کہ سبب تو موجود ہے یعنی نصاب کا مالک ہونا، ہاں شرط تب موجود ہوتا ہے جب تمہارے زکاۃ کی تاریخ آتی ہے۔ ہاں مالکیہ کا ایک قول ہے کہ تاریخ آنے سے پہلے اس کی ادائیگی نہیں ہوتی لیکن دوسرا قول جو ان کے جمہور کا معمول ہے وہ پہلے والا ہے۔ اس طرح حدیث میں ہے کہ

''ان فی المال لحقاً سوی الزکوۃ''

یقیناً مال میں زکاۃ کے علاوہ بھی حق (حقوق) ہیں۔

اب ایسے حالات میں ان فقراء اور محتاجین کا حق ہے اور حق بھی بمعنی واجب کے آتا ہے۔

دوسرا مسئلہ تدابیر و احتیاطات کا ہے۔

رسول پاک ﷺ نے اعرابی سے فرمایا جب اس نے اونٹ کو اس طرح باندھے بغیر چھوڑا تو رسول پاک ﷺ نے پوچھا کہ تم نے باندھا کیوں نہیں؟

اس نے کہا میں نے اللہ کے بھروسے پر چھوڑا۔

تو آپ ﷺ نے فرمایا

''اعقل وتوکل''

باندھ اور توکل کرو۔

یعنی تدبیر باندھنے کی نہ تو تقدیر کے خلاف ہے اور نہ توکل اور عقیدے کے خلاف ہے۔ہاں یہ صحیح ہے کہ تدابیر کیے بھی تو ہو گا تو وہ جو مشیت خداوندی ہے یعنی تقدیر۔ لیکن علماء نے تقدیر کے دو انواع ذکر فرمائے ہیں۔

۱۔ تقدیر منجز

۲۔ تقدیر معلق

تو منجز تو ہونا ہی ہے۔

البتہ معلق جو اللہ کے ہاں تو منجز ہے لیکن ہمارے حوالے سے اور فرشتے جو ملأ اعلیٰ کے ہیں ان کے حوالے سے معلق ہے کہ بندے نے ایسا کیا تو ایسا ہو گا اور ایسا کیا تو ایسا ہو گا۔اور یہ تدبیر بھی اللہ کا فرستادہ اور اللہ کا حکم ہے۔اس کا کوئی خلاف نہیں

﴿قل لن يصيبنا الا ما كتب الله لنا﴾

کہو (اے رسول!) ہر گز ہمیں نہیں پہنچے گا مگر صرف وہ جو اللہ نے ہمارے لئے لکھا ہے۔

اللہ نے یہ بھی فرمایا

﴿ما اصاب من مصيبة فبما كسبت ايديكم ويعفو عن كثير﴾

جو مصیبت پہنچتی ہے تو وہ تمہارے ہاتھوں کے کیے دھرے سے اور وہ عفو کرتا ہے بہت ساری چیزوں سے۔

یعنی بہت ساری مصیبتیں تمہارے اپنے کرتوتوں کی وجہ سے آتی ہیں جبکہ اللہ کے عفو کا تقاضا یہ بھی ہے کہ بہت سارے کرتوتوں پر تو مصیبتوں نے آنا ہی تھا لیکن اللہ اس سے درگزر کر دیتا ہے یعنی ان کے عواقب رکوا دیتا ہے۔

اس طرح فرمایا

﴿ما اصاب من مصيبة الا باذن الله﴾

کہ نہیں پہنچتی کوئی مصیبت مگر اللہ کے حکم سے۔

یعنی کبھی تدابیر بھی کیے ہونگے لیکن مصیبت پہنچ کے رہے گی کہ وہی اذن اللہ ہے۔

اور فرمایا

﴿ما اصاب من مصيبة في الارض ولا في انفسكم الا في كتاب من قبل ان نبرأها﴾ (الحدید)

نہیں پہنچتی کوئی مصیبت زمین میں نہ آپ کے اپنے آپ (ابدان) میں مگر ہے یہ کتاب میں (لکھی ہوئی) قبل اس کے کہ ہم اس کو ریلیز کریں۔

ان آیات پر غور کرکے یہی حاصل ہے کہ انسان تدابیر کا مکلف ہے البتہ تقدیر پر اس کا اعتقاد لازمی ہے۔ کبھی تدبیر سے مصیبت رک جائے گی کہ اللہ نے ایسا نظام بنایا ہے، کبھی نہیں رکے گی کہ تقدیر وہی تھی اور کبھی بغیر تدبیر کے بھی کسی سے رک جائے گی کہ اس کے حوالے سے تقدیر وہی تھی۔

اب تدابیر کس کے ؟

تو یہ تدابیر فن اور میدان کے ماہرین کے ہونگے۔

مکان کی تدبیر ہو تو انجینئر اور مستری سے، اور صحت یا دفع مرض کی تدبیر ہو تو طبیب اور ڈاکٹرز سے۔

سو یہ لوگ اپنے اپنے میدان میں جو کہیں وہی تدابیر ہیں۔ہاں غلطی تو ہر انسان سے ہوتی ہے لیکن جب وہ اجماعی ہو تو پھر غلطی کا امکان بہت کم ہے اس لئے تو فن کے ماہرین کے اجماع کو اہل شریعت بھی قطعی حجت کہتے ہیں یعنی ماننے کے لئے۔ تو جب وہ کہتے ہیں کہ فاصلہ رکھو، زیادہ میل جول نہ ہو، جمع محدود ہو تو شریعت اس کی توثیق کرتی ہے۔ خلافت میں شرعی شوریٰ بھی عبارت ہوتی ہے ملک چلانے کے لئے تو اس شوریٰ کا ایک حصہ ہوتا ہے

''اهل الخبرة والمهرة''

یعنی مختلف میدانوں کے ماہر لوگ تاکہ معاملہ اگر ان کے میدان سے متعلق ہو تو ان سے پوچھا جائے اور ان کی رائے لی جائے اور اس پر عمل ہو۔ تو ماہرین اور ان کے آراء کی توریاستی نظام میں جو خالص اسلامی ہو اپنی اہمیت ہے۔ ان اراء کو پس پشت ڈالنا مذکور الصدر آیت کے دلالات اور اشارات کے خلاف ہے۔

اللہ تعالیٰ اس وباء کا جلد از جلد پوری انسانیت سے خاتمہ کردے آمین۔

﴿ان تبدوا الصدقات فنعما هي وان تخفوها وتؤتوها الفقراء فهوا خیر لکم﴾

کورونا وائرس نے دنیا کو لپیٹ میں لے لیا ہے۔ اللہ تعالیٰ جلد اس کا خاتمہ کرے آمین۔

دنیا میں اکثر جگہوں پر لاک ڈاؤن ہے۔ کمپنیاں بند ہو رہی ہیں، لوگ بے روزگار ہو چکے ہیں۔ غریب اور متوسط طبقے کی حالت بری ہے۔ ایسے میں حکومات بھی کچھ نہ کچھ کر رہی ہیں۔ کچھ ادارے بھی لگے ہیں اور افراد بھی جو ان بے کس و بے بس لوگوں کے ساتھ کچھ اعانت کر رہے ہیں تاکہ ان کا چولہا ٹھنڈا نہ ہو اور وہ بھوک کے شکار نہ ہوں۔ جو بھی کچھ کر رہا ہے قابل تحسین و آفرین ہے چاہے کوئی ایک وقت کا پکا کھانا کسی نادار کے گھر بھجوادے تو۔ لیکن

آج کا دور سیلفیوں، فیس بک اور یوٹیوب کا دور ہے اور زیادہ تر لوگوں کو غلط فہمی ہے کہ صورت اور سیرت میں شاید ہی کوئی مجھ سے بڑھ کر ہو۔ سیلفیاں لینا کیا ہے؟ خود پسندی، خود پرستی اور خود فریبی کا دوسرا نام ہے کہ میرے جیسا اور کوئی نہیں یا یہ کہ میں سپیشل ہوں۔ کچھ لوگ سیلبرٹی (Celebrity) کے ساتھ بھی سیلفیاں لے رہے ہیں جس سے بھی یہ ظاہر کرنا مقصود ہوتا ہے کہ دیکھیں میرا فلاں فلاں سیلبرٹی سے تعلق ہے۔ یعنی یہ نہیں کہ سیلبرٹی کوئی بڑی شخصیت ہے بلکہ یہ کہ میں بھی کوئی ایسا تیسا نہیں بڑا آدمی ہوں کہ فلاں فلاں سے تعلق ہے۔

اس سے پہلے آٹو گراف کا رواج تھا۔ ہمارے سامنے لوگ بڑے لوگوں سے آٹو گراف لیتے رہے۔ ہمارے ذہن میں تو کبھی یہ بات آئی نہیں کہ اس کا معنی کیا ہے کہ آٹو گراف لے لیں کبھی بھی کسی سے نہیں لیا۔ بعد میں کچھ لوگ پاکستان میں مجھ سے کہتے اس کاغذ یا نوٹ بک پر کچھ لکھیں ۔ کبھی تو کہہ دیتا کہ کیا لکھوں؟ کہتے کچھ بھی لکھیں۔ تو ہمیشہ ایک حدیث لکھتا۔ وہ بندہ دیکھتا تو کہتا آپ کا دستخط نہیں؟ تو میں کہتا کہ حدیث پاک اہم ہے یا میرا دستخط؟ پھر اس کے اصرار پر دستخط کر دیتا۔ ایک بار ایک بھاری بھر قسم کے نوجوان نے نوٹ بک آگے بڑھایا تو میں نے لکھا

﴿كلوا واشربوا ولا تسرفوا﴾

اور ساتھ ہی کہا جوان ہو تمہارے لیے اس بدن کے ساتھ زیادہ کھانا پینا مناسب نہیں۔ میں نے کہا وہ کھانا پینا جو میٹھا ہو کہ اس سے موٹاپا بڑھتا ہے۔ اس نے کہا کہ جی دستخط؟ میں نے کہا دیکھئے اس پر عمل کر کے آؤ تو دستخط بھی کر دوں گا۔ یعنی یہ آپ کا کورس ہے اور وہ دستخط پھر تمہاری سند ہوگی کہ آپ عملی آدمی ہیں۔

کہنے کا مقصد یہ ہے کہ مجھے نہیں معلوم کہ دستخط میں کوئی برکت ہوگی تو ایسی باتیں کہدیتا اور اگر برکت کی بات ہے تو اتقیاء کی بات تو ہوئی لیکن دیگر سیلبرٹیز جیسے ایکٹرز، سنگرز اور پلیئرز ہوئے تو ان کے متعلق تو شاید کسی کے ذہن میں ہو کہ کوئی برکت ہوگی۔ میں کوئی ان کی تحقیر نہیں کرتا ان میں بھی کئی ایک ایسے ہوں گے جو کردار میں ظاہری صلحاء سے بہتر ہونگے اور اب کے تو اس وقت جب خیرات وصدقات کی ضرورت ہے ان میں سے بہت ساروں نے لاکھوں روپے دے کر یہ ثابت بھی کیا کہ وہ کردار رکھتے ہیں۔ یہ نہیں کہ دیگر طبقات ایسا نہیں کرتے وہ بھی بساط بھر کوشش کرتے رہے ہیں اللہ سب کو اجر دے حتی کہ جو غیر مسلم ایسا کر رہے ہیں اللہ تعالیٰ ان کو ایمان کی دولت سے نوازے۔ یہی دین ہے اور یہی اس کا تقاضا ہے کہ سب کے لئے ہدایت کی دعا ہو جو غیر مسلم کے لئے ایمان ہے اور مسلمان کے لئے عمل صالح اور اخلاص کامل ہے۔

البتہ ایک عرض ہے کہ اس وبا نے بہت سارے خوددار لوگوں کو بھی مجبور کر دیا ہے تو بہر خدا ان کو کچھ دیتے وقت ان کے عزت نفس کا خیال رکھا جائے۔ نہ تو کسی کے سامنے اسے دیا جائے اور نہ ہی کیمرے کے آنکھ کے سامنے دیا جائے کہ ایسے میں تو رضائے خدا کم اور اپنی تشہیر زیادہ مراد ہے۔ ایسے میں ان کے پیٹ کا مداوا کم اور اپنے نفس کی تعلّی کا مداوا زیادہ مقصود ہے۔

مذکور الصدر آیت

﴿ان تبدوا الصدقات فنعما ھی وان تخفوھا وتؤتوھا الفقراء فھو خیر لکم﴾

میں اللہ کریم نے فرمایا کہ

''اگر تم صدقات ظاہر اً دیتے ہو تو یہ اچھا ہے لیکن اگر تم اسے چھپا کے دو فقراء کو تو یہ بہت ہی اچھا ہے۔''

مفسرین نے فرمایا ہے کہ ظاہر اً دینا جائز بلکہ اچھا ہے کہ بھوکے کی بھوک کا تو کم از کم مداوا ہوا۔ لیکن اگر چھپا کے دیں تو اس کی عزت نفس بھی محفوظ ہو گئی۔

ہمارے ہاں اس کی ایک تاویل یہ بھی ہے کہ اداروں کو دینا ہے تو کھول کے دیں اور مقصد اپنی تشہیر کے بجائے اوروں کو ترغیب دینا ہو تا کہ اور لوگ بھی آگے آئیں۔ اور افراد کو دینا ہے تو چھپا کے دینا بہتر ہے کہ فقراء کی عزت نفس مجروح نہ ہو۔ کیونکہ بہت سے ایسے خوددار بھی ہیں جو بھوک گوارا کریں گے، موت کو سینے سے لگائیں گے لیکن عزت نفس کو مجروح نہیں ہونے دیں گے اور اس موت کی پھر معاشرے سے پوچھ گچھ ہو گی۔ ہاں اگر افراد کو دینے کے لئے کچھ سامان خریدا ہو پیکٹ بنائے ہوں اور صرف ان پیکٹ کی تصویر لے کر دکھایا جائے لیکن وہ بھی اس نیت سے کہ اوروں کو ترغیب دینا ہو نہ کہ اپنی تشہیر مقصود ہو اور پھر دیتے وقت کسی کی تصویر نہ لی جائے تو یہ جائز ہو گا۔

بہر تقدیر مشکل گھڑی آ پڑی ہے اللہ ہی مشکلات اٹھانے والے، حاجات پوری کرنے والے ، دعاؤں کو سننے والے، شفا دینے والے، فریادیوں کی فریادرسی کرنے والے ہیں۔ اللہ پوری دنیا پر رحم فرمائے۔ اس وبا کو فوری طور پر ختم کرے، ہماری حالت زار پر رحم فرمائے اور جو جو لوگ ایسے میں مریضوں کا خیال رکھتے ہیں جن میں پیشہ ور اور غیر پیشہ ور افراد اور ادارے سب شامل ہیں اور جو بھی ایسے میں مفلوک الحال لوگوں کی دادرسی کرتے ہیں ان سب کو اللہ خیر دے۔ جو غیر مسلموں کے لئے ہدایت، ایمان اور مسلمانوں کے لئے ہدایت اعمال اور ہر دکھ، آفات اور بلاء و وبا سے اہل و عیال سمیت احباب و غیرہ و اقرباء سمیت محفوظ کرنا ہے۔

اے اللہ! ہمارے حالت پر اور ساری انسانیت پر رحم فرما بلکہ تازہ خبر یہ ہے کہ یہ وائرس پالتو اور فالتو دونوں قسم کے جانوروں کو بھی لگتا ہے تو اللہ ساری مخلوقات کی حفاظت فرمائے آمین۔

﴿وما ذلك على الله بعزيز﴾

﴿حسبنا الله ونعم الوكيل نعم المولىٰ ونعم النصير﴾

کارپوریٹ کلچر اور کورونا وائرس

ارسطو نے کہا کہ انسان متمدن حیوان ہے۔

آج تو یہ معلوم ہو رہا ہے کہ وہ معاشی حیوان ہے۔

تمدن تو معاشرت، ساتھ رہنے اور ایک دوسرے کے دکھ درد کا مداوا کرنے کا نام ہے۔

تہذیب کے بغیر تمدن کا کیا تصور ہے؟

اور تمدن کے اس تصور کا جنازہ صرف آج نہیں نکالا جارہا بلکہ مختلف اوقات میں مختلف طریقوں سے انسان نے انسان کا خون بھی کیا، اس کا استحصال بھی کیا اور بے شمار انسانوں کو اپنے مفادات کے بھینٹ بھی چڑھایا اور یوں وہ متمدن تو نہیں رہا بلکہ صرف حیوان اور وہ بھی درندہ بلکہ اس سے بھی آگے کی کوئی مخلوق بن گیا۔

اس انسان نے انسانوں کو جنگوں میں دھکیلا اور انہیں بھسم کے راکھ کر دیا اور وہ بھی کسی نیک مقصد یا ظلم کے ازالے کے لئے نہیں بلکہ اپنے مفاد کے لئے جس میں اس کی انانیت اور عناد بھی شامل ہے اسی کے لئے بارود اور آگ برسائے گئے اور انسانوں کا خون کیا گیا۔ اسی کے لئے گھناؤنے منصوبے بھی بنائے اور کہیں وسائل پر قبضے کے لئے من گھڑت قسم کا افسانہ کھڑا کر کے وہاں پر یلغار کیا۔ کیا ایسے لوگ انسان کہلانے کے مستحق ہیں یا کہ بدترین قسم کے درندے ہیں؟

آج دنیا میں منڈی کی معیشت، آزاد معیشت اور کارپوریٹ کلچر کا دور دورہ ہے اور یہ وبا ایسے پھیل چکا ہے کہ اور تو درکنار سارے دینی ادارے اور خانقاہیں بھی کارپوریٹ بن چکے ہیں جہاں پر تعلیم اور تزکیۂ سے زیادہ تعمیرات اور لنگر کی اہمیت ہے، جہاں تعلیم سے تربیت مقدم تھی وہاں پر تربیت کا فقدان ہے بلکہ سرے سے یہ ترجیحات میں نہیں۔ جہاں پر تزکیۂ ہوتا تھا وہاں پر اب ذہنی آلودگی پھیلائی جاتی ہے۔ یہ نہیں کہ سارے ایسے ہیں کئی ایک میں جنہوں نے اس آلودہ ماحول میں بھی اپنے دامن کو آلودہ ہونے سے بچانے کی کوشش کی ہے اور اللہ کی توفیق سے بچے بھی ہیں۔

تو بات کر رہا تھا کارپوریٹ کلچر کی، کہ اس کے اس طرح تسلط سے پہلے کی دنیا میں کچھ نہ کچھ انسانیت تھی، معاشرت موجود تھا، گاؤں اور قصبوں میں ترکھان ہوتے تھے، لوہار ہوتے تھے ، موچی سنار اور ڈھیر سارے پیشوں والے ہوتے تھے وہ لوگوں کا کام کرتے۔ لوگ ان کو غلہ وغیرہ دیتے۔ خوشی کے موقع پر ان کو اور بھی بہت کچھ دیتے۔ ان کے کام کرتے وقت لوگ اس کے پاس بیٹھتے، ایک دوسرے کے حالات سے واقفیت ہوتی اور ممکن ہوتا تو ایک دوسرے کے ہاتھ بٹھاتے۔ صنعت اور کارپوریٹ کلچر نے اس کا بیڑا غرق کر دیا کہ جوتے فیکٹری کے، فرنیچر فیکٹری کا، زیور فیکٹری کا، کپڑے فیکٹری کے غرض یہ کہ مشینوں نے قبضہ میں کر لیے جس سے دل مکمل مردہ ہو گئے۔

ہے دل کے لئے موت مشینوں کی حکومت

احساس مروت کو ختم کرتے ہیں آلات

ان سارے پیشوں پر کارپوریٹ کلچر کا قبضہ ہوا۔ کسی زمانے میں ابدان غلام ہوتے کہ غلاموں سے بدنی مشقت لی جاتی تھی، ان سے کام کروائے جاتے تھے۔ وہ غلامی بھی بری تھی لیکن اب کے کارپوریٹ کلچر کے ہاتھوں تو سارے انسان معاشی غلام بن چکے ہیں اور کارپوریٹ کلچر میں بڑے برانڈز، سپر سٹورز اور کثیر القومی کارپوریشنز جو معاشرے کا ایک اقلیتی طبقہ ہے انسانیت ان کے ہاتھوں یرغمال ہیں چاہے افراد ہوں اور چاہے حکومات ہوں۔ وہ جب چاہیں کسی حکومت کو مفلوج کر جاتے ہیں۔ چیز بنانا معطل کر کے سب کو مجبور کر دیتے ہیں، اس کی قلت پیدا کر کے قیمت بڑھا دیتے ہیں اور مرد وعورت سارے دن رات دوڑ کر ان کے لئے پیسے پیدا کرتے ہیں۔ سیاست ان کے ہاتھ میں ہے کہ وہ سیاست دانوں کے فنانسرز ہیں۔ طاقت ان کے ہاتھ میں ہے۔ پروپیگنڈا جو سب سے بڑا ہتھیار ہے ان کے ہاتھ میں ہیں کہ میڈیا ان کا ہے حتی کہ ذہانت بھی ان کے ہاتھ میں ہے کہ پرائیوٹ تعلیمی ادارے بھی ان کے ہوتے ہیں۔ گویا تین بنیادی چیزیں

جو سب کی ضرورت تو کیاان کے حقوق ہیں ان پر ان کا قبضہ ہے اور یوں غلام بن غلام بن غلام پیدا ہوتے رہتے ہیں اور ایسے جکڑے ہوئے ہیں کہ خلاصی اور آزادی کی کوئی صورت نظر نہیں آتی۔

یہ تین ضروریات یا حقوق ہیں۔

ا۔روزگار

۲۔صحت

۳۔اور تعلیم

حکومات نے ان تینوں سے جان چھڑایا بلکہ ایک منصوبے کے تحت یہ ان سے چھڑوائے گئے ہیں۔آج جب فارماسیوٹیکل کمپنیز اور ہسپتال اس طرح سکولز، کالجز اور یونیورسٹیز کا کاروبار انڈسٹری ہے اور سب سے مالدار اور طاقت اور انڈسٹری ہے۔بالفاظ دیگر انسانیت کی تذلیل عروج پر ہے الا آنکہ اللہ اس تذلیل سے گلوخلاصی کروائے۔

کہتے ہیں فارماسیوٹیکل کمپنیز مختلف قسم کی بیماریوں کے جرثومے پھیلا کر بیماریاں پیدا کرتی ہیں اور پھر اس کے لئے ویکسین اور دوا تیار کر کے لوگوں کے جیبوں پر ڈاکہ ڈالتے ہیں۔

آج کے وبا نے ہسپتالوں اور صحت کی سہولیات فراہم کرنے کی اہمیت اجاگر کی ہے۔خدا کرے حکومتوں کو ہوش آئے۔

اللہ تعالیٰ اپنے فضل وکرم سے اس وبا کا ازالہ کرے آمین۔

ے خداوندا یہ تیرے سادہ دل بندے کدھر جائیں
کہ درویشی بھی عیاری اور سلطانی بھی عیاری

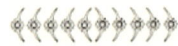

کرونا وائرس قدرتی یا مصنوعی؟

دنیا میں عملی منافقت آج جس زوروں پر ہے شاید ہی کہیں ہوا ہو گا۔ اور منافقت سٹیٹس سپانسرڈ States sponsored ہے یعنی ریاستیں ایسا کر رہی ہیں افراد تو جو ہیں سو ہیں۔

دنیا بھر میں سازشوں پر سازشیں ہو رہی ہیں۔ بظاہر تو یہ دوسروں کے خلاف ہو رہی ہیں لیکن جلد یا بدیر یہ سازش کرنے والوں پر لوٹ آتی ہیں اور یہ سازشیں اتنی زیادہ ہو چکی ہیں کہ رخِ حیات کی ہر جہت کو سازش ہی سے نتھی کیا جاتا ہے اور صورت حال اتنی گھمبیر ہو گئی ہے کہ ہر چیز سازش نظر آتی ہے اور یوں سازش اور غیر سازش کا پتہ ہی نہیں لگتا اور یوں کسی چیز کو خصوصاً جس کی وجہ مخفی ہو اس کو کسی اور کی سازش کہہ کے اس کے سر تھوپا جاتا ہے کہ فلاں نے کیا۔ وہ کہتا ہے تم نے کیا ہے وغیرہ وغیرہ۔

اب دنیا میں جیسے جیسے آبادی میں بے تحاشا اضافہ ہو رہا ہے، وسائل پر مسائل کا دباؤ بڑھ رہا ہے، وسائل کے لئے چھینا جھپٹی ہو رہی ہے، زندگی بہت ہی تیز سائنسی اور ٹیکنالوجیکل ہو گئی ہے۔ آبادی میں بے تحاشا اضافے اور ٹیکنالوجی کی اس ترقی نے ساری دنیا یعنی بحر و بر اور فضا کو اتنا آلودہ کر دیا ہے کہ اللہ کی پناہ! زہریلے گیسز اور جنگوں میں بے تحاشا بارود کا استعمال اور پھر آئے دن لیبارٹریز میں نت نئے تجربات، نئے بیکٹیریا اور وائرس پیدا کرنے اور اسی بیکٹیریا یا وائرس کے اینٹی بیکٹریا اور اینٹی وائرس پیدا کرنے اور بسا اوقات ان کے آوٹ آف کنٹرول اور لیک ہونے نے بنی نوع انسان کی زندگی کو اجیرن بنا دیا ہے۔

یعنی ''فساد فی الارض'' کی ایک مسابقت جاری ہے اور انسان خود اپنے ہی ہاتھوں سے اپنے آپ کو تباہ کرنے کے درپے ہے اور اس حماقت اور بے وقوفی میں آگے آگے بڑھ رہا ہے۔ رسول پاک ﷺ نے فرمایا

''لاتقوم الساعة الا علی شرار الناس''

قیامت شریر انسانوں پر قائم ہوگی۔

یعنی وقت آئے گا جب بنی نوع انسان صرف اشرار اور شریر ہی ہونگے۔ اخیار اور اچھے لوگ اس سے قبل فنا ہو جائیں گے۔

کورونا وائرس کے حوالے ابھی تو بحث جاری ہے کوئی اسے قدرتی وائرس کہتا ہے اور کوئی مصنوعی وائرس سمجھتا ہے کہ یہ بائیولوجیکل وار فیئر (Biological war fear) کا حصہ ہے۔ چین میں یہ سب سے پہلے حملہ کر گیا تو چین نے امریکہ کو مورد الزام ٹھہرایا جبکہ امریکہ چین کو مورد الزام ٹھہراتا ہے۔ ایک امریکی ماہر نے تو یہاں تک کہہ دیا کہ امریکہ کے ایک لیبارٹری نے چین کے ''ووہان'' صوبہ کے کسی لیبارٹری کو فروخت کیا اور وہاں سے یہ لیک ہوا۔ چین سے مخالفانہ رد عمل آیا کہ امریکی فوج کا ایک دستہ آیا تھا وہ اسے ساتھ لے آئے تھے۔ مذکورہ امریکی ماہر پروفیسر فرانس لوئل بائیولوجیکل ہتھیاروں کے انسداد دہشت گردی ایکٹ 1989ء کا مسودہ لکھنے والے ہیں جو بعد میں دونوں ایوانوں سے منظور بھی ہوا تھا۔ وہ ہیومن رائٹس کے بین الاقوامی وکیل اور ایکسپرٹ بھی ہیں۔ وہ کہتے ہیں کہ یہ وائرس بی۔ ایس۔ ایل لیبارٹری سے آیا۔ پینٹر کاٹن جو جنگی تجزیہ کار اور وکیل ہیں وہ اور کینڈا مونٹریال کے ایک اور فرانس کے تین ماہرین بھی یہی کہہ رہے ہیں ان سب کے مقالے فروری 2020ء میں شائع ہو چکے ہیں۔ بی۔ ایس۔ ایل لیبارٹری نارتھ کیرولینا میں ہے ان باتوں میں زینگلی لی شی جو وہاں کے ہیں وہ بھی شامل ہے۔

اب اگر یہ انسانوں کا کیا دھرا ہے تو کیا پھر ہم کہہ سکتے ہیں کہ سائنس نے انسانی دنیا کو جتنی راحتیں دی ہیں اس سے زیادہ دکھ دئے ہیں؟ اور کیا ہم کہہ سکتے ہیں کہ

''سائنس کے کندھوں پر انسانیت کا جنازہ ہے''

ہم جب لاء کالج میں پڑھتے تھے تو ایک ملکی سطح کا ڈیبیٹ Debate ہم نے کالج میں ارینج کیا تھا جس کا موضوع ہی مذکورہ بالا تھا اور مجھے لیڈر آف دی اپوزیشن کی ذمہ داری دی گئی تھی جہاں

میں سائنس کی وکالت کرتا رہا۔ جو انسانوں کو راحت فراہم کرتا رہا۔ لیکن آج تو وہی سائنس شیطانت کے لئے استعمال ہوتا جا رہا ہے جو انسانوں کو تڑپا تڑپا کے مروا بھی رہا ہے۔

بہر تقدیر ابھی تک یہ معاملہ مخفی پردوں میں ہے کہ آیا یہ وائرس قدرتی ہے یا مصنوعی ہے وقت بتادے گا۔ لیکن ایسا تو ہوتا رہا ہے کہ سازشیں ہوتی ہیں اور بساط بھر ہوتی ہیں تو سازشی تھیوریاں بھی جنم لیتی ہیں۔ اور یہ اس لئے کہ اس سے پہلے "سارس وائرس" SARS Virus تھا جو صرف ہان نسل کو لگ جاتا تھا جو چین، ملائشیا، سنگاپور اور ہانگ کانگ میں ہیں۔ باقیوں کو بہت ہی کم لگتا اور اس کے ہلاکتوں کی شرح دس فیصد تھی جبکہ اس کی شرح دو فیصد سے تھوڑا زیادہ ہے ۔اور کہتے ہیں کہ جن کے خون کا گروپ A ہے ان کو زیادہ لگتا ہے۔

بہر تقدیر اگر مصنوعی ہے تو یہ بہت ہی ظلم اور دہشت گردی ہے کہ انسان کے ہاتھوں انسان پر کیا گزر رہی ہے الا آنکہ اُساسا یہ خیر کے کسی ریسرچ Research کے لئے ہو۔

انسانی تصورات اور خدا کی تدبیر

دیگر مخلوقات کی طرح انسان بھی مخلوق ہے۔ لیکن چونکہ اسے حیوانوں کی طرح خواہشات بھی دیئے گئے ہیں اور فرشتوں کی طرح عقل بھی۔ ان دونوں کے اختلاط نے اس انسان میں علم کے پھیلاؤ، تحقیق اور ایجاد و اجتہاد جیسی صفات پیدا کیے ہیں۔ اور وجہ یہ ہے کہ خواہشات کا تقاضا ہوتا ہے اور جب اس تقاضے کے سامنے رکاوٹ آتا ہے یا یہ تقاضے حد میں نہیں رہتے تو وہاں انسان مزید سمجھنے ، تحقیق اور اجتہاد و ایجاد کی سعی کرتا ہے اور یوں اس کا علم بھی پھیلتا ہے ،اس میں وسعت آتی ہے ،وہ تحقیق کرتا ہے ،اسے نت نئے دریافتیں حاصل ہوتی ہیں۔ وہ اجتہاد کرتا اور یوں ایجاد کر جاتا ہے اور نت نئی چیزیں وجود میں آجاتی ہیں۔

اب فرشتوں کو بھی عقل سے نوازا گیا لیکن ان میں خواہشات اور مادیات کی چاہت نہیں تو نہ تو ان کا علم پھیلتا ہے نہ وہ تحقیق کرتے ہیں اور نہ اجتہاد و ایجاد کرتے ہیں۔ انہوں نے کہا

﴿لا علم لنا الا ما علمتنا﴾

یعنی ہمارا علم تو صرف وہ ہے جو آپ ہمیں دے چکے ہیں۔

اور یہی وجہ ہے کہ وہ صرف اطاعت وانقیاد جانتے ہیں۔

﴿لا یعصون اللہ ما امرھم ویفعلون ما یؤمرون﴾

نافرمانی نہیں کرتے اس میں جو اس نے ان کو حکم دیا ہے اور کرتے ہیں وہ جو ان کو حکم دیا جاتا ہے۔

علم کے پھیلاؤ، وسعت، تحقیق اور ایجاد میں صرف عقل انسانی نہیں بلکہ خواہش کا بھی دخل ہے۔ یعنی دو متضاد قوتیں نہیں ہوتیں تو کوئی وسعت علم اور ایجاد نہ ہو سکتا تھا۔

لیکن اس کا منفی پہلو یہ ہے کہ یوں انسان مادے، مادیات اور اس پر تحقیق اور ایجادات سے زیادہ متاثر ہوتا ہے اگرچہ یہ چیزیں عقل کی وجہ سے ممکن ہوئی ہیں لیکن اس کی کوتاہ نظری یہ ہے کہ اس ادراک والی قوت کو استعمال کرنے کے بعد مستقل اندازے بالائے بام رکھ آتے ہیں حالانکہ کمال تو اسی کا ہے یہ بھی ایک نوع کا استحصال ہے، خود غرضی ہے، کمینگی ہے حالانکہ چاہئے تو یہ تھا کہ وہ ان ایجادات سے ضرور استفادہ کرتے لیکن جس عقل نے اسے اس قابل بنادیا ہے اور اسے یہ فائدہ پہنچایا ہے وہ اس کے تقاضوں پر بھی غور کرتا کہ اولوالالباب یعنی اصحاب عقل کے دو تقاضے ہیں

ا۔ ایک ذکر

۲۔ اور دوسرا فکر

اب فکر تو یہی مادیات کے حوالے سے وسعت علمی اور تحقیق وایجادات ہیں۔ لیکن ذکر معرفت خداوندی اور اس کے فرستادہ تعلیمات کی اطاعت ہے۔

زمانہ قدیم میں جب یہ کام مسلمان کرتے رہے تو وہ ہر دو میدانوں پر نظر رکھتے لہذا وہ سائنس دان بھی ہوتے، ایجادات بھی کرتے اور ساتھ ساتھ دین کے علماء بھی ہوتے عملی مسلمان اور اولیاء ہوتے۔ لیکن جب سے مسلمان ملوکیت کا شکار ہوئے تو ان کے اذہان کے تحقیقی دریچے بند ہوگئے۔ وہ غیر کے دست نگر ہوگئے، ان کے انتظار میں بیٹھ کر ان سے مرعوب ہوئے اور یوں ذہنی غلام بن گئے۔ اگرچہ ہمارا موٴقف ہے کہ مادیات پر تحقیق وریسرچ اور ایجاد انسانوں کا کام اور ان کی صلاحیت ہے اس پر کسی دین ومذہب ومسلک وملک کی اجارہ داری نہیں ہے، انسانیت کی میراث ہے۔ لیکن ہمیں نہیں معلوم کہ جس وقت یہ کام مسلمانوں کے ہاتھ میں تھے تو کسی عیسائی، یہودی یا دیگر غیر مسلم دانش ور نے اپنے مذہب والوں کو کوئی طعنہ دیا ہو کہ سب کچھ تو مسلمان کررہے ہیں تم کیا کرتے ہو؟ بلکہ انہوں نے ان کی توجہ مبذول کرادی کہ جاؤ اسے سیکھو جس سے بھی ہو اور جہاں بھی ہو اور وہ سیکھ گئے جبکہ ہم بیٹھ گئے۔ تو نتیجہ سامنے ہے کہ ایک جانب کچھ وہ ہیں جو اپنے کو مسلمان کہتے ہیں اور سوائے مسلمانوں بلکہ اسلام کے کوسنے کے ان کا اور کوئی کام نہیں۔ اور دوسری طرف وہ ہیں جن کو صرف یہ سوجھتی ہے کہ کوئی کام ہو تو اس میں اغیار کی سازش کا پہلو کیسے نکال لائیں۔ اور بس اس لکیر کو پھرپیٹتے رہیں حالانکہ جب آپ نے اغیار کہا تو پھر ان سے آس کیا لگا بیٹھے ہوں کہ وہ ہمارے ساتھ خیر کرے گا یا کم از کم ہمیں زک نہیں پہنچائے گا وہ تو اپنا کام کرے گا جو اس کو راس آتا ہو لیکن تم صرف لکیر پیٹتے رہو گے۔ یا کوئی تدارک کروگے اس کے شر کا دفاع اور پھر اپنے لئے بلکہ خلق خدا اور خاص کر انسانوں کے لئے ''خیر امۃ'' کا مصداق بن کر کچھ خیر نکال لاؤ گے۔ نوحہ اور مرثیہ خوانی سے تو تدارک اور علاج نہیں ہوتا وہاں تو صرف اپنے چہرے کو پیٹتے رہو گے۔

ساتھ ساتھ ہم یہ کہتے رہتے ہیں کہ دیکھو سائنس دان نہیں جانتے کہ کیا کیا جائے۔ تو ہم مسلمانوں نے کب سے یہ عقیدہ اپنایا ہے کہ سائنس دان سب کچھ جانتے ہیں یہ صفت تو اللہ کی

آیات الشفاء

السلام علیکم ورحمۃ اللہ وبرکاتہ

آج معمول کے مطابق استاد محترم شیخ القرآن والحدیث جناب قاضی فضل اللہ صاحب سے فون پر بات ہوئی اور باتوں باتوں میں کورونا وبا، اس کی تشخیص اور علاج پر بات ہو رہی تھی تو استاد محترم نے روحانی علاج کے حوالے سے "آیات الشفاء" پر کچھ باتیں فرمائیں اور اس میں حضرت امام ابوالقاسم القشیری رحمہ اللہ جو کہ ایک بہت بڑے صوفی عالم اور بزرگ تھے کے ایک خواب کا تذکرہ فرمایا۔

میں نے سوچا کہ اپنے مخلص ساتھیوں اور دوستوں کے ساتھ اس کو افادہ عام کے لئے شئیر کروں۔

لیکن خواب شئیر کرنے سے پہلے خواب کے شریعت میں دلیل ہونے یا نہ ہونے کے حوالے سے قاضی صاحب نے جو فرمایا پہلے وہ بات آپ لوگوں کے ساتھ شئیر کرتا ہوں۔

تو استاد محترم نے فرمایا کہ

۱۔ پہلی بات تو یہ ہے کہ خواب شریعت میں دلیل نہیں ہے سوائے پیغمبر کے خواب کے۔

۲۔ اور دوسری بات یہ کہ نبی کریم ﷺ کا خواب میں دیکھا جانا یہ بھی ثابت ہے اور نبی کریم ﷺ نے فرمایا کہ

"جس نے مجھے خواب میں دیکھا تو اس نے مجھے ہی دیکھا ہے کیونکہ شیطان کسی کے خواب میں میرے شکل پر متشکل نہیں ہو سکتا۔"

تو اس تناظر میں یہ عمل (جو نیچے امام قشیری رحمہ اللہ کے حوالے سے ذکر ہو گا) فی الجملہ ایک تفاؤل ہے۔

اب آتے ہیں اس واقعے کی طرف جو استاد محترم جناب قاضی فضل اللہ صاحب نے امام قشیری رحمہ اللہ کے حوالے سے مجھے ذکر فرمایا۔

قاضی صاحب نے فرمایا کہ

''امام ابوالقاسم القشیری رحمہ اللہ المتوفی (۴۳۷ھ) اس کا ایک ہی بیٹا تھا جو بہت ہی بیمار اور موت کے قریب تھا۔ امام قشیری رحمہ اللہ اس کو سنبھالتا بیٹھے بیٹھے سو گیا تو خواب میں نبی کریم ﷺ سے ملاقات ہوئی تو نبی کریم ﷺ نے پوچھا کہ تم تو بہت آزردہ ہو؟

تو امام قشیری رحمہ اللہ نے کہا کہ جی! یہ ایک ہی بیٹا ہے اور وہ بھی موت کے قریب ہے اور میں نے اس کے لئے سب کچھ کیا۔

تو آپ ﷺ نے فرمایا کہ آپ نے اس پر آیات شفاء پڑھی ہیں؟

تو اس (امام قشیری رحمہ اللہ) نے کہا کہ جی آیات شفاء کون سی ہیں؟

تو آپ ﷺ نے فرمایا کہ سورہ توبہ کی دو آیات نمبر ۱۴ اور ۱۵

قَاتِلُوْهُمْ يُعَذِّبْهُمُ اللّٰهُ بِاَيْدِيْكُمْ وَ يُخْزِهِمْ وَ يَنْصُرْكُمْ عَلَيْهِمْ وَ يَشْفِ صُدُوْرَ قَوْمٍ مُّؤْمِنِيْنَ ﴿۱۴﴾

وَيُذْهِبْ غَيْظَ قُلُوْبِهِمْ ؕ وَيَتُوْبُ اللّٰهُ عَلٰى مَنْ يَّشَآءُ ؕ وَاللّٰهُ عَلِيْمٌ حَكِيْمٌ ﴿۱۵﴾

اور سورہ یونس کی دو آیات نمبر ۵۷ اور ۵۸

يٰۤاَيُّهَا النَّاسُ قَدْ جَآءَتْكُمْ مَّوْعِظَةٌ مِّنْ رَّبِّكُمْ وَشِفَآءٌ لِّمَا فِى الصُّدُوْرِ ۙ وَهُدًى وَّرَحْمَةٌ لِّلْمُؤْمِنِيْنَ ﴿۵۷﴾

قُلْ بِفَضْلِ اللّٰهِ وَبِرَحْمَتِهٖ فَبِذٰلِكَ فَلْيَفْرَحُوْا ؕ هُوَ خَيْرٌ مِّمَّا يَجْمَعُوْنَ ﴿۵۸﴾

اور سورہ نحل کی آیت نمبر ۶۹

ثُمَّ كُلِيْ مِنْ كُلِّ الثَّمَرٰتِ فَاسْلُكِيْ سُبُلَ رَبِّكِ ذُلُلًا ؕ يَخْرُجُ مِنْۢ بُطُوْنِهَا شَرَابٌ مُّخْتَلِفٌ اَلْوَانُهٗ فِيْهِ شِفَآءٌ لِّلنَّاسِ ؕ اِنَّ فِيْ ذٰلِكَ لَاٰيَةً لِّقَوْمٍ يَّتَفَكَّرُوْنَ ﴿۶۹﴾

اور سورہ بنی اسرائیل کی آیت نمبر ۸۲

وَنُنَزِّلُ مِنَ الْقُرْاٰنِ مَا هُوَ شِفَآءٌ وَّرَحْمَةٌ لِّلْمُؤْمِنِيْنَ ۙ وَلَا يَزِيْدُ الظّٰلِمِيْنَ اِلَّا خَسَارًا ﴿۸۲﴾

اور سورہ الشعراء کی آیت نمبر ۸۰

وَاِذَا مَرِضْتُ فَهُوَ يَشْفِيْنِ ﴿۸۰﴾

اور سورہ حم السجدہ کی آیت نمبر ۴۴

وَلَوْ جَعَلْنٰهُ قُرْاٰنًا اَعْجَمِيًّا لَّقَالُوْا لَوْلَا فُصِّلَتْ اٰيٰتُهٗ ؕ ءَاَعْجَمِيٌّ وَّعَرَبِيٌّ ؕ قُلْ هُوَ لِلَّذِيْنَ اٰمَنُوْا هُدًى وَّشِفَآءٌ ؕ وَالَّذِيْنَ لَا يُؤْمِنُوْنَ فِيْٓ اٰذَانِهِمْ وَقْرٌ وَّهُوَ عَلَيْهِمْ عَمًى ؕ اُولٰٓئِكَ يُنَادَوْنَ مِنْ مَّكَانٍۭ بَعِيْدٍ ﴿۴۴﴾

تو اس (امام قشیری رحمہ اللہ) نے اٹھ کے یہ ایک پلیٹ پر زعفران سے لکھ لیے اور پانی اس کو پلایا تو دوسرے دن اس کی صحت بحال ہوگئی۔

کثرتِ استغفار دکھ درد کا مداوا

مومن کا عقیدہ اس بات پر ہوتا ہے جو اللہ اور رسول کہہ چکے ہوں چاہے وہ بات اس کی سمجھ میں آئے یا نہ آئے۔

اور وجہ یہ ہے کہ اس کی سمجھ اور فہم قاصر ہے اللہ اور رسول ﷺ کی بات میں تو کوئی قصور نہیں۔ یہی ایمان ہے اور یہی ایمان کا تقاضا ہے۔

حضرت تھانوی رحمہ اللہ نے فرمایا کہ ایمان ماننے کا نام ہے جاننے کا نام نہیں۔

صحابہ کرام رضوان اللہ تعالیٰ اجمعین کا کمال یہی تھا کہ وہ مانتے جو کچھ اللہ نے فرمایا اور جو کچھ اللہ کے رسول ﷺ نے فرمایا ہے۔

اہل اللہ دیگر اوراد و وظائف کے ساتھ ”استغفر اللہ“ کا ورد بہت کرتے ہیں۔ خود ہی رسول پاک ﷺ نے فرمایا کہ میں ہر روز ستر مرتبہ استغفار کرتا ہوں حالانکہ آپ ﷺ تو معصوم تھے حتیٰ کہ نماز سے فارغ ہونے کے بعد تین بار استغفر اللہ پڑھتے حالانکہ استغفار سے معلوم تو ہوتا ہے کہ کسی نامناسب کام کے سرزد ہونے پر پڑھا جائے جبکہ نماز تو عبادت ہے تو وجہ یہ تھی کہ اگر اس عبادت میں کچھ کوتاہی ہوئی ہو تو اس پر استغفار ہے۔ یا یہ کہ جیسا کہ آپ ﷺ نے فرمایا

”لا احصی ثناءً علیك انت کما اثنیت علی نفسك“

نہیں کر سکتے ثناء تمہاری جیسا کہ آپ خود اپنی ثناء کر سکتے ہیں۔

اسی طرح عبادت کو بھی کہہ سکتے ہیں کہ ایسی عبادت نہ کر سکے ہیں جیسا کہ آپ کی عبادت ادا کرنے کا طریقہ ہے یا یہ کہ عبادت تو کی لیکن تکیہ صرف اس پر ہے کہ آپ مغفرت فرمائیں۔ جیسا کہ آپ ﷺ نے فرمایا

”آپ میں سے کوئی بھی جنت میں سوائے اللہ کے فضل کے داخل نہیں ہو سکتے۔“

صحابہ کرامؓ نے عرض کیا

"ولا انت"

کہ اور آپ ﷺ بھی ؟

تو آپ ﷺ نے فرمایا

"ولا انا"

اور میں بھی۔

حضرت علی رضی اللہ عنہ کے پاس ایک آدمی آیا عرض کیا کہ گناہ اگر کیے ہیں تو بخشش کیسے ہو گی ؟

آپ رضی اللہ عنہ نے فرمایا استغفار کیا کرو۔

ایک اور آدمی آیا اور کہا کہ مفلسی اور غربت نے گھیرے رکھا ہے کیا کیا جائے ؟

حضرت علی رضی اللہ عنہ نے فرمایا استغفار کیا کرو۔

تیسرا آدمی آیا اور عرض کیا کہ شادی تو ہے پر اولاد نہیں کیا کروں ؟

حضرت علی رضی اللہ عنہ نے فرمایا کہ استغفار کرو۔

چوتھا بندہ آیا عرض کیا کہ باغ لگایا، محنت کی، پھل پھول آئے تو آفت آئی اور اسے ختم کر دیا۔

حضرت علی رضی اللہ عنہ نے فرمایا استغفار کرو۔

اتنے میں مدینے کے باہر سے ایک شخص آیا اور عرض کیا کہ فلاں علاقے میں بڑی محنت کر کے ہم گاؤں والوں نے نہر کھودی تھی اب وہ یکایک خشک ہو گئی کیا کریں ؟

حضرت علی رضی اللہ عنہ نے فرمایا کہ استغفار کرو۔

قریب بیٹھے شخص نے کہا حضرت! تقاضے اور مشکلات مختلف ہیں اور علاج ایک ہی بتا رہے ہیں استغفار یہ کیسے؟

حضرت علیؓ نے فرمایا کہ یہ میں نہیں بتا رہا خدا نے حضرت نوح علیہ السلام کو بتلایا تھا کہ علاج ہے استغفار۔

فَقُلْتُ اسْتَغْفِرُوْا رَبَّكُمْ ۙ اِنَّهٗ كَانَ غَفَّارًا ۝١٠ يُّرْسِلِ السَّمَآءَ عَلَيْكُمْ مِّدْرَارًا ۝١١ وَّيُمْدِدْكُمْ بِاَمْوَالٍ وَّبَنِيْنَ وَيَجْعَلْ لَّكُمْ جَنّٰتٍ وَّيَجْعَلْ لَّكُمْ اَنْهٰرًا ۝١٢

(سورہ نوح پارہ ۲۹)

"سو میں نے (قوم سے کہا) استغفار کرو اپنے رب سے یقیناً وہ مغفرت کرنے والا ہے وہ کردے گا تمہارے اوپر آسمان کو مینہ برسانے والا اور دے گا تمہیں اموال اور اولاد اور دے گا تمہیں باغات اور جاری کرے گا تمہارے لئے نہریں۔"

اور اس کے بعد اللہ نے فرمایا

﴿مَا لَكُمْ لَا تَرْجُوْنَ لِلّٰهِ وَقَارًا ۝١٣ (نوح)﴾

کیا وجہ ہے تمہارے لئے (تمہیں کیا ہوا ہے) کہ تم اللہ کی وقار (عظمت اور بڑائی) کا عقیدہ نہیں رکھتے (یا کہ تم اللہ کی عظمت سے توقع نہیں رکھتے کہ وہ سب کچھ کرنے والا ہے)

استغفار کرنے سے بندہ اپنی ناتوانی اور عاجزی کا اظہار کرتا ہے اور اللہ ان پر رحم فرماتا ہے جو عاجزی اور انکسار کا اظہار کرے۔ جو بھی ہو مسلم ہو کہ غیر مسلم ہو۔

مشرکین مکہ بھی تو بھنور میں پھنس کر اللہ کو پکارتے۔

﴿فلما نجاھم الی البر اذا ھم یشرکون﴾

پھر جب وہ ان کو نجات دے کر خشکی پر لے آتا ہے تو یہ پھر شرک کرتے ہیں۔

البتہ شرط یہ ہے کہ دل کی گہرائی اور گھیرائی سے مانگا جائے کہ وہ منبع حیات ہے اور اس پر بدن کا نظام جاری وساری ہے اور اللہ "الحی القیوم" ہے تو اس طرح "الحی القیوم" سے رشتہ استوار ہو جاتا ہے تو وہ سن لیتا ہے۔ اور ظاہر ہے ایسا تب ہوتا ہے جب اس کے علاوہ کوئی اور آسرا بالکل ہی نہیں ہوتا کہ یہ آواز کہ بدن کے سارے مسامات اور بالوں سے ہوتا ہے یعنی اس محدود وقت کے لئے بندہ سر تا پا خدا کا ہو جاتا ہے تو خدا اس کی مراد پوری کر دیتا ہے۔

نضر بن حارث مکہ کے عظماء میں سے تھے اور رسول پاک ﷺ کے شدید دشمن تھے۔ تاجر تھے شام کے بازاروں کو جاتے تو وہاں سے قصوں، کہانیوں کی کتابیں لاکر اہل مکہ کو سناتے اور کہتے تھے کہ مجھ میں اور محمد (ﷺ) میں فرق کیا ہے وہ بھی قصے بیان کرتا ہے اور میں بھی قصے بیان کرتا ہوں۔

رسول پاک ﷺ نے عذاب خداوندی سے ڈرایا کہ قرآن کریم کا اس طرح مذاق اڑانا عذاب خداوندی کو دعوت دینا ہے۔

تو نضر بن حارث نے کہا جیسا کہ اللہ سورۃ الانفال میں بیان فرماتا ہے کہ

اللّٰهُمَّ اِنْ كَانَ هٰذَا هُوَ الْحَقَّ مِنْ عِنْدِكَ فَاَمْطِرْ عَلَيْنَا حِجَارَةً مِّنَ السَّمَآءِ اَوِ ائْتِنَا بِعَذَابٍ اَلِيْمٍ ﴿۳۲﴾ (انفال)

"اے اللہ! اگر یہ (قرآن یا یہ انذار اور ڈراوا) ہی حق ہے تمہاری طرف سے تو پھر ہم پر آسمان سے پتھر برسائیں یا ہمارے پر کوئی دوسرا دردناک عذاب لے آئے۔"

تو اللہ پاک نے رسول پاک ﷺ کی تسلی کے لئے فرمایا

وَمَا كَانَ اللّٰهُ لِيُعَذِّبَهُمْ وَاَنْتَ فِيْهِمْ ؕ وَمَا كَانَ اللّٰهُ مُعَذِّبَهُمْ وَهُمْ يَسْتَغْفِرُوْنَ ﴿۳۳﴾

اور نہیں ہے اللہ کہ عذاب دے ان کو جبکہ آپ ﷺ ان کے درمیان موجود ہیں اور نہیں اللہ ان کو عذاب دینے والا جبکہ یہ استغفار کرتے ہیں۔ (یعنی ان کے درمیان استغفار

کرنے والے موجود ہیں)

حضرت علی رضی اللہ عنہ فرماتے ہیں کہ آیت مبارکہ میں عذاب کے موانع کے طور پر دو چیزوں کا ذکر ہے۔

ا۔ایک رسول پاک ﷺ کا ان کے درمیان ہونا۔

۲۔اور دوسرا استغفار کرنے والوں کا ان کے درمیان ہونا۔

یا یہ کہ وہ مشرکین بھی پھنسے وقت "استغفر اللہ" کہتے جیسا کہ بھنور میں دعا کا ذکر ہو چکا ہے۔

توحضرت علی رضی اللہ عنہ نے فرمایا کہ اب رسول پاک ﷺ تو اللہ کے پاس چلے گئے ہیں تو اب صرف استغفار ہی ہے جس سے عذاب کا، مصائب کا، تکالیف کا راستہ روکا جا سکتا ہے۔تو حضرت علی رضی اللہ عنہ نے فرمایا کہ دن رات میں ایک ہزار بار یا پانچ سو بار یا تین سو تیرہ بار استغفار کریں۔

اور ہم کہتے ہیں کہ اگر شمار نہیں کر سکتے تو اٹھتے بیٹھتے، چلتے پھرتے استغفر اللہ پڑھیں۔اور اگر "سبحن اللہ وبحمدہ سبحن اللہ العظیم استغفر اللہ" پڑھیں تو اور بھی بہتر ہے کہ یہ تسبیحات ملائکہ اور وہ دو کلمے ہیں جو اللہ کو زیادہ محبوب ہیں جیسا کہ بخاری شریف کی آخری حدیث میں ہے۔

اور "سورۃ النصر" کے اندر رسول پاک ﷺ کو حکم ہے کہ

"تسبیح کرو رب کے حمد کے ساتھ اور استغفار کرو۔"

آپ ﷺ فتح مکہ کے بعد اٹھتے بیٹھتے

"سبحان اللہ العظیم استغفر اللہ"

پڑھتے۔

اماں حضرت عائشہ صدیقہ رضی اللہ عنہا نے پوچھا تو آپ ﷺ نے فرمایا کہ اللہ نے ایسا حکم

دیا ہے یعنی سورۃ النصر میں۔

تو اب یہ جو کورونا کا وبا ہے یہ ایک ایسی آفت ہے کہ ساری دنیا بمع علم و ہنر کے بے بس ہے تو صرف ایک اللہ ہی کا آسرا ہے تو یہ ورد زیادہ سے زیادہ کریں۔ اللہ تعالیٰ جلد از جلد اس کا خاتمہ فرمائے آمین۔ اور دنیا و خلائق پر رحم فرمائے آمین۔

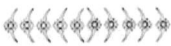

صحت اور بیماری زندگی کا لازمہ ہیں

جیسا کہ معلوم ہے کہ دنیا حادث ہے مجموعۃ الاضداد ہے۔اسی سے حیات ہے، اسی سے زندگی ہے،اسی سے حرکت ہے،اسی سے ارتقاء ہے اور اسی سے ایجادات واجتہادات ہیں کہ زندگی جمود نہیں حرکت کا نام ہے اور آگے کی طرف نہ ہو تو ریورس پر آجاتی ہے لیکن فطرت کا اصل تقاضا آگے کی طرف حرکت کرنا ہے یہی ارتقاء ہے۔

اسی حکمت کے پیش نظر دنیا میں مصائب وآلام بھی آتے ہیں اور آرام وراحت بھی بیماریاں اور امراض بھی آتے ہیں اور صحت وعلاج بھی۔ چیزیں حملہ آور بھی ہوتی ہیں اوران کا تدارک اور مدافعت بھی کی جاتی ہے۔ مثبت اور منفی کا آپس میں ٹکرانا ہی زندگی ہے توانائی ہے۔ البتہ انسان کبھی اس فطری عمل کو چینلائز کرجاتا ہے تو اس سے فائدہ حاصل کرتا ہے اور کبھی وہ اسے یا تو اس طرح چھوڑ دیتا ہے تو یا تو وہ بغیر فائدہ کے گزر جاتا ہے یا کبھی کبھار اذیت کا باعث بن جاتا ہے جبکہ کبھی کبھار وہ اسے چینلائز کرنے کی سعی کرتا ہے لیکن وہ اس سے بے قابو ہو جاتا ہے اور یوں اس کا منفی اثر بہت خطرناک ہو جاتا ہے۔ جیسا کہ اب تک کہا گیا یعنی ایک رائے ہے کہ یہ وائرس بنایا گیا ہے۔ جبکہ دوسری رائے نے اس کی نفی کی ہے۔اور ہر دو رائے سائنس دانوں کی ہیں لیکن تھیوریز ہیں تاحال تو ان میں کوئی بھی ثابت نہیں کیا گیا کہ سائنس اور سائنس دان تھیوریز کو زیر بحث تو لاتے ہیں اگر ان کا تُک بنتا ہو لیکن ان پر یقین تب کرتے ہیں جب اس کو تجربہ سے گزار کر ثابت کیا جائے۔ جبکہ ابھی کہا جاتا ہے کہ حیوانات سے نہیں پھیلا چین میں اس پر تحقیق ہو رہی تھی تو یہ کنٹرول سے باہر آگیا۔

اب نہ تو سارے چیزوں کو انسان جانتا ہے نہ ہر چیز کی مدافعت یا تدارک کرسکتا ہے۔ لہذا مصائب وآلام بھی آئیں گے اور بیماریاں اور ہلاکتیں بھی۔ دنیا کا نظام ایکو سسٹم ہے یعنی سارے مخلوقات عرش سے لے کر فرش اور تحت الثریٰ تک اور ان کا ہر ذرہ ذرہ چاہے ہمیں نظر آتا ہو یا نہ

آتا ہو اس نظام کا حصہ ہے جن میں بعض مخلوقات وقت کے ساتھ ساتھ فنا بھی ہو جاتے ہیں اور ان میں سے بہت ساروں کے فنا ہونے کے منفی اثرات بھی ظاہر ہوتے ہیں مثلاً اگر حشرات الارض اور کیڑے مکوڑے نہ ہوں، اڑنے والے چھوٹے چھوٹے بگز نہ ہوں تو زمین کے اندر زرخیزی کا عمل پھر پھل اور پھول اور سبزیوں وفصلات کے حوالے سے پالی نیشن کیسے ہوگی۔ بیکٹیریا اور وائرس بھی اسی ایکو سسٹم کا حصہ ہے۔ البتہ ہمیں تو ان مخلوقات کے حوالے سے صرف اس کا مضر اثر نظر آتا ہے۔ اب فنگس کھانا یا بیکٹیریا کھانا اس کا تو کوئی تصور ہی نہیں کر سکتا لیکن انٹی بائیوٹک تو کھاد اور مٹی کے فنگس اور بیکٹیریا ساتھ ملانے سے وجود میں آجاتا ہے اور ہم ڈھیر سارے پیسے لگا کے اسے پھر کھاتے رہتے ہیں۔ کسی کو اس طرح کھاد یا فنگس پھانکنے کا کہیں تو پھر رد عمل دیکھیں۔

اب جو معدے کی بیماری ہے گیس اور تیزابیت والسر وغیرہ کی اس کے لئے دو قسم کے انٹی بائیو ٹکس ایک ساتھ دیے جاتے ہیں یا دیگر کئی ساری بیماریوں میں بھی۔ کہ ماہرین کہتے ہیں وہ بیکٹیریا اتنا سمارٹ ہو چکا ہے کہ ایک انٹی بائیوٹک کو وہ آسانی سے اپنے خوراک میں بدل دیتا ہے سو وہ اس سے مرتا نہیں تو یہ دوسرا اس پر وار کرے گا اور اب تو اس پر کام ہو چکا ہے کہ صحت مند معدہ والوں کے فضلے سے کچھ بیکٹیریا لے کر اس کو بیماری معدے کا تریاق بنا رہے ہیں۔ اب کسی سے کہیں کہ انسان کا فضلہ کھائیں ٹھیک ہو جائیں گے تو پھر دیکھیں۔

روز اول سے بیماریاں ہوتی ہیں کچھ عام سی کچھ بیکٹیریا والی اور کچھ وائرس والی۔ انٹی بائیوٹک بیکٹیریا والی میں کام کرتی ہیں۔ وائرل بیماریاں تو انٹی بائیوٹک سے ختم نہیں ہوتیں۔ ہاں ان پر تحقیق کرکے ان کے لئے ویکسین بنائی جاتی ہیں تاکہ وہ لگا کے یا کھا کے اس وائرس کے انفیکشن کا راستہ روکا جائے۔ علاج کے حوالے سے پلازما لگانا کیا ہے؟ صحت پانے والے انسان کے خون سے انٹی باڈیز لے کے مریض کے بدن میں داخل کرتے ہیں۔ کسی سے کہیں اس فلاں کا خون پئیں وہ قطعاً ایسا نہیں کرے گا لیکن پلازما تو خون ہی سے لی گئی لیکوڈ ہے بلکہ ویسے بھی سرجری میں مریض

کو خون تو لگائے جاتے ہیں یا اس کے رگوں میں خون ڈالا جاتا ہے۔

کسی زمانے میں طاعون بھی وائرل بیماری تھی۔ چودھویں صدی میں تو اس نے سات کروڑ سے زیادہ انسانوں کو ہلاک کیا تھا۔ اس وقت بھی مختلف باتیں ہوئیں کہ کہاں سے آیا؟ کیسے پھیلا؟ حتی کہ یورپ میں تو پروپیگنڈہ کیا گیا کہ یہود نے پانی میں زہر ملا کر یہ پیدا کیا ہے اور ان کی بستیوں کی بستیاں اجاڑ دی گئیں۔ بعد میں تحقیق ہوئی تو پتہ لگا کہ غالباً چوہوں اور پسوؤں سے پھیل گیا ہے۔

چیچک کی بیماری ہزاروں سال پرانی تھی جس سے ہر سال لاکھوں لوگ مرتے۔ اس کا علاج بھی مختلف طریقوں سے ہوا کرتا۔ پھوڑوں پر ٹالکم پاؤڈر کئی بار لگایا جاتا تاکہ سوکھ جائیں اور مزید نہ پھیلے۔ ساتھ ساتھ میں نے خود دیکھا کہ مریض کے کمرے میں گدھوں کا فضلہ جلایا جاتا کہ اس دھوئیں سے یہ وائرس مر جاتا ہے۔ بعد میں ویکسین ایجاد ہوا اور 1980ء میں اعلان ہوا کہ چیچک کا خاتمہ ہو گیا۔

اس طرح سر الیگزینڈر فلیمنگ نے پنسلین ایجاد کر کے بہت ساری بیماریوں کا علاج ڈھونڈا۔ ملیریا کے لئے ویکسین بھی تیار ہوا اور جہاں جہاں ہے وہاں پر علاج بھی کیا جاتا ہے کہ یہ نمونیا پیدا کرتا ہے تو اس کے علاج کے لئے کلوروکوین جو اصلاً کونین ہے وہ دیا گیا اور دیا جاتا ہے۔ اس کورونا وائرس کا ایک اثر اس طرح ہے اس لئے بعض ماہرین نے کہا کہ کلوروکوین اس میں اثر کر جاتا ہے اگرچہ مکمل علاج نہیں۔

ٹائیفائیڈ انٹی بائیوٹک سے کنٹرول کیا جاتا ہے۔ البتہ انٹی بائیوٹک کا غیر ضروری استعمال مضر اور مہلک ہے اور جسم اس کے لئے ریزسٹنس پیدا کرتا ہے تو پھر انٹی بائیوٹک بے اثر ہو جاتا ہے۔ البتہ اب کہتے ہیں کہ اب ایک انٹی بائیوٹک ٹی ایکسویشن تیار کی گئی ہے۔ اس سے جسم میں مزاحمت نہیں پیدا ہوتی۔

بہرصورت یہ کورونا وائرس خلیے میں داخل ہو جاتا ہے اور اس کو اپنا جنیوم دے دیتا ہے

۔جہاں سے وہ خلیہ دیگر خلیات کو اطلاع دے کر اس کی کاپیاں بنانا شروع کر دیتے ہیں اور یوں وہ خلیے بیکار ہو جاتے ہیں اور انفیکشن ہو جاتا ہے۔ یہ کاپیاں پروٹین سے بنائی جاتی ہیں۔ اب کام اس دوا پر شروع ہے جو اس پروٹین پر حملہ آور ہو تاکہ وہ کاپیاں ڈیسٹرائے ہو جائیں یعنی مبادیات پر غور کرتے ہیں تاکہ حقائق جانے جائیں اور پھر دوا یا ویکسین تیار ہو۔ پوری دنیا میں سائنس دان لگے ہوئے ہیں۔ خلوت میں بیٹھے ہیں۔ مراقبہ کرتے ہیں تاکہ ان کو شفافیت حاصل ہو اور اللہ جو سب کا خالق ہے اور

﴿خلق لکم ما فی الارض جمیعاً﴾

کے مصداق یہ سب کچھ انسانوں کے لئے ہیں تو ان کو پھر القاء والہام کر جاتا ہے کہ یہ فلاں چیز اس کا علاج ہے۔

البتہ ایسی مصیبتوں میں قنوطیت اور مایوسی غالب آجاتی ہے تو قوت مدافعت کمزور ہو جاتا ہے۔ کچھ لوگوں کے ہاں زندگی بے معنی ہو جاتی ہے تو وہ یا تو خودکشی کر جاتے ہیں یا ذہنی توازن کھو بیٹھتے ہیں، ڈپریشن کے شکار ہو جاتے ہیں۔ کچھ ایسے ہیں جو حادثات کے ذریعے علاج کو درخور اعتناء نہ سمجھ کر صرف دعا و وظائف پر تکیہ کر جاتے ہیں لیکن کیا اس کا عقیدہ اور روحانی قوت حضرت خالدؓ کی طرح مضبوط ہے جس نے میدان جنگ میں ایک جاسوس کو پکڑا۔ پوچھ گچھ پر معلوم ہوا کہ وہ زہر قاتل کی ایک پڑیا مسلمانوں کی پانی کی ٹنکی میں ملانا چاہتا تھا تاکہ وہ لوگ سب کے سب مر جائیں۔ حضرت خالدؓ نے پوچھا کہ یہ اتنا مہلک ہے؟

اس نے کہا ہاں۔

حضرت خالدؓ نے کہا مجھے دے دو اور بسم اللہ پڑھ کر اسے پھانکا۔ روایات میں ہے کہ حضرت خالدؓ کی پیشانی پر صرف پسینہ آگیا۔

اس بندے نے دیکھا تو مسلمان ہو گیا اور واپس جا کر اپنے لوگوں کو ڈرایا کہ ان سے لڑنا ویسی حماقت ہے۔

تو دعائیں اور وظائف ہوتے ہیں روحانی قوت حاصل کرنے کے لئے تاکہ قوت مدافعت مضبوط ہو جائے کہ اصل قوت تو جسم کی نہیں بلکہ روح کی ہوتی ہے کہ وہی منبع ہے حیات کا بھی، حرکت کا بھی اور قوت کا بھی۔ البتہ ضروری ہے کہ یہ قرنطینہ یعنی سماجی دوری میں ہوں تو ایسی ایک بات پر فوکس کرنے سے دماغی خلیات متاثر ہو جاتے ہیں لہذا اپنے کو مصروف رکھیں کسی تعمیری کام میں تاکہ یہ ار تکاز نہ ہو کہ نہ تو تم کسی ویکسین پر کام کر رہے ہو کہ اس پر فوکس کرو گے اور نہ گیان اور نروان حاصل کرنے پر لگے ہو۔ تو کوئی اچھی کتاب پڑھو، تلاوت کرو۔ گھر میں کیاریاں بناکے ویسے بھی بہار ہے کچھ پودے لگاؤ۔ یہ دنیا کا خاتمہ نہیں یہ بھی ان شاء اللہ گزر جائے گا۔

خدا کرے جلد از جلد اس کا خاتمہ ہو آمین۔

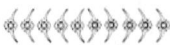

امراض اور ادعیہ مبارکہ

رسول پاک ﷺ اللہ کے نبی اور خاتم النبیین تھے۔ نبی کی بعثت لوگوں کی راہنمائی کے لئے تھی تاکہ ان کو راہ حق دکھائے کہ اس دنیا میں زندگی کیسے گزارنی ہے تاکہ یہاں شریعت کے مطابق زندگی گزارے جس میں اللہ کا حق ادا کرنے میں کوئی بھی کوتاہی نہ ہو اور مخلوق کے ساتھ بھی کسی قسم کی زیادتی نہ ہو جائے اور یوں بندے کی اخروی زندگی بھی بن جائے۔

اب انسان جو مادی تقاضے بھی رکھتے ہیں ان کو یہ تقاضے بھی پورے کرنے ہیں لیکن شریعت کے حدود وقیود میں اور شریعت نے ان کو وہ حدود وقیود بھی دی ہیں اور رہنما اصول بھی بتلادئے۔ اب رسول پاک ﷺ کوئی مادیات کا تعلیم دینے نہیں آئے کہ لوگوں کو کمانے کے طریقے بتادے یا پھر لوگوں کو یہ بتلائے کہ علاج کیسے کرنا ہے یا عمارات کیسے بنانے ہیں۔ البتہ آپ ﷺ کی تعلیمات سے معلوم ہوتا ہے کہ جو بھی کام اور جس بھی فیلڈ میں کرنا ہے اس کے لئے اہلیت ہو اور وہ صدق اور دیانت کے ساتھ کیا جائے کہ یہ علوم حواس اور عقل استعمال کرکے حاصل کیے جاتے ہیں۔ ہاں کبھی کبھار رسول پاک ﷺ کسی جڑی بوٹی یا تخم وغیرہ کے متعلق کہدیتے مثلاً ''الحبۃ السوداء'' کے متعلق، کھجور کے متعلق، زیتون کے متعلق، تلبینہ کے متعلق آپ ﷺ کے فرامین ملتے ہیں۔ باقی تو طب ایک مستقل شعبہ اور فن ہے اور اہل فن اس میں لگے رہتے ہیں جن میں مسلم بھی ہونگے اور غیر مسلم بھی ہونگے کہ مادی اشیاء اور علوم تو انسانوں کے لئے ہیں چاہے وہ مسلم ہوں یا غیر مسلم ہوں۔ ہاں مختلف احوال وظروف میں رسول پاک ﷺ کچھ روحانی علاج بتلادیتے کہ دین تو ہے ہی روحانی تربیت اور روحانی علاج۔ وہی نفس ناطقہ ہے اس سے تو جسد مادی کو زندگی ملی ہے۔ لیکن اس کا یہ معنی بھی نہیں کہ بیماریوں کا مادی اور طبی علاج نہ کیا جائے جبکہ آپ ﷺ تو خود بھی یہ علاج کرتے تھے۔ آپ ﷺ کو نماز پڑھتے ہوئے

عقرب نے ہاتھ کی انگلی پر کاٹا تو نماز کے بعد آپ ﷺ نے پانی میں نمک ڈال کر اس میں انگلی مبارک کو ڈبو کے رکھا یا پھوڑا نکل آیا تو آپ ﷺ نے اس پر حنا یعنی مہندی لگانے کا کہا۔

اب بیماری کا خطرہ ہو جیسا کہ وبا پھیلتا ہے تو وہاں پر آپ ﷺ کے فرمودہ ادعیہ مبارکہ پڑھنا ضروری ہے بلکہ ویسے بھی ان کا پڑھنا مفید ہے کہ کسی کو کسی بھی وقت کوئی بیماری لگ سکتی ہے تو یا تو لگے گی نہیں یا لگے تو شفا نصیب ہو گا۔

رہی یہ بات کہ امراض ایک سے دوسرے کو لگتے ہیں کہ نہیں؟

تو روایات میں ''لا عدوی'' آیا ہے یعنی تعدیت کی نفی ہے۔ البتہ ساتھ ساتھ یہ بھی آیا ہے کہ مجذوم (کوڑھ والے) سے ایسے بھاگو جیسا کہ شیر سے۔ یعنی اس کے قریب نہ ہو کہ تمہیں لگ جائے گی۔ اور اسامہ بن زیدؓ فرماتے ہیں کہ رسول پاک ﷺ نے فرمایا کہ طاعون ایک نوع عذاب ہے جسے اللہ نے پہلی امتوں پر مسلط کیا۔ سو یہ جہاں پھیلے تو وہاں سے مت جائیں اور جو وہاں سے باہر ہوں تو وہ وہاں داخل نہ ہوں (مسلم شریف)

اور حضرت عمرؓ راستے سے واپس ہوئے تھے جب عبد الرحمن بن عوفؓ نے اسے رسول پاک ﷺ کا ایسا ایک فرمان سنایا۔ ایک صحابیؓ نے عرض کیا

''اتفر من قدر اللہ''

تو کیا تم اللہ کی تقدیر سے بھاگتے ہو؟

تو حضرت عمرؓ نے فرمایا کہ

''نفر من قدر اللہ الی قدر اللہ''

کہ ہم اللہ کی ایک تقدیر سے دوسری تقدیر کی طرف بھاگتے ہیں۔

یعنی ہر کام کی اصل قدرت تو اللہ کی طرف سے ہے اور تدبیر بھی منجملہ تقدیر کے ہے۔

تو اس سلسلے میں اولین بات بطور احتیاطی تدابیر کے تو جیسا کہ ساری دنیا نے میل ملاپ کو محدود کرنے کا کہا ہے یا مختلف ممالک نے مسجدوں میں نہ آنے کی تجویز دی ہے بلکہ بیت اللہ شریف میں طواف کو کلاً تو نہیں لیکن موقوف کیا ہے ورنہ اوپر والے چھتوں میں وہاں موجود لوگ طواف کر جاتے ہیں اور کوئی نہ بھی ہو تو فرشتے تو لگے رہتے ہیں۔ حضرت ابن زبیرؓ کے دور میں جب وہاں پر سیلاب آیا تھا اور اتنا پانی تھا کہ بیت اللہ شریف کے اوپر والے حصے نظر آ رہے تھے تو ابن زبیرؓ کی ایمانی قوت کی بات تھی کہ اس نے احرام باندھا اور تیرتے ہوئے طواف کرتا رہا کہ طواف مکمل طور پر موقوف نہ ہو اگرچہ احوال وظروف میں ایسا ہوا بھی ہے جیسا کہ حجاج بن یوسف نے جب بیت اللہ کے اندر منجنیق سے پتھر اور ساتھ ساتھ تیر برسانے شروع کیے تھے تو عمومی طواف تو موقوف ہو چکا تھا البتہ ابن زبیرؓ تو وہاں گئے تو آپ نماز بھی پڑھتے اور طواف بھی کرتے رہے۔ ۳۱۷ھ میں قرامطہ نے جب حرم شریف پر یلغار کیا تو بھی طواف موقوف ہوا تھا یہ بدطینت لوگ میزاب الرحمۃ کو بھی اکھاڑ چکے اور حجر اسود کو بھی ساتھ لے گئے تھے جو پھر ۳۳۹ھ میں ایک بڑا مال لے کر واپس کر چکے تھے۔ ۱۹۷۹ء میں شاہ خالد کے زمانے میں جب کچھ باغیوں نے حرم پر قبضہ کیا تھا تو بھی طواف موقوف ہو چکا تھا اور نماز بھی موقوف ہو چکا تھا کہ آپریشن ہو رہا تھا۔

دنیا بھر میں آج چرچوں اور عبادت خانوں میں آنے پر پابندی عائد کی گئی ہے۔ ویٹیکن سٹی جو کیتھولک فرقے کا مقدس مرکز ہے وہاں پر بھی دعائیہ تقریبات موقوف ہیں۔ یہود بھی دیوار گریہ پر نہیں جاتے تو مسلمانوں کو بھی احتیاط کرنا ہے۔

امراض اور ادعیہ مبارکہ

رسول پاک ﷺ کی کچھ دعائیں پیش ہیں تمام مسلمان ان کو پڑھا کریں

1۔اَللّٰھُمَّ اِنِّیْ اَعُوْذُ بِکَ مِنَ الْبَرَصِ وَالْجُنُوْنِ وَالْجُذَامِ وَمِنْ سَیِّئِ الْاَسْقَامِ۔

(ابوداؤد)

۲۔اَللّٰھُمَّ اَنِّیْ اَعُوْذُ بِکَ مِنْ شَرِّ مَا یَجِیْءُ بِهِ الرِّیْحُ (ترمذی)

۳۔اَعُوْذُ بِکَلِمَاتِ اللهِ التَّامَّةِ مِنْ کُلِّ شَیْطَانٍ وَّھَامَّةٍ وَّ مِنْ شَرِّ کُلِّ نَفْسٍ وَّعَیْنٍ لَّامَّةٍ۔

۴۔اَعُوْذُ بِکَلِمَاتِ اللهِ التَّامَّاتِ مِنْ شَرِّ مَا خَلَقَ وَاَعُوْذُ بِکَ رَبِّ اَنْ یَّحْضُرُوْنِ۔

۵۔بِسْمِ اللهِ الَّذِیْ لَا یَضُرُّ مَعَ اسْمِهٖ شَیْءٌ فِی الْاَرْضِ وَلَا فِی السَّمَاءِ وَھُوَ السَّمِیْعُ الْعَلِیْمِ۔

۶۔اَللّٰھُمَّ اِنِّیْ أَسْئَلُکَ الْعَافِیَةَ فِی الدُّنْیَا وَالْآخِرَةِ اَللّٰھُمَّ اِنِّیْ أَسْئَلُکَ الْعَفْوَ وَالْعَافِیَةَ فِیْ دِیْنِیْ وَدُنْیَایَ وَأَھْلِیْ وَمَالِیْ أَللّٰھُمَّ اسْتُرْ عَوْرَاتِیْ وَآمِنْ رَوْعَاتِیْ أَللّٰھُمَّ احْفَظْنِیْ مِنْ بَیْنِ یَدَیَّ وَمِنْ خَلْفِیْ عَنْ یَمِیْنِیْ وَعَنْ شِمَالِیْ وَمِنْ فَوْقِیْ وَأَعُوْذُ بِعَظْمَتِکَ مِنْ اَنْ اُغْتَالَ مِنْ تَحْتِیْ۔

اور اٹھتے بیٹھتے پڑھتے رہیں۔

حَسْبُنَا اللهُ وَنِعْمَ الْوَکِیْلُ نِعْمَ الْمَوْلٰی وَنِعْمَ النَّصِیْر

اسی طرح پڑھتے رہیں

اَعُوْذُ بِاللهِ مِنْ شَرِّ کُلِّ مَا أَخَافُ وَأُحَاذِرُ۔

اگر کسی کو شبہ ہو کہ اسے خدانخواستہ یہ بیماری لاحق ہو چکی ہے تو یہ دعائیں بھی پڑھیں اور ساتھ ساتھ اس پر

بِسْمِ اللهِ أَرْقِيْكَ مَنْ كُلِّ شَيْءٍ يُؤْذِيْكَ وَمِنْ شَرِّ كُلِّ نَفْسٍ وَّعَيْنٍ حَاسِدٍ أَللهُ يَشْفِيْكَ بِسْمِ اللهِ أَرْقِيْكَ

اور

اِذْهَبِ الْبأْسَ رَبِّ النَّاسِ إِشْفِ أَنْتَ الشَّافِيْ لَاشِفَاءَ إِلَّا شِفَاءُكَ شِفَاءً لَا يُغَادِرُ سَقْماً پڑھا کریں۔

اور سورۃ الفاتحہ، سورۃ الاخلاص، آیۃ الکرسی اور معوذتین کا وظیفہ کرتے رہیں کیونکہ جس چیز کو کوئی بھی نہ جانتا ہو نہ ان کے پاس کوئی علاج ہو تو اللہ ہی کو رجوع کیا جاتا ہے۔

اللہ تعالیٰ اس وباء اور بلا کا اپنے فضل و کرم سے فوراً پوری دنیا سے خاتمہ کر کے اپنے مخلوق پر رحم فرمائے۔

آمین۔